手脑感知 理论与实践

主 编 贾 杰

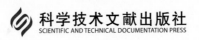

科学技术文献出版社
SCIENTIFIC AND TECHNICAL DOCUMENTATION PRESS

·北京·

图书在版编目（CIP）数据

手脑感知理论与实践 / 贾杰主编. —北京：科学技术文献出版社，2022.9
ISBN 978-7-5189-9450-2

Ⅰ.①手… Ⅱ.①贾… Ⅲ.①运动神经元—神经生理学—研究 Ⅳ.① R338

中国版本图书馆 CIP 数据核字（2022）第 145543 号

手脑感知理论与实践

策划编辑：蔡 蓉 王黛君	责任编辑：张凤娇 责任校对：张永霞 责任出版：张志平

出 版 者	科学技术文献出版社
地 址	北京市复兴路15号 邮编 100038
编 务 部	(010) 58882938，58882087（传真）
发 行 部	(010) 58882868，58882870（传真）
邮 购 部	(010) 58882873
官 方 网 址	www.stdp.com.cn
发 行 者	科学技术文献出版社发行 全国各地新华书店经销
印 刷 者	北京地大彩印有限公司
版 次	2022年9月第1版 2022年9月第1次印刷
开 本	787×1092 1/16
字 数	359千
印 张	19
书 号	ISBN 978-7-5189-9450-2
定 价	128.00元

康复科学

是

人体功能

恢复的基础

颜之华

医工结合

创新永久

戴尅戎

编 委 会

主 编

贾 杰 复旦大学附属华山医院

副主编

李琴英 复旦大学附属华山医院静安分院
田 婧 复旦大学附属华山医院
王建之 杭州市临平区中西医结合医院
陈 瑶 上海市第三康复医院
黄富表 中国康复研究中心
何洁莹 同济大学附属养志康复医院

编 委（按姓氏拼音排序）

陈 炳	浙江中医药大学附属温州中医院	郭凤仙	上海电气智能康复医疗科技有限公司
陈 旦	上海市静安区中心医院	何洁莹	福建中医药大学
陈树耿	复旦大学附属华山医院	何志杰	复旦大学附属华山医院
陈祥贵	上海市静安区中心医院	槐雅萍	河北省人民医院
陈旭升	河南大学附属南石医院	黄富表	中国康复研究中心
程冰苑	上海市静安区中心医院	黄炼红	福建省立医院康复医学科
邓盼墨	上海市静安区中心医院	黄文柱	佛山科学技术学院附属佛山第五医院
丁 力	复旦大学附属华山医院	贾 杰	复旦大学附属华山医院
董安琴	郑州大学第五附属医院	姜永梅	大连医科大学附属第二医院
董国丽	杭州市临平区中西医结合医院	蒋柳雅	上海市静安区中心医院
冯 君	杭州市临平区中西医结合医院	蒋尚融	甘肃省人民医院
高 聪	上海市静安区中心医院	金 豪	上海市静安区中心医院

金 俏	青海省人民医院	王传凯	上海体育学院
金 毅	上海市静安区中心医院	王鹤玮	复旦大学附属华山医院
李 冲	上海体育学院	王建晖	河南大学附属南石医院
李 丽	上海市静安区中心医院	王建之	杭州市临平区中西医结合医院
李 响	济宁医学院附属医院	王金宇	柳州市中医医院
李琴英	上海市静安区中心医院	王景信	郑州大学附属郑州中心医院
林佳丽	福建中医药大学	王俊华	十堰市太和医院
林嘉莉	福建医科大学	王圣虓	上海市静安区中心医院
林嘉滢	福建中医药大学	王宛鹏	河南大学附属南石医院
林奕芳	福建中医药大学	王云龙	河南大学附属南石医院
刘 浩	九如城康复医院	吴 文	南方医科大学珠江医院
刘 强	复旦大学附属华山医院	吴建贤	安徽医科大学第二附院
刘承弘	上海市静安区中心医院	徐丽娟	杭州市临平区中西医结合医院
刘春敏	河南大学附属南石医院	许苗苗	上海市静安区中心医院
刘美茜	复旦大学附属华山医院	杨 青	复旦大学附属华山医院
鹿 霏	上海电气智能康复医疗科技有限公司	杨忠秀	江苏徐州市儿童医院康复科
路微波	上海市第一康复医院	姚黎清	昆明医科大学第二附属医院
马炳全	郑州大学第一附属医院	叶 亮	杭州市临平区中西医结合医院
马恩来	上海电气智能康复医疗科技有限公司	虞乐华	重庆医科大学附属第二医院
马玉娟	河南省人民医院	禹华军	上海电气智能康复医疗科技有限公司
阮璎璐	上海市静安区中心医院	袁心怡	郑州大学附属第五医院
邵 芃	郑州大学附属郑州中心医院	张 淇	上海体育学院
沈云东	复旦大学附属华山医院	张为民	长春中医药大学附属医院
束贝贝	上海市静安区中心医院	张跃萍	甘肃省人民医院
宋振华	海口市人民医院	赵雪琪	郑州大学附属第五医院
孙璟华	上海市静安区中心医院	赵月华	上海市静安区中心医院
陶 陶	贵州省人民医院康复医学科	周钰馨	上海体育学院
汪 强	上海市静安区中心医院	朱 宁	宁夏医科大学总医院康复医学科
王 辉	河南大学附属南石医院	庄金阳	复旦大学附属华山医院
王宝兰	新疆医科大学第一附属医院康复医学科		

主编简介

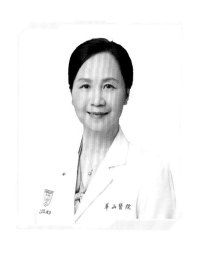

贾杰 主任医师，博士生导师，复旦大学附属华山医院康复医学科副主任，复旦大学附属华山医院福建医院、国家区域医疗中心筹办处副主任。中国康复医学会手功能康复专业委员会主任委员、循证专业委员会副主任委员、社区康复委员会候任主任委员。国家重点研发计划"老年全周期康复技术体系与信息化管理研究"项目负责人及课题一负责人。曾主持国家自然科学基金重大研究计划集成项目子课题1项、国家自然科学基金面上项目3项、科技部"十二五"科技支撑计划课题1项、上海市科学技术委员会／卫生局课题6项。被SCI收录论文100余篇，发表中文论文224篇，参与编写康复医学专著16部，获授权专利41项。曾获2014年教育部科学技术进步二等奖、2016年中华医学科技奖二等奖、2016年国家卫生计生委脑卒中防治工程委员会突出贡献专家奖、2018年复旦大学巾帼创新奖、2020年中国康复医学会科学技术奖一等奖、2020年上海康复医学科技奖一等奖等数十项科技奖励与荣誉称号。

副主编简介

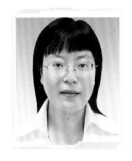

李琴英 副主任医师，硕士，复旦大学附属华山医院静安分院康复医学科副主任。中国康复医学会手功能康复委员会评估学组副主任委员，上海市康复医学会手功能康复专业委员会委员、心脏康复专业委员会青年委员。曾主持上海市科学技术委员会项目1项，参与国家自然科学基金项目2项，被SCI收录论文18篇，发表中文论文7篇，参编康复医学专著5部。曾获中国康复医学会科学技术奖一等奖、上海康复医学科技奖一等奖和"中国康复医学会优秀青年医师"的称号。

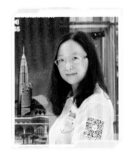

田婧 硕士，复旦大学附属华山医院康复医学科主管技师。中国康复医学会手功能康复专业委员会委员，上海市康复医学会手功能康复专业委员会常委，中国医疗保健国际交流促进会康复医学分会手功能康复学组青年委员。目前主要从事上肢及手的康复治疗及研究，曾参与科技部"十二五"支撑计划课题"脑卒中后手功能障碍中医康复临床规范和评价系统研究"（编号：2013BAI10B03）；国家高技术研究发展计划子课题（863）项目"中枢损伤后瘫痪肢体功能重建和意识障碍唤醒新技术的研发和临床应用"康复子课题主要参与人。作为负责人承担上海市科学技术委员会课题1项。以第一作者发表论文多篇，获得专利2项。曾获上海康复医学科技奖二等奖（第七完成人）。

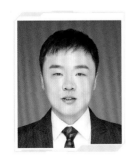

王建之 副主任中医师，临平区名中医，杭州市临平区中西医结合医院针灸推拿科主任。中国康复医学会手功能康复专业委员会委员；中国康复医学会康复治疗专业青年委员会委员；浙江省康复医学会理事；浙江省康复医学会中西医结合康复专业委员会委员；浙江省针灸学会针推结合专业委员会委员。专业方向：手—上肢一体化功能障碍的中西医结合治疗。从事针灸、康复临床工作20年，擅长将传统针灸、推拿与现代康复治疗技术相结合,治疗疼痛、劳损、骨折、瘫痪等引起的肢体运动功能障碍。曾获2013年杭州城乡人才统筹"双百工程"三等奖，2015年浙江省科学技术进步三等奖。

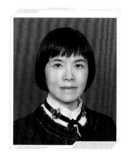

陈瑶　副主任医师，上海中医药大学兼职副教授，上海市第三康复医院书记，WHO 康复医师培训班第 4 期学员。中国康复医学会手功能康复专业委员会委员，社区康复专业委员会委员，健康管理专业委员会委员，上海市康复医学会呼吸康复专业委员会委员，手功能康复专业委员会副主任委员，康复治疗专业委员会常务委员，上海市医学会物理医学与康复学专科分会委员。主持多项市局级课题，2020 年带领的神经康复学科入选静安区医学重点学科建设项目。曾赴英国皇家医学院、德国勃兰登堡医学院进修学习。荣获"2020 年上海市临床康复优秀学科带头人"、上海康复医学科技奖三等奖和中国康复医学会"优秀康复医师"等称号。

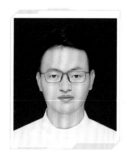

黄富表　保健医疗学（作业治疗学方向）博士，副主任治疗师，中国康复研究中心作业疗法科（OT 科）主任，首都医科大学康复医学院作业疗法学教研室主任，国家卫生健康委《全国医疗服务项目技术规范》康复专业工作组专家，中国医师协会骨科医师分会骨科康复治疗专业委员会副主任委员，中国康复医学会作业治疗专业委员会副主任委员，中国康复医学会手功能康复专业委员会青年委员会副主任委员，中国老年保健医学研究会老龄健康服务与标准化分会常务委员，北京康复医学会康复治疗师工作委员会副主任委员，北京康复医学会青年工作委员会副主任委员。《中国康复理论与实践》与《中国老年保健医学》杂志编委、审稿人，《作业治疗技术》主编，《临床作业疗法学》（第二版）副主编，《认知障碍新理论新进展》副主编。主持省部级科研项目 5 项，局级科研项目 7 项。以第一作者或通讯作者在国内外期刊发表论文 20 余篇。

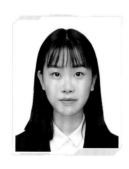

何洁莹　康复医学与理疗学硕士，同济大学附属养志康复医院作业治疗师。参与国家重点研发计划"老年全周期康复技术体系与信息化管理研究"。主要研究方向为脑卒中后上肢感觉功能康复及老年慢性疼痛。曾使用手脑感知设备在上海及河南多家医院开展临床研究。被 SCI 收录论文 5 篇（第一作者 1 篇），发表中文科技核心文章 2 篇（均为第一作者）。

　　手的感觉异常和运动减退是脑卒中后常见的功能障碍，二者受损导致双手完成任务的质量、效率下降，对患者的日常生活活动、社会参与能力、自信心和生存质量等均有消极影响。临床工作总结发现，脑卒中后 80% 以上的患者存在上肢运动功能障碍，同时 50% 的患者存在感觉功能障碍。相比运动与大脑可塑性的研究，感觉功能障碍的临床研究和机制处于相对不明朗的阶段，手部感觉恢复与大脑神经机制的关系有待进一步明确。

　　国家重点研发计划主动健康和老龄化科技应对专项"老年全周期康复技术体系与信息化管理研究"提出需要重点研发 6 项针对老年运动、感觉、认知、语言和心等功能障碍的创新康复技术，其中就包括手脑-感知综合康复干预技术。随着对感觉功能康复理论研究逐渐深入，本人带领的手功能康复团队于 2020 年在《中国康复医学杂志》发表题为"脑卒中上肢康复：手脑感知与手脑运动"的理论文章。为了研发适用于感觉功能障碍康复的设备，手功能康复团队联合上海电气智能康复医疗科技有限公司进行产、学、研、医模式下的合作，并成功开发了第一代手脑感知评定与训练设备，经过临床试验验证该设备能有效改善脑卒中后上肢感觉与运动功能（图1，图2）。为了进一步推广手脑感知理论与实践，手功能团队联合企业及全国专家团队进行了本书的撰写。

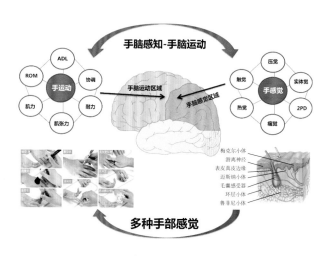

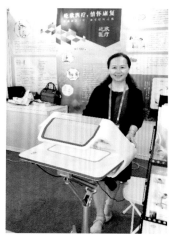

图 1　手脑感知与手脑运动模式　　　　　图 2　手脑感知一代产品

　　本书共分为5篇：手脑感知理论篇、手脑感知评估篇、手脑感知设备篇、手脑感知治疗篇和手脑感知案例篇。手脑感知理论篇主要对手脑感知理论进行深入解读；手脑感知评估篇对现有评定技术进行分类介绍；手脑感知设备篇介绍了手脑感知样机及第一代产品；手脑感知治疗篇主要对手脑感知五步法进行介绍；手脑感知案例篇介绍了基于手脑感知的理论和技术在具体病例中的应用。希望通过每部分内容的层层递进能帮助各位读者更好地了解手脑感知的理论与内涵。

　　"脑卒中上肢康复：手脑感知与手脑运动"自提出至写序时已被下载767次，被引用19次，获得了全国学者的关注。由于时间仓促，本书难免存在疏漏之处，希望读者能批评指正，也希望更多学者能关注手脑感知理论及技术的研发与应用。

2022 年 6 月 29 日

目录
CONTENTS

㈤ 手脑感知案例篇

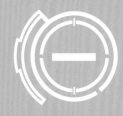

手脑感知理论篇

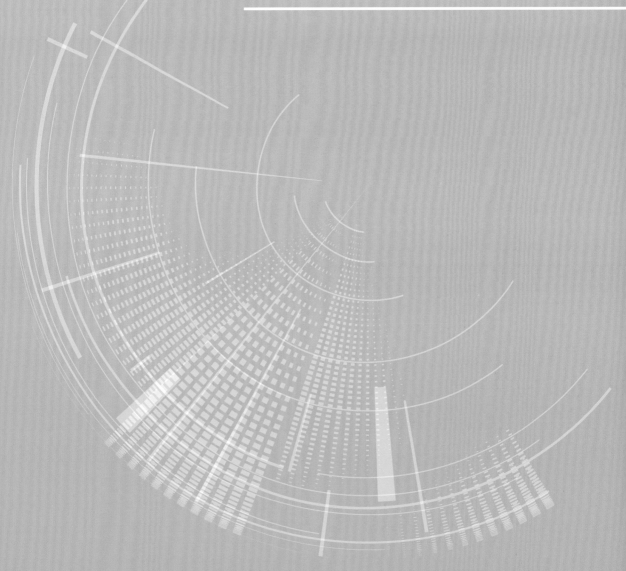

目前，临床对于手功能康复主要侧重于运动功能，而感觉功能受损带来的危害仍较少受到关注，但实践应用中发现，仅着眼于运动功能常导致患者恢复进程进入"瓶颈"，这提示了临床工作人员恢复感觉功能的重要性。贾杰教授团队基于手功能康复的三个理论，进一步提出"手脑感知"概念，强调手脑感知为引起肌肉骨骼运动的先导，大脑在对多模态感知信息进行整合后，产生正确的肌肉骨骼运动模式，形成"手脑感知"闭环通路。

　　手脑感知理论篇主要介绍手脑感知理论的发展历史与基本内容，并以感觉与感觉系统、感觉系统与运动系统的解剖知识作为铺垫，在此基础上进一步阐述手部感觉与认知、手部躯体感觉与特殊感觉指尖的解剖关系及功能联系，再从生理状态、病理状态及康复治疗干预三个角度来解释手脑感知功能的可塑性，引导大家从解剖与功能角度走进手脑感知。

第一章

概 论

第一节　手脑感知理论的发展历史

一、发展历史

今天你们能翻读这本书的首要原因，是你们的思维察觉到在临床大环境中"感受"的不足，且在不断改进并勇于探索。能够做到这一点的原因，是你们已经感知到影响临床治疗结局的可控或非可控因素，然后根据这些欲望、需求及感知觉采取学习性行动。临床上，根据病变部位的不同，脑卒中患者出现的感觉功能障碍也不尽相同，大多数患者进行手脑感知觉刺激时，患侧手不能完全地模仿健侧手或不能像健侧手一样准确地感受，提示健、患侧手脑存在不对称的感知觉，因而，这是个具有极限挑战的康复过程。在这之前，中国未有人提出关于手脑感知理论的相关内容。首先恭喜你们，作为医务工作者或患者本身或家属已经意识到了手脑感知觉障碍的问题。

在中国，首次提到上肢及手功能康复概念，并使之成为系统理论的学者是贾杰教授。她在引领手功能康复团队进行临床和科研工作时强调，在临床康复中不能一味地训练下肢，因为下肢本身的恢复速度较上肢及手更快速，所以一味地训练下肢会让二者更加不平衡。《手功能康复概论》一书引用了《进化论》中一句经典的话："直立行走释放了双手的功能。"在前后交替摆动过程中，手部的运动与躯干及下肢的平衡关系密不可分。《手功能康复概论》中提出上下肢一体化，必须在关注上肢及手运动功能的同时，全面关注躯干及下肢的联合作用，并进行中枢和外周干预，这样上肢及手的运动功能才能够得到反馈，形成闭环，再结合强制性运动疗法、动作想象等认知及主动意念诱导，达到左侧和右侧制衡的效果，使上肢和手运动功能的恢复取得进展。这些观念已经通过科学研究进行了讨论和验证，也都包含在贾杰教授提到的三大理论里：中枢－外周－中枢闭环康复理论、上下肢一体化、左右制衡。目前，康复医学领域对感觉和知觉的研究较少，这将不利于大脑对中枢信息进行处理和加工，并对运动模式进行干扰作用。因此，这是一条需要长期探索、尝试和验证的手功能康复之路。

近两年，贾杰教授带领的手功能康复团队发现，运动干预在某些特定患者群体的身上不能得到较好的治疗反馈。在上肢及手的运动输出方面，长时间手功能康复的运动处方不能有效加快上肢及手的治疗进度。早在1995年，澳大利亚拉筹伯大学Carey教授就提出脑卒中后躯体感觉障碍的问题，脑卒中后通常2人中就有1人存在感觉体验的减弱或消失，典型表现在感受触觉、压力觉和温度觉障碍，无法正确感知肢体的位置和识别纹理，无法通过触摸来辨别物体、痛觉减弱或丧失等。研究表明，即使患者存在完整的上肢运动功能，受损的肢体也可能不会自主使用,这种主动运动的缺乏可能来源于运动学习模式中的错误,并将进一步使运动功能恶化。也有研究表明,脑卒中幸存者表示,他们不确定是否要使用感觉受损的手臂来执行任务。

临床上在进行感觉和知觉评估时,发现患者存在诸多现象,比如,在进行轻触觉刺激时,患者不清楚治疗师触碰到哪个手指;进行定位觉测试时,治疗师将点定位在手背,询问患者部位在哪里,患者指出的部位却是上臂;进行位置觉和运动觉测试时,患者不能准确说出运动手指的方向和位置;进行实体觉辨别时,患者只能感觉到一团物体,不能很好地描述物体的大小、形状和质地;进行两点辨别觉测试时,患者总说:"你碰我了吗?好像是一个点。"在进行感知觉评估时,有些患者会用这样的语言表达:"我感觉我的手指末端好像纠缠在一起,有多条绳子。"因此,这提示了手脑感知觉康复的必要性。手脑感知理论和研究,目前是贾杰教授带领的手功能团队在攻克的一项具有潜力且具有高难度的康复医学研究。

二、手脑感知觉障碍的发展和未来

手的感觉由特定的神经传导通路传导到大脑并形成知觉,神经系统由多个部分组成,且脑网络之间不是独立运作的。临床中在对很多感觉、知觉障碍的患者进行康复治疗时,许多治疗师发现,单纯地干预手部运动功能是没有意义的。因为患者常常说,"我的手能感觉到动起来就好了""我的手感觉纠缠在一团,好模糊""我的手就像用线绳紧紧地束在一起一样难受"。那么这时候就该停下来反思了,是什么原因造成长期手运动功能康复没有效果?这有可能是由手脑感知觉障碍引起的吗?有研究人员推测,可能是由于中枢神经系统或外周神经系统受损,患者在手功能康复过程中得不到正确的感受体验,运动的主动诱导能力较差,在刺激外周感受器时,未有感觉传导至上行传导通路,因而出现高级脑加工、处理、分析障碍,长时间的传入障碍,导致运动模式得不到正确的反馈,故康复效果收获甚微。目前,国内感觉康复的发展较为滞后,而运动康复总被认为应优先于感觉恢复。

通常看来,脑卒中前 3 个月的运动功能改善较好,运动改善增强了感觉处理与运动控制的相关性。国内外对运动功能改善增强大脑可塑性的报道较为常见,但很少有研究证明神经重塑与脑卒中后感觉功能的恢复有关。关于丘脑卒中的一项研究表明,在双侧刺激中的触觉、知觉的恢复与同侧半球初级躯体感觉皮质的激活增加有关。在感觉运动功能磁共振成像中,急性期脑卒中患者的本体感觉训练导致对侧半球丘脑腹后核和顶叶运动皮质的激活变化,但是仅仅记录了运动评估结局指标和治疗手段,感觉功能没有被测量。有限的文献里,关于脑卒中后伴随感觉恢复的神经重塑的报道,指出了在手脑感知觉康复这一领域进行研究的必要性。

手脑感知觉始于环境的刺激，通过视觉刺激加强，手脑感知觉的刺激方式包括对躯体感觉和特殊感觉的刺激。前者在刺激皮肤、皮下组织、关节和肌梭时，表现出触觉、压觉、痛觉、运动觉、位置觉、定位觉、两点辨别觉、图形觉和实体觉等；后者在刺激耳朵或眼睛等感受器官时，表现出对声音、光线的参与和探索。比如，在视觉神经系统中，眼部周围的肌肉引导视线，收缩和扩大瞳孔来调节外界物体的光线刺激，其中视神经传递视觉信号，在听觉神经系统中由耳蜗神经传递听觉信号，二者受到刺激时，会激活感觉和运动脑区。

特别需要强调的是，感觉功能与运动功能息息相关，存在感觉功能障碍的患者在进行力量评估时，往往表现为乏力。这提示，未来二者需要结合起来，不仅要进行运动康复，更要给患者进行"手脑感知觉训练"。

躯体感觉减退或丧失会使上肢及手部的运动控制下降，不利于进行功能性任务时的抓握与捏握，使得在操纵物体时握力控制下降。手部对应的每个躯体感觉的感受器都从环境中收集、过滤信息，并最终表现为输出的运动模式。但在疾病的发生、发展过程中，比如脑损伤或手外伤，各种加工感知觉的多通道传导通路或外周感受器受损，手部的感觉不能准确反映客观刺激，因而导致知觉受损，这代表的是高级脑功能构造出现感知障碍的过程，感觉的异常生理能力无法提供从外界环境到神经系统输入的过程。躯体感觉丧失的人常常存在一些动作问题，如通过握手交流障碍、使用餐具不便、穿衣困难、手持物品常将其压碎或掉落。躯体感觉在日常活动中普遍应用且十分重要，躯体感觉不协调可能与日常活动和生活角色的参与减少有关。因此，躯体感觉障碍对个人的日常生活活动能力，甚至是社会、家庭和个人生活角色均产生影响。

常见的感觉功能障碍评估，包括浅感觉、深感觉和复合感觉的评估。但是考虑到"感觉"的复杂性，建议在未来的研究中，使用具有较强心理测量特性的定量躯体感觉测量来更好地评估预测关系的性质和程度，识别躯体感觉缺失程度。另外，虽然美国国立卫生研究院卒中量表（National Institute of Health stroke scale，NIHSS）通常用于评估急性神经功能损害的存在和严重程度，便于标准化管理，但其中躯体感觉测试部分不是定量的，且没有心理测量数据支持。

手脑感知觉康复的主要目标是利用感觉的传入途径，通过大脑中枢加工处理、整合信息，从而形成统一的意识知觉和意念运动。我们认为，驾驭神经康复科学，理解手脑感知觉的概念，将引领新的康复热点。

第二节 手脑感知理论

一、手脑感知理论定义

手脑感知理论指的是在外部环境刺激下，手部的感觉信号转化为特定感知的中枢神经信号，使感觉编码在中枢和外周神经系统表现出来，在多通道知觉代偿下，多模态感觉与知觉产生，随后进行手脑感觉、知觉整合。手脑感知理论主要的研究策略是沿着感官信息的传导通路，从感官受体至大脑，包括发生在每个突触传递的理解、加工程序和向外周神经系统展示中枢的感觉神经信息过程。感觉信息的神经编码在加工处理的早期阶段比后期更容易理解，提示早期应用手脑感知理论和"手脑感知训练五步法"（治疗篇将提到）方案对上肢及手功能的恢复更有利。

手脑感知理论应贯穿于整个上肢及手的康复过程。在疾病的早、中、晚各个时期，感觉功能的恢复有大致的先后顺序。恢复顺序为：痛觉、温度觉、32 Hz 振动觉、移动性触觉、恒定性触觉、256 Hz 振动觉和辨别觉；训练顺序为：保护觉（针刺觉、深压觉、冷热觉）、定位觉、辨别觉和实物觉。感觉康复整体过程缓慢，强调早期感觉干预的重要性。最早在20 世纪 60 年代，美国巴尔的摩约翰霍普金斯大学神经科学系菲利普•巴德实验室和克里格思维 – 大脑研究所的 Vernon Mountcastl 提出外周和中枢神经系统内感觉神经元的神经生理表现记录了物理刺激引起的神经活动，还提出理解大脑的感觉神经编码过程活动，这些发现对感官任务中的心理测量很有帮助。其中，感觉神经编码过程能够描述在特定人群的活动与任务性操作有功能上的因果关系。因此，在外周和中枢神经系统受损的情况下出现感知觉障碍，对浅感觉、深感觉、复合感觉和特殊感觉的训练应该从早期开始，并贯穿康复全周期，接受系统化的康复训练。

二、手脑感知理论与闭环康复理论

相对于发展较缓的感觉功能评估，近年来脑卒中后手功能障碍康复治疗的技术革新、设备研发等有了很多突破性的进展。传统的技术手段，如以 Bobath 疗法为代表的神经发育学疗法，得到了改善和补充，包括新 Bobath 概念的提出、NJF 技术等。镜像疗法（mirror therapy，MT）、运动想象疗法等康复方法，通过改变传统治疗的模式与设备，提高了技术实施的可操控性和规范化。一些学者还将新兴技术应用到康复治疗中，包括虚拟现实、肌电协同刺激、脑 – 机接口技术等。此外，利用物理因子直接对大脑进行神经兴奋性调控以促进功能皮质重塑和 / 或易化、抑制皮质脊髓输出，进而改善手功能表现也是近年来较为热门的研究方向，包括经颅磁刺激、经颅直流电刺激及经颅超声刺激等。

基于康复技术的发展，有许多研究者对脑卒中后手功能障碍康复提出了新的康复治疗理论。以贾杰教授提出的"中枢 – 外周 – 中枢"闭环康复理论为例，该理论提出先利用中枢干预手段对皮质兴奋性进行调控，随后在皮质兴奋的情况下进行功能性动作训练等，以达到促进中枢重塑、外周功能再建的目的。理论化的脑卒中后手功能康复治疗为临床提供了基于循证的、规范的、适宜推广的治疗方案。

手脑感知理论与闭环康复理论关系密切。提倡"脑卒中后手功能康复"是利用所有可以促进脑卒中后手功能恢复的干预措施的整合，它贯穿于临床治疗、功能评估、康复训练、家庭社会支持等各个方面，是从中枢到外周、再到中枢感知的一个传输过程。脑卒中后物理治疗、作业治疗、康复工程及义肢矫形中涉及手功能康复的所有内容，都是归属于"脑卒中后手功能康复"这一大框架下的。其核心理念是手脑感知理论下的"中枢 – 外周 – 中枢"闭环干预模式。关于"脑卒中后手功能康复"这一概念的理解，存在一个常见误区，即"脑卒中后手功能康复"仅属于"作业治疗"的范畴。据 2001 年 WHO 颁布的国际功能、残疾和健康分类（international classification of functioning，disability and health，ICF），作业治疗指的是利用有意义的活动和环境的改良作为治疗媒介来提高患者的日常生活作业功能，以最大限度地恢复患者躯体、心理和社会方面的功能。在实际应用中，由于大量的作业治疗活动需要手和上肢的参与，所以很容易将二者混为一谈。

但根据上述的"脑卒中后手功能康复"的概念，其涵盖的内容不仅有"作业治疗"的方面，还包括了物理治疗、康复工程及义肢矫形等有关手功能康复作业治疗、任务导向性功能治疗进行"中枢干预"与"外周干预"。通过中枢干预促进功能脑区激活，提高神经可塑性，通过外周干预强化感觉与运动控制模式对中枢的正性反馈与输入，从而促进脑功能的重塑。基于"中枢 – 外周 – 中枢"的闭合环路模式，有效利用中枢与外周干预之间的有机融合，形成"闭环"式信息反馈，最终作用于患者特定脑区或功能相关脑区。另外，手脑感知理论与"外周干预""中枢干预"的治疗效果互补，使之针对脑损伤后皮质功能改变的本质问题，以大脑的可塑性及神经通路的重塑为基础，促进中枢重塑和外周控制，进而促进功能恢复。

"中枢 – 外周 – 中枢"闭环康复和手脑感知理论将手功能康复向脑功能康复转移，将康复治疗技术与康复设备结合，基于该理论的前瞻性研究，以及多中心、大样本的随机对照研究也应该逐步开展，为新兴理论提供循证医学依据。

参考文献

[1] 贾杰. "中枢－外周－中枢" 闭环康复：脑卒中后手功能康复新理念 [J]. 中国康复医学杂志，2016，31（11）：1180-1182.

[2] 贾杰. "上下肢一体化" 整体康复：脑卒中后手功能康复新理念 [J]. 中国康复理论与实践，2017，23（1）：1-3.

[3] 贾杰. 脑卒中后左右制衡机制及其对上肢手功能康复的意义 [J]. 中国康复理论与实践，2018，24（12）：1365-1370.

[4] CAREY L，MACDONELL R，MATYAS T A. SENSe：Study of the Effectiveness of Neurorehabilitation on Sensation：A Randomized Controlled Trial[J]. Neurorehabilitation and Neural Repair，2011，25（4）：304-313.

[5] CAREY L M. Somatosensory loss after stroke[J]. Critical Reviews in Physical and Rehabilitation Medicine，1995，1（1）：51-91.

[6] CONNELL L A，MCMAHON N E. Stroke survivors' experiences of somatosensory impairment after stroke：an interpretive phenomenological analysis[J]. Physiotherapy，100（2），150-155.

[7] JEANNEROD M，MICHEL F，PRABLANC C. the control of hand movements1n a case of hemianaesthesia following a parietal lesion[J]. Brain，1984，107（Pt 3）：899-920.

[8] BLENNERHASSETT J M，MATYAS T A，CAREY L M. Impaired discrimination of surface friction contributes to pinchgripdeficitafter stroke[J].Neurorehabilitation and Neural Repair，2007，21（3）：263-272.

[9] NOWAK D A，HERMSDÖRFER J. Grip force behavior during object manipulation in neurological disorders：toward an objective evaluation of manual performance deficits[J]. Movement Disorders，2005，20（1）：11-25.

[10] CAREY L M，MATYAS T A，BAUM，C. Effects of somatosensory impairment on participation after stroke.[J] American Journal of Occupational Therapy，2018，72（3）：7203205100p1.

第二章

感觉与感觉系统

第一节　什么是感觉

感觉是客观刺激作用于感觉器官所产生的对事物个别属性的反映，即感觉器官接受外界信号，通过不同的神经传导通路到达中枢，形成特定的感知。这种感知可以帮助我们感受外界事物、做出正确的动作等，是人类独立生存的重要基础。当感受器、传导通路或中枢某一方面出现了问题，就无法形成正确的感知，从而对生理和心理造成影响。感觉障碍的原因多种多样，如脑卒中、脑外伤患者出现的感觉障碍是中枢问题；周围神经病患者出现的感觉障碍是传导通路的问题；烧伤患者出现的感觉障碍是皮肤感受器的问题。

感觉包括了躯体感觉（如温度觉、痛觉等）和特殊感觉（如视觉、听觉、平衡觉、嗅觉、味觉），以及内脏感觉，其感受器包括皮肤、关节囊、肌腱、眼球、耳蜗、前庭等，它们均有各自的神经传导通路，投射至不同脑区，形成各类感觉，但在一定程度上相互作用，如视听觉对平衡、运动的代偿。因此，在康复治疗中，重视规范化的感觉训练，对激活脑区、重建运动功能具有重大作用。

第二节　感觉分类

人们对客观世界的认识常常是从事物的简单属性开始的，例如，用眼睛观察一个物品，用鼻子闻气味，闭上眼睛用手触摸物体质地。感觉是最初级的认识过程，是一切较高级复杂心理现象的基础。根据感受器的不同，产生的感觉也不同，大致分为躯体感觉、特殊感觉和内脏感觉。

一、躯体感觉

躯体感觉（somatosensory）又称为一般感觉，是相较于特殊感觉，如视觉、听觉、嗅觉及味觉等而言的。根据感受器对于刺激的反应或感受器所在的部位不同，躯体感觉分为浅感觉、深感觉和复合感觉。

（一）浅感觉

浅感觉主要受外在环境的理化刺激而产生，强调的是外在环境的刺激，因此，其感受器大多位于皮肤的浅层。浅感觉包括皮肤及黏膜的触觉、压觉、痛觉、温度觉。

（二）深感觉

深感觉是深部组织的感觉，又称为本体感觉。此类感觉是由于体内的肌肉收缩，刺激了肌肉、肌腱、骨膜和关节等处的神经末梢，即本体感受器而产生的感觉。深感觉包括了振动觉、位置觉和运动觉。

（三）复合感觉

复合感觉是大脑综合、分析、判断的结果，与大脑皮质的联系十分紧密，又称为皮质感觉，包括皮肤定位觉、两点辨别觉、实体觉、图形觉和其他大脑皮质感觉。

二、特殊感觉

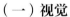

（一）视觉

视觉是人类最重要的一类感觉，它主要由光作用于视觉器官，使其感受器细胞兴奋，其信息经视觉神经系统加工后便产生视觉。其过程为光线通过眼角膜，穿过瞳孔后，经过晶状体的折射后在视网膜上形成物像，最后再通过视神经将视觉信息传递至大脑视觉中枢形成视觉。通过视觉，人体可以从周围环境中获取信息，经中枢系统进行筛选得到有用的信息并做出动作。在人体获取的所有信息中，80% 来自于视觉。

（二）听觉与平衡觉

1. 听觉

听觉是人体最重要的感觉之一，主要由声波作用于听觉器官，并使其感受细胞产生兴奋，其信息经听觉神经系统加工处理后便产生听觉。其过程为外界声源产生的声波经耳郭收集，然后通过外耳道到达鼓膜，在鼓膜处将声波转换成振动，耳蜗处将振动转换成神经冲动，最后由听神经将冲动传递至大脑听觉中枢形成听觉。

2. 平衡觉

平衡觉又称为前庭觉或静觉，其感受器为人体内耳中的前庭器官，即椭圆囊、球囊和3 个相互垂直的半规管，这些前庭器官能准确地测定头部任何时候的空间位置及运动方向，若前庭器官发生损伤，人体会产生明显的眩晕感。凭着平衡觉，人们就能分辨自己是直立还是平卧；是在做加速、减速运动，还是在做直线、曲线运动。

（三）嗅觉

嗅觉是对外界环境所释放的化学刺激的一种反应，主要通过嗅神经系统实现。首先外界刺激物为挥发性的有味气体分子，它通过空气和外在环境的传播进入鼻腔之中，刺激嗅觉感受器并进行编码转换，然后通过嗅神经将该气体的信息传入大脑嗅觉中枢，经过大脑皮质的整合分析后形成嗅觉。

（四）内脏觉

内脏觉是一种机体对自身内脏器官活动状态的反映。其感受器主要分布于各脏器壁内，内脏器官的活动状况可通过特定的神经通路传导至中枢，使人产生饥、饱、胀、渴、心慌、大小便意、恶心和疼痛等感觉。可以说，这些感觉使机体处于一种协调、平衡的状态，对于维持人体内外环境的平衡十分重要。

（五）手脑感知理论下的感觉互补

传统的感觉训练往往侧重于部分躯体感觉的训练，却忽视了其他感觉的重要性。手脑感知理论强调多种感觉配合，对人体多种感觉进行训练，在躯体感觉训练的基础上，加上视觉、嗅觉、听觉等多种训练方式，即结合感觉的刺激，让大脑在目前感觉功能的基础上，恢复对外界刺激的认知和反馈，促进脑区感觉皮质的激活和增加运动功能的相关性。

第三节　感觉的信息传递

人体的感觉信息传递是通过反射弧来完成的，一个典型的反射弧包括感受器、传入神经、中间神经元、传出神经和效应器五部分。其中，感受器为接受刺激的器官；传入神经为感觉神经元，是将感受器与中枢联系起来的通路；中间神经元即神经中枢，包括脑和脊髓；传出神经为运动神经元，是将神经中枢与效应器联系起来的通路；效应器是产生效应的器官，如肌肉或腺体。

一、感受器

感受器（receptor）是指分布在体表和机体内部的一些能感受机体内外环境变化的特殊结构，其功能是将各种刺激的能量转换为传入神经上的神经冲动。

感受器的一般生理特征如下。

1.感受适宜刺激

感受器对不同种类的刺激的敏感性不同，一种感受器一般只对一种刺激最敏感，对其他种类的刺激则不敏感或根本不感受，这种最敏感的刺激称为该感受器的适宜刺激。在适宜刺激条件下，引起感受器产生反应也必须达到一定的刺激强度和作用时间。每种感受器都有其特定的感觉阈值（sensory threshold），能引起感受器产生反应的最小刺激强度称为强度阈值，而所需的最短作用时间称为时间阈值。

2. 换能作用

各种感受器在功能上的另一个共同特点是能把作用于它们的各种形式的刺激能量转换为传入纤维上的动作电位，这种能量转换过程称为感受器的换能作用。

3. 编码作用

感受器把刺激转换成传入纤维上的动作电位的同时，也把刺激所包含的环境变化信息转换到了动作电位的序列中，这一过程称为感受器的编码作用。

4. 感受器的适应

当刺激强度持续不变地作用于同一感受器时，其感觉神经纤维上产生的动作电位频率将随着刺激作用时间的延长而逐渐下降，这种现象称为感受器的适应。

（一）皮肤感受器

皮肤中有丰富、复杂的感觉神经分布，遍布着各种形式的感受器，包括游离神经末梢和神经小体两大类。其中神经小体又分为囊状小体和非囊状小体（如梅克尔细胞 - 轴突复合体），囊状小体由有结缔组织包裹的神经末梢构成，包括环层小体（Pacinian corpuscle）、麦斯纳小体（Meissner' corpuscle）、鲁菲尼小体（Ruffini corpuscle）及梅克尔盘（Merkel ending）等。感觉神经单独或与囊状小体一起作为受体，感受触、压、痛、温度和机械刺激。

触压觉感受器向皮肤施以触、压的机械刺激所引起的感觉，分别称为触觉和压觉，由于两种在性质上类似，故统称为触压觉。触压觉感受器的适宜刺激是机械刺激，机械刺激引起感受器变形，导致机械门控离子通道开放，产生感受器电位。后者触发传入神经纤维产生动作电位，传至大脑皮质感觉区，产生触压觉。

触压觉感受器可以是游离神经末梢、毛囊感受器或神经小体。在无毛皮肤区，触压觉感受器有四种，包括环层小体、麦斯纳小体、鲁菲尼小体和梅克尔盘。在有毛皮肤区，除毛囊感受器代替麦斯纳小体发挥功能外，其余三种感受器与无毛皮肤区类似。下面介绍几种主要的触压觉感受器。

1. 游离神经末梢

主要分布在表皮下和毛囊周围。感觉神经末梢到达上皮时，失去髓鞘，裸露出末梢，呈细小树枝状分布。末梢通常膨大成小结或呈扁平叶状，插入上皮细胞之间，或深入上皮细胞之下，可感受触觉和压觉。

2. 环层小体

体积最大的神经小体，直径可达 1 ~ 4 mm，切面呈环层同心圆结构，位于真皮较深部及皮下组织，能感受压力。

3. 麦斯纳小体

椭圆形，分布于真皮乳头内及指趾、掌跖处皮肤，可感受触觉和压觉。

4. 鲁菲尼小体

外周有薄层结缔组织包膜，感觉神经纤维末梢进入小体后分成很多更小的分支盘绕成球状，位于真皮深部，能感受高温。

5. 梅克尔盘

游离神经末梢的一个变形，它的末端膨大成盘状与深层的上皮细胞接触，多存在于指尖皮肤和毛囊中。

（二）温度感受器

温度觉包括热觉和冷觉。热感受器位于 C 类传入纤维的末梢上，而冷感受器则位于 Aδ 和 C 类传入纤维的末梢上。温度感受器在皮肤也呈点状分布。在人的皮肤上冷点明显多于热点，前者为后者的 5～11 倍。热感受器和冷感受器的感受野都很小。

实验表明，当皮肤温度升高至 30～46 ℃时，热感受器被激活而放电，放电频率随皮肤温度的升高而增高，所产生的热觉也随之增强。当皮肤温度超过 46 ℃时，热觉会突然消失，代之出现痛觉。这是因为当皮肤温度超过这一临界值时，便成为伤害性热刺激。这时温度伤害性感受器被激活，从而产生热痛觉。这也说明，热觉是由温度感受器介导的，而热痛觉则由伤害性感受器所介导。

引起冷感受器放电的皮肤温度在 10～40 ℃，当皮肤温度降到 30 ℃以下时，冷感受器放电便增加，冷觉随之增强。

所以有学者认为温度感受器可以分为冷感受器、温热感受器及两种亚型痛感受器（冷痛和热痛感受器），与此对应的有 4 种传入纤维，即冷纤维、温热纤维、冷痛纤维和热痛纤维。人体内不同等级的温度觉是靠不同类型神经纤维末梢受刺激的相对强度来实现的。

（三）痛觉感受器

痛觉感受器又称伤害性感受器，是游离神经末梢。主要有机械伤害性感受器、机械温度伤害性感受器和多觉型伤害性感受器。任何形式的刺激只要达到一定强度就会成为伤害性刺激，都能引起痛觉。与其他躯体感受器类似，痛觉感受器上也分布有许多受体或离子通道，可以被各种伤害性刺激所激活，产生感受器电位，进而触发可传导的动作电位，将伤害性信息传至脊髓后角；经接替后再传至高级中枢，形成痛感觉和情绪反应。

（四）本体感受器

本体感觉是机体对自身躯体的空间位置、姿势、运动状态和运动方向等的感觉，通常分为位置觉、运动觉及振动觉。本体感觉的感受器包括肌肉、肌腱、关节感受器等。此外，前庭感受器与皮肤中的触压觉感受器也参与本体感觉的形成。本体感觉是大脑皮质综合来自各个部位的各种感受器的传入信息而形成的。

1. 肌梭

肌梭位于一般肌纤维之间，呈梭状，长4~10 mm，其外层是结缔组织囊。囊内有6~12根肌纤维，称为梭内肌纤维。梭内肌纤维的收缩成分位于纤维的两端，而感受装置位于其中间部，二者呈串联关系。肌梭外的一般肌纤维统称为梭外肌纤维，整个肌梭附着于梭外肌纤维上，并与其平行排列呈并联关系。

肌梭的神经支配非常复杂，进入每一个肌梭的神经纤维为8~25条，而每一条梭内肌纤维都接受感觉和运动神经纤维的双重支配。牵拉是肌梭的适宜刺激。肌梭的基本功能是发动牵张反射。肌梭遍布于全身骨骼肌内，感受着肌肉长度、张力及运动速度等的变化，不断向中枢传入冲动，产生相应的本体感觉，并反射性地产生肌紧张，参与姿势的维持和对随意运动的调节。

2. 腱感受器

腱感受器感受骨骼肌的张力变化，对过度的牵张反射有保护意义，信息传入中枢后也产生相应的本体感觉。

3. 关节感受器

关节感受器存在于身体各种关节的关节囊、韧带、束间间隔和骨膜中，运动时这些结构发生形变，感受器接受刺激就可指明运动范围内的运动和肢体的位置。此外，关节感受器的补充信息可直接从运动的肌梭和肌腱感受器中获得。

4. 其他感受器

在关节囊、韧带及骨膜等处，一些由皮肤感受器变形而来的感受器，如鲁菲尼小体能感受关节的屈曲和伸展，而环层小体则能感受关节的活动程度等。对单纯的肌肉、肌腱和关节的本体感觉，人们平时不会意识到，但在肢体运动时，本体感受器和皮肤感受器一起产生作用，可使人们产生有意识的运动感觉。

本体感受器的反馈从位于肌肉、关节囊、内耳前庭器和眼睛中的感受装置到达中枢神经系统。骨骼肌系统的运动刺激了肌肉和关节中的感受器，当身体姿势发生改变时，前庭器接受刺激并提供整个身体位置的信息，眼睛可根据环境帮助调整头部和身体。比赛时，由于运动员必须注意与运动相关的刺激，所以他们要依靠肌肉、关节内的感受器和前庭器官获取信息，以维持平衡和保持身体姿势。若当视觉刺激被消除或分散时，想要通过损伤的肌肉和关节内的感受器为中枢神经系统提供准确的位置信息，就需要对肌肉和关节进行重新训练，从而提高感受能力。本体感受器的训练是对运动形成的一个刺激，在恢复阶段，训练计划应从运动范围、肌肉力量、肌肉耐力的恢复开始，这些练习可以通过一般的练习方式刺激损伤肢体的关节和肌肉的本体感受器。在增加活动范围、增大肌肉耐力和肌肉速度力量的同时，本体感受器的神经肌肉促进性练习对本体感受器感觉功能的提高也起到积极作用。

（三）视觉感受器

眼是引起视觉的外周感觉器官，人眼的适宜刺激是波长为 380～760 nm 的可见光。外界物体发出的光线经眼的折光系统成像于视网膜上，再由眼的感光换能系统将视网膜像所含的视觉信息转变为生物电信号，然后由视神经传入中枢，在大脑皮质的处理下形成视觉。视网膜参与感光换能和视觉信息的编码，视网膜神经层内主要含有视杆细胞和视锥细胞两种感光细胞，即视觉感受器。当视网膜受到光照时，感光细胞内会发生一系列生化改变，产生感受器电位，感受器电位可影响细胞终足的递质释放，最终在相应的神经节细胞产生动作电位，实现光–电换能作用。

（四）前庭器官

内耳的前庭器官由半规管、椭圆囊和球囊组成，主要功能是感受身体姿势和运动状态（运动觉）及头部的空间位置（位置觉），这些感觉合称为平衡感觉。前庭器官的感受细胞也称为毛细胞，即平衡觉感受器，与耳蜗毛细胞具有类似的结构和功能。当机体的运动状态和头部在空间的位置发生改变时，前庭器官中毛细胞产生感受器电位，将信息传递给相应的传入神经并传至中枢，引起特殊的运动觉和位置觉。

二、传入神经与传出神经

传入神经由传入神经纤维集合而成，外面包有结缔组织膜，膜中有成纤维细胞、组织细胞和脂肪细胞群，外膜及内部的神经束膜中布有血管。神经的一端由感觉纤维末梢分布于感受器，另一端与脑或脊髓联系。感受器感受机体内外的刺激后产生兴奋，转化为神经冲动，经传入神经传入中枢，引起感觉或反射。

传出神经是反射弧的传出部分，由传出神经纤维组成，能够将中枢神经系统发出的信息以神经冲动的形式传递到各个器官或外周，如分布于肌肉组织，能使之收缩的运动神经就属于传出神经。

三、神经元间的信息传递

在反射弧中，神经元之间或神经元与效应器之间的结构缺乏原生质的联系，在实现反射活动时必须通过相互之间的信息传递。通常将神经元之间进行信息传递的接触部位称为突触；将传出神经元与效应器间进行信息传递的接触部位称为接头。

神经元之间的信息传递方式可以大致分为化学性突触传递与电突触传递。化学性突触是依靠突触前神经元末梢释放特殊化学物质作为传递信息的媒介，从而影响突触后神经元。电突触是与化学性突触相对应的另一类突触，它的信息传递是通过神经膜间的缝管连接来实现的，不需要神经递质来介导，而是通过电信号直接传递。

第四节 感觉传导通路

躯体感觉初级传入神经元的胞体位于后根神经节或脑神经节中，其周围突与躯体感受器相连，中枢突进入脊髓和脑干后发出两类分支：一类在不同水平直接或间接通过中间神经元或运动神经元相连而构成反射弧，完成各种神经反射；另一类经多级神经元接替后向大脑皮质投射形成感觉传入通路，产生各种不同的感觉。

一、丘脑的传入系统

传递精细触觉（两点辨别觉和感受物体表面性状等）和肌肉本体感觉的纤维（Aβ 类纤维）在同侧后索上行至延髓下部，在薄束核和楔束核更换神经元（简称换元），换元后的第二级神经元再发出纤维交叉到对侧，经内侧丘系抵达丘脑的后腹核及相关的特异感觉接替核。这个上行系统通常称为后索（脊髓部分）和内侧丘系（脑干部分）。另一些触觉纤维与传导痛觉、温度觉的纤维进入脊髓后均在后角更换神经元，换元后的第二级神经元再发出纤维，在中央管前交叉至对侧，在脊髓的前外侧 1/4 部分形成前外侧系的上行纤维。其中传导痛觉、温度觉的纤维走行于脊髓丘脑前束，这些纤维中一部分抵达丘脑的特异感觉接替核，另一部分经中脑网状结构投射到丘脑中线区和髓板内的非特异投射核。

由于传导痛觉、温度觉和粗触压觉的纤维先交叉后上行，而本体感觉和精细触压觉的纤维先上行后交叉，所以在出现脊髓半离断时，离断水平以下对侧躯体的痛觉、温度觉和粗触压觉发生障碍，同侧躯体的本体感觉和精细触压觉发生障碍。对于脊髓空洞症患者，如果病变较局限地破坏中央管前交叉的感觉传入路径，可出现痛觉、温度和粗触压觉的分离现象。这是因为痛觉、温度觉传入纤维在进入脊髓后，在上行 1~2 个节段内换元并经前连合交叉到对侧，而粗触压觉传入纤维进入脊髓后分成上行和下行纤维，分别在多个节段内换元再交叉到对侧，因此仅出现相应节段双侧皮节的痛觉和温度觉障碍，而粗触压觉基本不受影响。

二、丘脑的核团

丘脑是除嗅觉之外的各种感觉纤维向大脑皮质投射的重要中继站，同时也能对感觉传入冲动进行初步的分析和整合。丘脑内含有许多神经核团，可分为以下三类。

（一）第一类细胞群

这类细胞群称为特异感觉接替核。它们接受第二级感觉投射纤维，换元后进一步投射到大脑皮质感觉区。如后腹核，其外侧部分的后外侧腹核为脊髓丘脑束与内侧丘系的换元站，与躯干感觉的传导有关，其内侧部分后的内侧腹核为三叉丘系的换元站，与头面部感觉传导有关。后腹核发出的纤维投射到大脑皮质感觉区。不同部位传来的纤维在后腹核内换元有一定的空间分布，下肢感觉在后腹核的最外侧，头面部感觉在后腹核内侧，而上肢感觉在中间部位，这种空间分布与大脑皮质感觉区的空间定位相对应。此外，内侧膝状体是听觉传导通路的换元站，发出的纤维向听皮质投射，外侧膝状体是视觉传导通路的换元站，发出的纤维向视皮质投射。

（二）第二类细胞群

这类细胞群称为联络核。它们接受来自特异感觉接替核及其他皮质下中枢的纤维，换元和投射到大脑皮质的特定区域，在功能上与各种感觉在丘脑和大脑皮质水平的联系协调有关。此外，丘脑还有许多细胞群发出纤维，向下丘脑、大脑皮质前额叶和眶区（或顶叶后部）的联络区等区域投射。

（三）第三类细胞群

这类细胞群称为非特异投射核，是靠近中线的所谓内髓板以内的各种结构，主要是髓板内核群，包括中央中核、束旁核、中央外侧核等，是最古老的核团。非特异性投射通过多突触换元接替后，弥散地投射到整个大脑皮质，起着维持和改变大脑皮质兴奋状态的重要作用。此外，束旁核可能与痛觉有关，刺激人的丘脑束旁核可加重疼痛感觉，而毁损此区可缓解疼痛。

三、感觉投射系统

根据丘脑各部分的神经纤维向大脑皮质投射特征的不同，可把丘脑的投射系统分成两大类，即特异性投射系统和非特异性投射系统。

（一）特异性投射系统

其由特异性丘脑投射核（第一类和第二类核）及其纤维组成，其特点是投射到大脑皮质特定区域，具有点对点的关系，投射纤维主要终止在皮质第四层，而且，投射纤维末梢的突触小体数量多且密集，容易使皮质神经元由局部兴奋总和而形成扩布性兴奋。所以其功能是引起特定感觉，并激发大脑皮质发出神经冲动。

（二）非特异性投射系统

非特异性投射系统由非特异性丘脑投射核（第三类核团）及其纤维组成，是不同感觉的共同上传途径。一方面，该系统经过多次换元并弥散地投射到大脑皮质的广泛区域，不具有点对点的关系，投射纤维终止于 1～4 层，而且纤维末梢的突触小体数量少且稀疏，局部阈下兴奋不易总和起来。所以，这一系统的功能是提高和维持大脑皮质的兴奋性，使机体处于觉醒状态，但不产生特定感觉。另一方面，它接受脑干网状结构上行激活系统上传的冲动。当各种特异性感觉传导纤维进入脑干时均发出侧支与脑干网状结构的神经元发生突触联系，并在其中丰富换元后形成一条不同感觉的共同传导通路，上行抵达丘脑第三类核团，失去感觉传导投射的专一性，称之为网状结构上行激活系统，因为这一系统通过丘脑非特异性投射系统，具有提高大脑皮质兴奋性和维持清醒的作用。

参考文献

[1] 王玉龙 . 康复功能评定学 [M].2 版 . 北京：人民卫生出版社，2013：143-144.

[2] 彭聃龄 . 普通心理学 [M]. 北京：北京师范大学出版社，2012：74-122.

[3] 王庭槐 . 生理学 [M].9 版 . 北京：人民卫生出版社，2018：260-327.

[4] BALDWIN M W，KO M C. Functional evolution of vertebrate sensory receptors[J]. Horm Behav，2020，124：104771.

[5] BIRDER L A，PERL E R. Cutaneous sensory receptors[J]. J Clin Neurophysiol，1994，11（6）：534-552.

[6] CARR R，FRINGS S. Neuropeptides in sensory signal processing[J]. Cell Tissue Res，2019，375(1)：217-225.

[7] BINNS K E. The synaptic pharmacology underlying sensory processing in the superior colliculus[J]. Prog Neurobiol，1999，59（2）：129-159.

[8] GILBERT C D，SIGMAN M. Brain states：top-down influences in sensory processing[J]. Neuron，2007，54（5）：677-696.

第三章

感觉系统与运动系统

神经系统在信息的传递、调节和整合过程中，一方面，感受器接受机体内外环境的各种刺激，并将其转变成神经冲动，沿着传入神经元传递至中枢神经系统相应部位，最后至大脑皮质高级中枢，产生感觉；另一方面，大脑皮质将这些感觉信息分析整合后，发出指令，沿传出纤维经脑干和脊髓的运动神经元到达躯体和内脏效应器，引起反应。因此，在神经系统内存在着两大类传导通路：感觉（上行）传导通路和运动（下行）传导通路。从总体上说，它们分别是反射弧组成中的传入和传出部，但只有不经过大脑皮质的上下行传导通路才称为反射通路。下面仅对感觉传导通路（图1-3-1）进行阐述。

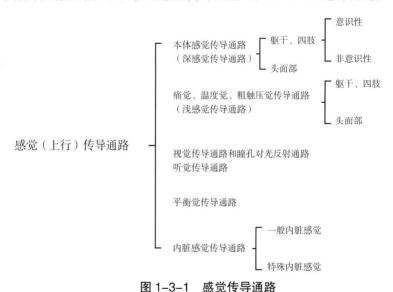

图 1-3-1 感觉传导通路

感觉（上行）传导通路包括：本体感觉（深感觉）传导通路；痛觉、温度觉、粗触压觉（浅感觉）传导通路；视觉传导通路和瞳孔对光反射通路；听觉传导通路、平衡觉传导通路和内脏感觉传导通路。

一、本体感觉（深感觉）传导通路

所谓本体感觉是指肌、腱、关节等器官在不同状态（运动或静止）时产生的感觉（例如，人在闭眼时能感知身体各部的位置），又称深感觉，包括位置觉、运动觉和振动觉。

躯干和四肢的本体感觉（因头面部的尚不十分明了，略）有两条传导通路，一条是传至大脑皮质，产生意识性感觉；另一条是传至小脑，产生非意识性感觉。

（一）躯干和四肢意识性本体感觉和精细触觉传导通路（图 1-3-2）

该传导路由三级神经元组成。

第一级神经元为脊神经节内假单极神经元，胞体多为大、中型，纤维较粗有髓鞘，其周围突分布于肌、腱、关节等处的本体感觉感受器和皮肤的精细触觉感受器，中枢突经脊神经后根的内侧部进入脊髓后索，分为长的升支和短的降支。其中，来自第 5 胸节以下的升支行于后索的内侧部，形成薄束；来自第 4 胸节以上的升支行于后索的外侧部，形成楔束。两束上行，分别止于延髓的薄束核和楔束核。短的降支至后角或前角，完成脊髓牵张反射。

第二级神经元的胞体在薄、楔束核内，由此二核发出的纤维向前绕过中央灰质的腹侧，在中线上与对侧的纤维交叉，称内侧丘系交叉，交叉后的纤维转折向上，在锥体束的背侧呈前后方向排列，行于延髓中线两侧，称内侧丘系。内侧丘系在脑桥呈横位，位于被盖前缘，在中脑被盖位于红核的后外侧，最后止于背侧丘脑的腹后外侧核。

第三级神经元的胞体在丘脑腹后外侧核，发出纤维称丘脑中央辐射（central radiation of thalamus）。经内囊后肢主要投射至中央后回的中部、上部和中央旁小叶后部，部分纤维投射至中央前回。

此通路若在内侧丘系交叉的下方或上方的不同部位出现损伤时，则患者在闭眼时不能确定损伤同侧（交叉下方损伤）和损伤对侧（交叉上方损伤）关节的位置和运动方向，以及两点间距。

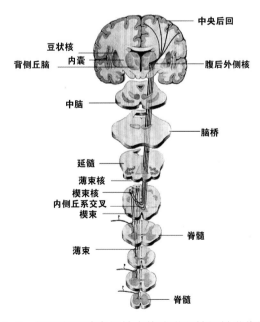

图 1-3-2　躯干和四肢意识性本体感觉和精细触觉传导通路

（二）躯干和四肢非意识性本体感觉传导通路（图1-3-3）

非意识性本体感觉传导通路实际上是反射通路的上行部分，为传至小脑的本体感觉，由二级神经元组成。第一级神经元为脊神经节内假单极神经元，其周围突分布于肌、腱、关节的本体感觉感受器，中枢突经脊神经后根的内侧部进入脊髓，终止于 $C_8 \sim L_2$ 节段胸核和腰骶膨大第 V ~ VII 层外侧部。由胸核发出的第二级纤维在同侧脊髓侧索组成脊髓小脑后束，向上经小脑下脚进入旧小脑皮质；由腰骶膨大第 V ~ VII 层外侧部发出的第二级纤维组成对侧和同侧的脊髓小脑前束，经小脑上脚止于旧小脑皮质。以上第二级神经元传导躯干（除颈部外）和下肢的本体感觉。传导上肢和颈部的本体感觉的第二级神经元胞体位于颈膨大部第VI、第VII层和延髓的楔束副核，这两处神经元发出的第二级纤维也经小脑下脚进入小脑皮质。

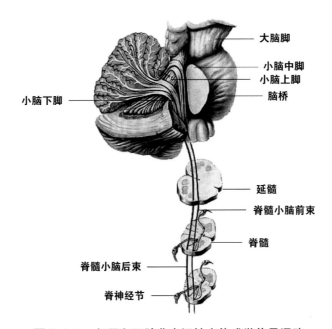

图 1-3-3　躯干和四肢非意识性本体感觉传导通路

二、痛温觉、粗触压觉传导通路（图1-3-4）

该通路又称浅感觉传导通路，由三级神经元组成。

（一）躯干和四肢痛温觉、粗触压觉传导通路

第一级神经元为脊神经节内假单极神经元，胞体为中型、小型，突起较细，为薄髓或无髓纤维，其周围突分布于躯干和四肢皮肤内的感受器，中枢突经后根进入脊髓。其中，传导痛温觉的纤维（细纤维）在后根的外侧部入脊髓，经背外侧束再终止于第二级神经元；

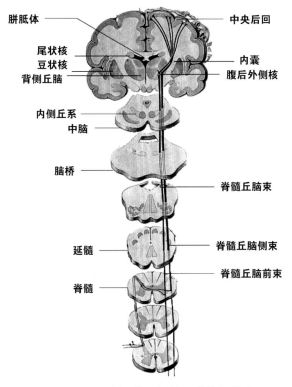

胼胝体 —— 中央后回
尾状核
豆状核 —— 内囊
背侧丘脑 —— 腹后外侧核
内侧丘系
中脑
脑桥
脊髓丘脑束
脊髓丘脑侧束
延髓
脊髓丘脑前束
脊髓

图 1-3-4　痛温觉、粗触压觉传导通路

传导粗触压觉的纤维（粗纤维）经后根内侧部进入脊髓后索，再终止于第二级神经元。

第二级神经元胞体主要位于脊髓第Ⅰ、第Ⅳ~Ⅶ层，它们发出纤维上升 1~2 个节段，经白质前连合到对侧的外侧索和前索内上行，组成脊髓丘脑侧束和脊髓丘脑前束（侧束传导痛温觉，前束传导粗触压觉）。脊髓丘脑束上行，经延髓下橄榄核背外侧、脑桥和中脑内侧丘系的外侧，终止于背侧丘脑的腹后外侧核。

第三级神经元的胞体在背侧丘脑的腹后外侧核，它们发出纤维参与丘脑中央辐射的组成，经内囊后肢投射到中央后回中部、上部和中央旁小叶后部。

在脊髓内，脊髓丘脑束纤维的排列有一定的顺序：由外侧向内侧、由浅入深，依次排列着来自骶、腰、胸、颈部的纤维。因此，当脊髓内肿瘤压迫一侧脊髓丘脑束时，痛温觉障碍首先出现在身体对侧上半部（压迫来自颈、胸部的纤维），然后逐渐波及下半部（压迫来自腰骶部的纤维）。若受到脊髓外肿瘤压迫，则感觉障碍的发生顺序相反。

（二）头面部的痛温觉和触压觉传导通路（图 1-3-5）

第一级神经元为三叉神经节（除外耳道和耳甲的皮肤感觉传导外）内假单极神经元，其周围突经相应的三叉神经分支分布于头面部皮肤及口鼻黏膜的相关感受器，中枢突经三叉神经根入脑桥。三叉神经中传导痛温觉的纤维入脑后下降形成三叉神经脊束，止于三叉神经脊束核；传导触压觉的纤维终止于三叉神经脑桥核。

第二级神经元的胞体在三叉神经脊束核和三叉神经脑桥核内，它们发出纤维交叉到对侧，组成三叉丘脑束，止于背侧丘脑的腹后内侧核。

第三级神经元的胞体在背侧丘脑的腹后内侧核，发出纤维经内囊后肢，投射到中央后回下部。在此通路中，若三叉丘脑束以上受损，则导致对侧头面部痛温觉和触压觉障碍；若三叉丘脑束以下受损，则同侧头面部痛温觉和触压觉发生障碍。

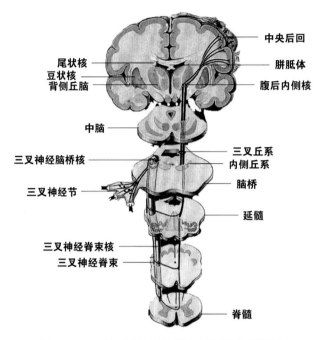

图 1-3-5　头面部的痛温觉和触压觉传导通路

三、视觉传导通路和瞳孔对光反射通路

（一）视觉传导通路（图 1-3-6）

视觉传导通路（visual pathway）由三级神经元组成。眼球视网膜神经部外层的视锥细胞和视杆细胞为光感受器细胞，中层的双极细胞为第一级神经元，内层的节细胞为第二级神经元，节细胞的轴突在视神经乳头处汇集成视神经。视神经由视神经管入颅腔，形成视交叉后，延为视束。在视交叉中，来自两眼视网膜鼻侧半的纤维交叉，加入对侧视束；来自视网膜颞侧半的纤维不交叉，进入同侧视束。因此，左侧视束内含有来自两眼视网膜左侧半的纤维，右侧视束内含有来自两眼视网膜右侧半的纤维。视束绕过大脑脚向后，主要

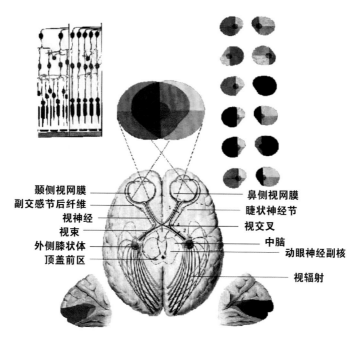

图 1-3-6 视觉传导通路

颞侧视网膜
副交感节后纤维
视神经
视束
外侧膝状体
顶盖前区

鼻侧视网膜
睫状神经节
视交叉
中脑
动眼神经副核
视辐射

终止于外侧膝状体。第三级神经元胞体在外侧膝状体内，由外侧膝状体核发出纤维组成视辐射（optic radiation），经内囊后肢投射到端脑距状沟上下的视区皮质（visual cortex）（纹区，striate cortex），产生视觉。

视束中尚有少数纤维经上丘臂终止于上丘和顶盖前区。上丘发出的纤维组成顶盖脊髓束，下行至脊髓，完成视觉反射。顶盖前区发出纤维到中脑动眼神经副核，构成瞳孔对光反射通路的一部分。

视野是指眼球固定向前平视时所能看到的空间范围。由于眼球屈光装置对光线的折射作用，鼻侧半视野的物象投射到颞侧半视网膜，颞侧半视野的物象投射到鼻侧半视网膜，上半视野的物象投射到下半视网膜，下半视野的物象投射到上半视网膜。

当视觉传导通路的不同部位受损时，可引起不同的视野缺损。

（1）视网膜损伤引起的视野缺损与损伤的位置和范围有关，若损伤在视神经乳头则视野中出现较大暗点，若黄斑部受损则中央视野有暗点，其他部位损伤则对应部位有暗点。

（2）一侧视神经损伤可致该侧眼视野全盲。

（3）视交叉中交叉纤维损伤可致双眼视野颞侧半偏盲。

（4）一侧视交叉外侧部的不交叉纤维损伤，则患侧眼视野的鼻侧半偏盲。

（5）一侧视束及以上的视觉传导通路（视辐射、视区皮质）受损，可致双眼病灶对侧半视野同向性偏盲（如右侧受损则右眼视野鼻侧半和左眼视野颞侧半偏盲）。

（二）瞳孔对光反射通路（图 1-3-7）

光照一侧瞳孔，引起两眼瞳孔缩小的反应称为瞳孔对光反射（pupillary light reflex）。光照侧的反应称直接对光反射，光未照射侧的反应称间接对光反射。瞳孔对光反射的通路如下：视网膜→视神经→视交叉→视束→上丘臂→顶盖前区→两侧动眼神经副核→动眼神经→睫状神经节→节后纤维→瞳孔括约肌收缩→两侧瞳孔缩小。

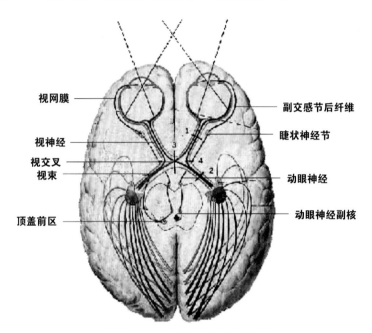

图 1-3-7　瞳孔对光反射通路

瞳孔对光反射在临床上有重要意义，如反射消失，可能预示病危。但视神经或动眼神经受损，也能引起瞳孔对光反射的变化。例如，一侧视神经受损时，信息传入中断，光照患侧眼的瞳孔，两侧瞳孔均不反应；但光照健侧眼的瞳孔，则两眼对光反射均存在（此即患侧眼的瞳孔直接对光反射消失，间接对光反射存在）。又如，一侧动眼神经受损时，由于信息传出中断，无论光照哪一侧眼，患侧眼的瞳孔对光反射都消失（患侧眼的瞳孔直接及间接对光反射消失），但健侧眼的瞳孔直接和间接对光反射均存在。

四、听觉传导通路（图 1-3-8）

听觉传导通路（auditory pathway）的第一级神经元为蜗神经节内的双极神经细胞，其周围突分布于内耳的螺旋器（或称 Corti 器），中枢突组成蜗神经，与前庭神经伴行，在延髓和脑桥交界处入脑，止于蜗腹侧核和蜗背侧核。

第二级神经元胞体在蜗腹侧核和蜗背侧核内，发出纤维大部分在脑桥内形成斜方体并交叉至对侧，至上橄榄核外侧折向上行，形成外侧丘系。外侧丘系的大多数纤维经中脑被盖的背外侧部止于下丘。

第三级神经元胞体在下丘内，其纤维经下丘臂止于内侧膝状体。

第四级神经元胞体在内侧膝状体内，发出纤维组成听辐射（acoustic radiation），经内囊后肢止于大脑皮质颞横回的听觉区。

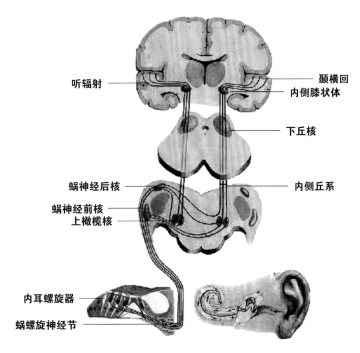

图 1-3-8　听觉传导通路

少数蜗腹侧核和蜗背侧核的纤维不交叉，进入同侧外侧丘系；还有一些蜗神经核发出的纤维在上橄榄核换神经元，然后加入同侧的外侧丘系；也有少数外侧丘系的纤维直接止于内侧膝状体。因此，听觉冲动是双侧传导的。若一侧通路在外侧丘系以上受损，不会产生明显症状，但若损伤了蜗神经、内耳或中耳，则导致听觉障碍。

听觉的反射中枢在下丘。下丘神经元发出纤维到上丘，再由上丘神经元发出纤维，经顶盖脊髓束下行至脊髓的前角细胞，完成听觉反射。

此外，大脑皮质听觉区还可发出下行纤维，经听觉通路上的各级神经元中继，影响内耳螺旋器的感受功能，形成听觉通路上的负反馈调节。

五、平衡觉传导通路（图 1-3-9）

平衡觉传导通路（equilibrium pathway）的第一级神经元是前庭神经节内的双极神经元，

其周围突分布于内耳半规管的壶腹嵴及前庭内的球囊斑和椭圆囊斑；中枢突组成前庭神经，与蜗神经一起经延髓和脑桥交界处入脑，止于前庭神经核群。

第二级神经元为前庭神经核群，由此核群发出的纤维向大脑皮质的投射路径尚不清，可能是在背侧丘脑的腹后核换神经元，再投射到颞上回前方的大脑皮质。由前庭神经核群发出纤维至中线两侧组成内侧纵束，其中，上升的纤维止于动眼、滑车和展神经核，完成眼肌前庭反射（如眼球震颤）；下降的纤维至副神经脊髓核和上段颈髓前角细胞，完成转眼、转头的协调运动。此外，由前庭神经外侧核发出纤维组成前庭脊髓束，完成躯干、四肢的姿势反射（伸肌兴奋、屈肌抑制）。前庭神经核群还发出纤维与部分前庭神经直接发出的纤维，共同经小脑下脚（绳状体）进入小脑，参与平衡调节。前庭神经核群还发出纤维与脑干网状结构、迷走神经背核及疑核联系，故当平衡觉传导通路或前庭器受刺激时，可引起眩晕、恶心、呕吐等症状。

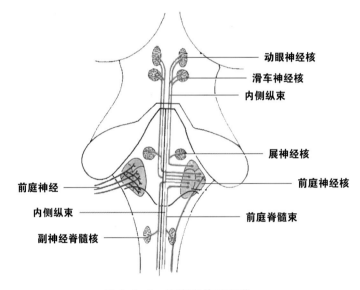

图 1-3-9　平衡觉传导通路

五、内脏感觉传导通路

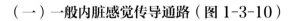

（一）一般内脏感觉传导通路（图 1-3-10）

一般内脏感觉是指嗅觉和味觉以外的心、血管、腺体和内脏的感觉，一般内脏感觉传导通路（general visceral sensory pathway）传入路径复杂，至今尚不完全清楚。

经脑神经
膝神经节、舌咽神经和迷走神经下神经节细胞中枢突
孤束核换元
丘脑腹后内侧核或下丘脑外车区换元
岛叶
经脊神经
脊神经节
细胞中枢突
①脊髓中央管背外侧的后连合核换元
臂旁核换元
背侧丘脑
大脑皮层
②后角灰质换元（内脏痛、快痛）
伴脊髓丘脑束
背侧丘脑腹后外侧核换元
大脑皮质中央后回
大脑外侧沟上部
③脊髓固有束内上行（内脏痛、慢痛）
脊髓和脑干网状结构多次换元
背侧丘脑背内侧核换元
大脑边缘叶

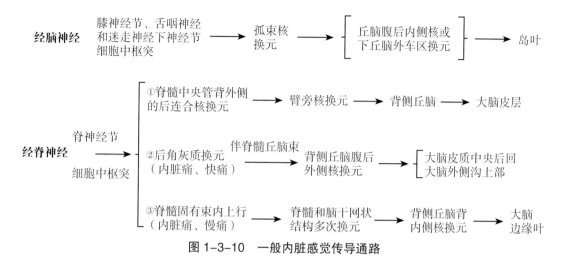

图 1-3-10　一般内脏感觉传导通路

（二）特殊内脏感觉传导通路（图 1-3-11）

特殊内脏感觉传导通路（special visceral sensory pathway）指的是传导嗅觉和味觉的通路。

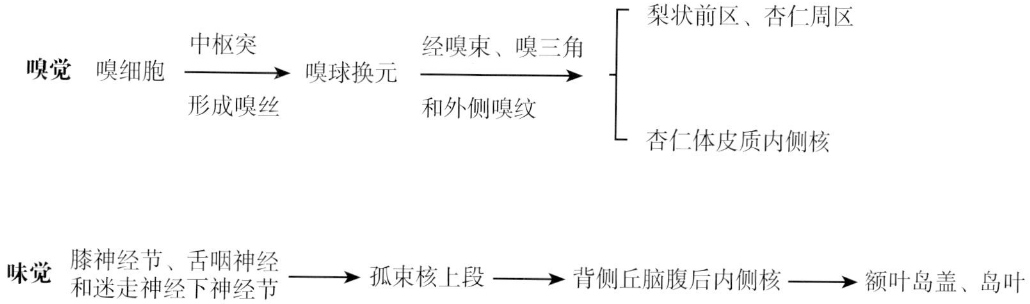

嗅觉
嗅细胞
中枢突
形成嗅丝
嗅球换元
经嗅束、嗅三角
和外侧嗅纹
梨状前区、杏仁周区
杏仁体皮质内侧核
味觉
膝神经节、舌咽神经和迷走神经下神经节
孤束核上段
背侧丘脑腹后内侧核
额叶岛盖、岛叶

图 1-3-11　特殊内脏感觉传导通路

第二节　运动系统解剖

运动传导通路是指从大脑皮质至躯体运动和内脏活动效应器的神经联系，由上运动神经元和下运动神经元两级神经元组成。上运动神经元（upper motor neurons）为大脑皮质投射至脑神经一般躯体和特殊内脏运动核及脊髓前角运动神经元的传出神经元。下运动神经元（lower motor neurons）为脑神经一般躯体和特殊内脏运动核和脊髓前角的运动神经

细胞，它们的胞体和轴突构成传导运动冲动的最后通路。躯体运动传导通路主要为锥体系和锥体外系。

一、锥体系

锥体系（pyramidal system）的上运动神经元由位于中央前回和中央旁小叶前部的巨型锥体细胞（Betz 细胞）和其他类型的锥体细胞，以及位于额、顶叶部分区域的锥体细胞组成。上述神经元的轴突共同组成锥体束（pyramidal tract），其中，下行至脊髓的纤维束称皮质脊髓束（图 1-3-12）；止于脑干内的一般躯体和特殊内脏运动核的纤维束称皮质核束（图 1-3-13）。

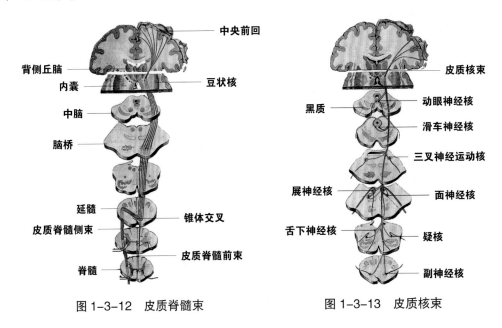

图 1-3-12　皮质脊髓束　　　　　　图 1-3-13　皮质核束

（一）皮质脊髓束

皮质脊髓束（corticospinal tract）由中央前回上部、中部和中央旁小叶前半部等处皮质的锥体细胞轴突集中而成，下行经内囊后肢的前部、大脑脚底中 3/5 的外侧部和脑桥基底部至延髓锥体。在锥体下端，75% ～ 90% 的纤维交叉至对侧，形成锥体交叉。交叉后的纤维继续于对侧脊髓侧索内下行，称皮质脊髓侧束，此束沿途发出侧支，逐节终止于前角细胞（可达骶节），主要支配四肢肌。在延髓锥体，皮质脊髓束中小部分未交叉的纤维在同侧脊髓前索内下行，称皮质脊髓前束，该束终止于颈髓和上胸髓，在终止前经白质前连合逐节交叉至对侧，止于前角运动神经元，支配躯干肌和上肢近端肌的运动。皮质脊髓前束中有一部分纤维始终不交叉而止于同侧脊髓前角运动神经元，主要支配躯干肌。所以，躯干肌是受两侧大脑皮质支配，而上下肢肌只受对侧大脑皮质支配，故一侧皮质脊髓束在锥体交叉前受损，主要引起对侧肢体瘫痪，躯干肌运动不受明显影响；在锥体交叉后受损，主要引起同侧肢体瘫痪。

实际上，皮质脊髓束只有 10% ~ 20% 的纤维直接终止于前角运动神经元，主要支配肢体远端肌，大部分的纤维须经中间神经元与前角细胞联系。

（二）皮质核束

皮质核束（corticonuclear tract）主要由中央前回下部的锥体细胞的轴突集合而成，下行经内囊膝至大脑脚底中 3/5 的内侧部，由此向下陆续分出纤维，终止于双侧脑神经运动核（动眼神经核、滑车神经核、展神经核、三叉神经运动核、面神经核支配面上部肌的细胞群、疑核和副神经脊髓核）。小部分纤维交叉到对侧，终止于面神经核支配面下部肌的神经元细胞群和舌下神经核，二者发出的纤维分别支配同侧面下部的面肌和舌肌。因此，除面神经核下部和舌下神经核只接受单侧（对侧）皮质核束支配外，其他脑神经运动核均接受双侧皮质核束的纤维。一侧上运动神经元受损，可产生对侧眼裂以下的面肌和对侧舌肌瘫痪（图 1-3-14，图 1-3-15），表现为病灶对侧鼻唇沟消失，口角低垂并向病灶侧偏斜，流涎，不能做鼓腮、露齿等动作，伸舌时舌尖偏向病灶对侧，为核上瘫（supranuclear paralysis）。一侧面神经核的神经元受损，可致病灶侧所有的面肌瘫痪，表现为额横纹消失、眼不能闭、口角下垂、鼻唇沟消失等；一侧舌下神经核的神经元受损，可致病灶侧全

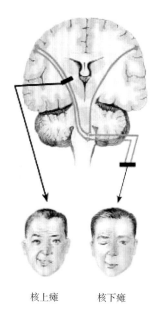

核上瘫　　　核下瘫

图 1-3-14　面肌瘫痪

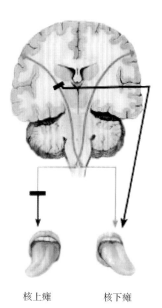

核上瘫　　　核下瘫

图 1-3-15　舌肌瘫痪

部舌肌瘫痪，表现为伸舌时舌尖偏向病灶侧，二者均为下运动神经元损伤，故统称为核下瘫（infranuclear paralysis）。

锥体系的任何部位损伤都可引起其支配区的随意运动障碍——瘫痪。锥体系的损伤表现可分为两类。

1. 上运动神经元损伤

上运动神经元指脊髓前角细胞和脑神经运动核以上的锥体系损伤，即锥体细胞或其轴突组成的锥体束的损伤。上运动神经元损伤主要表现为：①随意运动障碍；②肌张力增高，故称痉挛性瘫痪（硬瘫），这是由于上运动神经元对下运动神经元的抑制作用丧失，但早期肌萎缩不明显，因未失去其直接神经支配；③深反射亢进，浅反射（如腹壁反射、提睾反射等）减弱或消失；④出现病理反射，如 Babinski 征等。

2. 下运动神经元损伤

下运动神经元指脑神经运动核和脊髓前角细胞以下的锥体系损伤，即脑神经运动核和脊髓前角细胞，以及它们的轴突（脑神经和脊神经）的损伤。下运动神经元损伤主要表现为因失去神经直接支配所致的随意运动障碍、肌张力降低，故又称弛缓性瘫痪。由于常伴随神经营养障碍，故还会导致肌萎缩。因所有反射弧均中断，故浅反射和深反射都消失，也不出现病理反射。

二、锥体外系

锥体外系（extrapyramidal system）是指锥体系以外影响和控制躯体运动的所有传导路径，其结构十分复杂，包括大脑皮质（主要是躯体运动区和躯体感觉区）、纹状体、背侧丘脑、底丘脑、中脑顶盖、红核、黑质、脑桥核、前庭核、小脑和脑干网状结构等，以及它们的纤维联系。锥体外系的纤维，最后经红核脊髓束、网状脊髓束等下行，终止于脑神经运动核和脊髓前角细胞。在种系发生上，锥体外系是较古老的结构，从鱼类开始出现，在鸟类成为控制全身运动的主要系统。但到了哺乳类，尤其是人类，由于大脑皮质和锥体系的高度发达，锥体外系主要是协调锥体系的活动，二者协同完成运动功能。人类锥体外系的主要功能是调节肌张力、协调肌肉活动、维持体态姿势和习惯性动作（例如，走路时双臂自然协调地摆动）等。锥体系和锥体外系在运动功能上是互相依赖且不可分割的一个整体，只有在锥体外系保持肌张力稳定协调的前提下，锥体系才能完成一切精确的随意运动，如写字、刺绣等；而锥体外系对锥体系也有一定的依赖性，锥体系是运动的发起者，有些习惯性动作开始是由锥体系发起的，然后才处于锥体外系的管理之下，如骑车、游泳等。下面简单介绍锥体外系。

（一）皮质 - 新纹状体 - 背侧丘脑 - 皮质环路（图 1-3-16）

该环路对发出锥体束的皮质运动区的活动有重要的反馈调节作用。

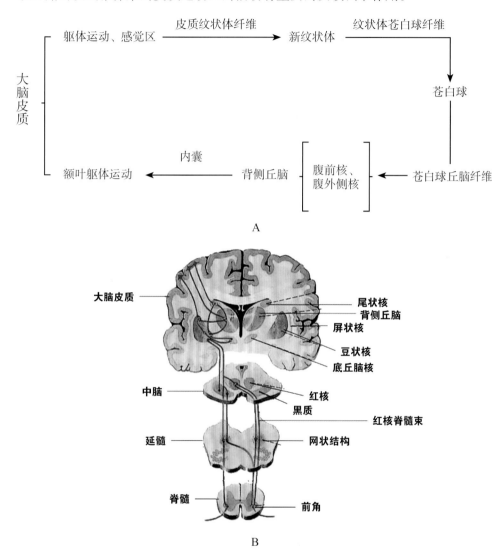

图 1-3-16　皮质 - 新纹状体 - 背侧丘脑 - 皮质环路

（二）新纹状体 - 黑质环路

自尾状核和壳发出纤维，止于黑质，再由黑质发出纤维返回尾状核和壳。黑质神经细胞能产生和释放多巴胺，当黑质变性后，则纹状体内的多巴胺含量亦降低，与帕金森病的发生有关。

（三）皮质－脑桥－小脑－皮质环路（图 1-3-17）

由大脑皮质额叶起始的纤维组成额桥束；由顶、枕、颞叶起始的纤维组成顶枕颞桥束；这些纤维下行经内囊、大脑脚底的两侧进入脑桥，终止于同侧脑桥核。脑桥核发出的纤维越过中线，经对侧小脑中脚进入小脑，主要终止于新小脑皮质。

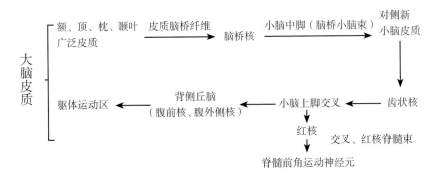

A

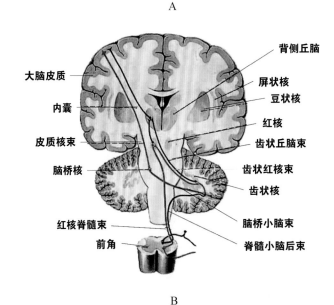

B

图 1-3-17　皮质－脑桥－小脑－皮质环路

此环路是锥体外系中又一重要的反馈环路，在人类中最为发达。由于小脑还接受来自脊髓的本体感觉纤维，故能更好地协调和共济肌肉运动。上述环路的任何部位损伤，都会导致共济失调，如行走蹒跚和醉汉步态等。

第三节　感觉系统与运动系统的联系

一、细胞层

初级感觉皮质（S1）和初级运动皮质（M1）都由 6 层细胞层组成：第 1 层为分子层，第 2 层为外部颗粒层，第 3 层为外部锥体细胞层，第 4 层为内部颗粒层，第 5 层为内部锥体细胞层，第 6 层为多形态层。

第 1~3 层主要接收大脑半球之间的皮质内信息输入，第 3 层也是主要的皮质输出层。第 4 层是丘脑到皮质的主要输入层，因此，S1 的第 4 层较厚，而 M1 只接受少量的输入信息，需要输出大量的信息来指挥肢体的运动，因此，M1 的第 4 层特别薄。第 5 层是皮质输出层，故 M1 皮质的第 5 层较厚（图 1-3-18）。

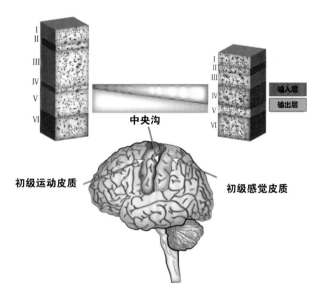

图 1-3-18　初级运动皮质和初级感觉皮层的细胞层

二、前运动区

前运动区或称前运动皮质（premotor cortex），是大脑额叶与运动相关的一个功能分区。在解剖位置上，它与后方的 M1 相邻，前方与前额叶的 Brodmann 8 区、9 区和 44 区相邻。从细胞结构分区上来说，前运动皮质基本属于 Brodmann 6 区的两个主要组成部分之一。从传入连接角度，前运动区接受来自 M1 的短程皮质 - 皮质连接（即 U 型纤维）；从传出连接角度，前运动区的第 4 层内的细胞的轴突是皮质脊髓束（即锥体束）的一部分，直接投射到脊髓的运动神经元；另外，前运动区的投射向基底核的纹状体的纤维是皮质纹状－连接的一部分。

前运动区直接投射到脊髓，而不是通过 M1 投射，占皮质脊髓束的 30%。在计划动作方面发挥作用，特别是在指导空间移动肢体方面，可使用感官线索来指导这些动作。此外，研究表明前运动区还参与视觉支配的手臂抓握运动。

三、后顶叶皮质

后顶叶皮质（posterior parietal cortex，PPC）是大脑中一个处理多种感觉、运动信息的联合脑区，能够接收来自视觉系统、听觉系统和躯体感觉系统的信息传入，同时它的主要输出目标是与运动相关的脑区：背外侧前额叶皮质、次级运动皮质、额叶视区、纹状体等。其在大脑网络中处在感觉－运动整合的关键枢纽位置。基于其重要的解剖学地位，PPC 一直以来被认为在大脑高级功能中发挥关键作用，其已知的或可能参与的高级功能包括：分类与抉择、空间导航、运动规划、注意等。此外，PPC 能整合感觉信息，代表身体与外部空间的关系。其接收来自 3 个感官系统的信息输入，这 3 个感官系统的作用是让我们定位身体在空间中的位置，并定位我们周围的物体区域：视觉系统、听觉系统和躯体感觉系统（特别是来自肌梭和高尔基体腱器官的本体感觉信息）。

参考文献

[1] PHILIPPIDOU P，DASEN J S. Sensory-Motor Circuits：Hox Genes Get in Touch[J]. Neuron，2015，88（3）：437-440.

[2] ANOBILE G，ARRIGHI R，CASTALDI E，et al. A Sensorimotor Numerosity System[J]. Trends Cogn Sci，2021，25（1）：24-36.

[3] UMEDA T，ISA T，NISHIMURA Y. The somatosensory cortex receives information about motor output[J]. Sci Adv，2019，5（7）：eaaw5388.

[4] HONG Y K，LACEFIELD C O，RODGERS C C，et al. Sensation，movement and learning in the absence of barrel cortex[J]. Nature，2018，561（7724）：542-546.

[5] FREEDMAN D J，IBOS G. An Integrative Framework for Sensory，Motor，and Cognitive Functions of the Posterior Parietal Cortex[J]. Neuron，2018，97（6）：1219-1234.

第四章

手脑的感与知

第一节　手的感觉与运动

一、解剖关系

手部皮肤的各种感受器接收到不同刺激后经过传入神经把刺激传到一级神经元（脊神经节），脊神经接收到刺激后将刺激传入到二级神经元（脊髓后角细胞、后角固有核、薄束核、楔束核等），再传递到三级神经元（丘脑腹后外侧核等），最后向上传递，终止于大脑皮质的感觉区、感觉运动区，经过大脑的分析加工后产生下传冲动，从而产生手的运动。

（一）外周调节

（1）本体感觉反射：手的感受器感受到刺激后，神经信号经过传入神经传到脊髓，又从脊髓发出，经传出神经引起骨骼肌的运动。

（2）屈曲反射：手的感受器感受到刺激后，神经信号经过传入神经传到脊髓，又从脊髓发出，经传出神经引起手的回缩动作及收缩动作。

（3）肌牵张和肌张力感受调节。

（二）中枢调节

1. 脊髓小脑束

主要传递来自下肢及躯干下部肌肉、肌腱、关节等的非意识性深感觉及触压觉到小脑。

（1）脊髓小脑前束：此神经束起自脊髓两侧侧索前部的二级神经元，上行穿过菱形窝底部至中脑，再向下经小脑上脚及上髓帆到达小脑蚓部。

（2）脊髓小脑后束：此神经束起自同侧脊髓侧索后部的二级神经元，上行经小脑下脚到达小脑蚓部。

2. 后索

主要传递来自本体感受器和皮肤感受器的深感觉（本体感觉）、精细触觉。下肢的肌肉、肌腱、关节感受器感受到刺激后经后根进入脊髓内侧的薄束，上肢的肌肉、肌腱、关节感受器感受到的刺激传导至脊髓外侧的楔束。薄束和楔束分别到达薄束核及楔束核，上行交叉形成内侧丘系到达丘脑腹后外侧核，经丘脑皮质束，通过内囊后肢到达中央后回上2/3区。

3. 脊髓丘脑束

分为脊髓丘脑前束与脊髓丘脑侧束。

（1）脊髓丘脑前束：此神经束传导痛觉、温度觉，皮肤感受器感受刺激后，传导至脊髓外侧索的前半部，在脊髓内上升1～2节段后到脊髓后角细胞，经前联合交叉后形成脊髓丘脑侧束再上升至丘脑腹后外侧核，形成丘脑皮质束，最后经内囊后肢到大脑皮质中央后回。

（2）脊髓丘脑侧束：此神经束主要传导痛觉、温度觉，皮肤感受器内的游离末梢神经感受刺激后传导至脊髓前索前部，再到脊髓不同平面的后角固有核，大部分经脊髓前联合交叉后，在脊髓前索上行传导至丘脑腹后外侧核，经内囊后肢到中央后回上 2/3 区。

4. 其他传入性脊髓束

除以上传导束外，还有脊髓网状束、脊髓顶盖束、脊髓橄榄束及脊髓前庭束等传入性脊髓束参与手的感觉及运动功能的调节。

二、功能联系

人体的感觉系统以多种复杂的方式调节着运动。并非所有来源于丘脑的感觉纤维都终止于感觉皮质，有一部分终止于运动皮质。另外，这些纤维还可以从中央后回引发运动反应，运动和感觉皮质有部分重叠，成为运动感觉区。此区域内的感觉冲动可以迅速转化为运动输出，即感觉运动性反馈环路。针对性的感觉训练不仅能改善感觉功能，还可以促进运动功能的恢复。

反复的感觉刺激使患者得到了正确的感觉反馈，有助于中枢神经系统的输出重组，最终可以修复受损神经结构的兴奋性，同时可以促进神经通路的形成，如 Rood 技术利用痛、温、触觉及视、听、嗅等多种感觉刺激，调整感觉通路上的兴奋性，以加强与中枢神经系统的联系，达到神经运动功能的重组。一方面，反复足量的感觉刺激形成神经元冲动，有利于损伤的神经树突生长和增加突触的连通，从而起到激发神经功能重塑的作用；另一方面，反复足量的感觉刺激提高了大脑皮质神经元的活动水平，改善缺血区的血液供应，从而增加了大脑的神经支配，为后期的神经康复打下基础。

第二节　手的感觉与认知

认知能力是指人脑加工、存储和提取信息的能力，即我们一般理解的智力，如观察力、记忆力、想象力等。智能是我们认识客观事物并运用知识解决实际问题的能力，包括抽象智能、机械智能和社会智能。临床上我们可以通过询问患者的日常生活、社会交往和工作能力有无变化大致了解智能活动的基本情况，另外还可以用智能量表评定。

认知是将感觉刺激的知觉处理水平上升到认识处理水平的过程。知觉是各种感觉的结合，它来源于感觉。认知并非孤立于感觉运动而存在，而是依赖于感觉运动与客观事物的相互作用，高水平的认知行为必须是感觉输入和动作输出的完美整合。认知与感觉的关系存在着解剖学联系，负责认知的大脑皮质区域通过各种纤维与各类感觉相关的皮质区域相连接。

在进行手功能及镜像训练任务时，手部的感觉及患者身处的环境，如语言、视觉、听觉信息等，同时通过各种感受器经传入神经传入丘脑（初级神经元），进一步上行至各S1区域，各种感觉信号再通过激发单一感觉联合皮质区及多感觉联合皮质区的功能活动，进而形成感觉认知。其中联合皮质区起到了整合感觉的作用，是将感觉上升为认知的重要解剖结构。

一、解剖关系

认知属于高级皮质功能，与额前区、边缘系统、联合纤维、投射纤维等解剖结构相关。高级皮质功能，如语言、识别、特殊行为方式的控制等，并非始终严格地被定位到某一皮质区，它们必须相互作用才能完成。

（一）各类感觉皮质区

按照功能学的观点，皮质可划分为初级皮质区，包括S1区和M1区，以及单一感觉联络区和多种感觉联络区。下面介绍各类感觉皮质区。

1.S1区

S1（Brodmann3、2、1区）负责有意识的感觉，如温度、疼痛觉刺激。这个区域可以识别疼痛的精确定位、强度和刺激方式，尤其是振动觉和位置觉。

2. 皮质单一感觉联合区

与S1区临界，S1区接受的感觉刺激一般都在这里先被解释，即将新接收的信息与过去贮存的信息相比较以识别其意义。躯体感觉联合皮质直接位于Brodmann5区初级躯体感觉皮质的后方，听觉感觉联合皮质位于颞上回（Brodmann22区），初级视觉皮质与Brodmann18、19区毗邻，基础视觉信息在这里被整合后进入视觉世界的概括分析阶段。

3. 多感觉联合区

不归于某一皮质区，他们通过传入和传出通路与众多脑区相联系，处理各种感觉和感受信息。这些区域发起语言与运动提纲或设想，与直接的感觉和感受输入无关。额叶皮质区是多感觉联合区最大的部分（20%新皮质），能够处理躯体感觉信息，另外，顶叶后部也是一个重要的多感觉联合区，负责整合躯体感觉印象和视觉印象，使之用于复合运动。

（1）额前区皮质：是较高级精神功能区域。其通过非常广泛的纤维连接接受所有能向大脑皮质区的传入冲动，并通过纤维连接将处理后的信息决定传出，例如，其与丘脑内侧核之间为双向联系。其功能包括认识和行为调节，短时间贮存和分析实体信息与空间信息，参与行为计划和调节。两侧额前区皮质损害的患者很难集中注意力完成任务，只要感觉到新的刺激，便极易转移注意，所以不容易完成较复杂的任务或易半途而废。

（2）顶叶后部：顶叶前部负责处理躯体感觉信号，而顶叶后部及视觉联合皮质则负责整合躯体感觉、视觉和运动性信息。例如，在进行手功能训练时，治疗师给出一个指令，患者大脑接收到任务后，大脑联络皮质区和顶叶后部形成完成任务的计划，并负责与周围的视觉、听觉、躯体感觉及运动中枢等区域联合完成计划。

（二）边缘系统与认知

边缘系统的重要组成部分包括海马结构、海马旁回及内嗅区、齿状回、扣带回、乳头体及杏仁核。上述结构通过 Papez 环路相互联系，并与其他结构（新皮质、丘脑、脑干）广泛联系，所以边缘系统的作用是使中脑、间脑和新皮质结构之间发生信息交换。边缘系统相关的功能包括本能和情感行为、意向和本能、学习和记忆等，需要边缘系统与众多脑区协调合作来完成，其中海马结构在学习和记忆过程中发挥突出作用。

1.海马

海马是边缘系统的中心结构。海马的重要功能为记忆功能，完整的记忆功能不仅依赖于海马本身的整合作用，还要求海马及杏仁核复合体与其他脑区之间纤维联系的完整。研究显示，给大鼠连续补锌 45 天后，不仅增强了大鼠的学习记忆功能，其海马 CA34 区和大脑皮质感觉运动区的突触后膜致密物质也显著增厚，说明在记忆学习发生时，海马和大脑皮质感觉、运动区存在联系。

（1）由海马发出的投射束经穹隆，一方面至隔区神经核团；另一方面至乳头体和由乳头体经丘脑前核至扣带回，即 Papez 环路。边缘系统的各结构，包括海马，都是通过 Papez 环路相互连接。海马内的冲动经穹隆到达乳头体，再由乳头丘脑束传递到丘脑前核，转换神经元后经丘脑扣带回放射，将冲动投射到扣带回，然后冲动由扣带回经过扣带又返回海马，由此形成 Papez 神经元环路。

（2）海马与内嗅皮质联系紧密，二者均属于异皮质，它们之间有着丰富的传入性连接，并且内嗅区接受各种不同新皮质区的传入冲动，这与海马的记忆功能密切相关。

（3）由杏仁核复合体发出的投射束经丘脑背内侧核投射至眶额皮质。

2.齿状核

海马依赖性空间参考学习记忆与齿状回神经密切相关。已有研究发现，对于感觉运动皮质梗死的成年大鼠，前肢功能训练可有效激活其齿状回神经兴奋，从而改善空间学习记忆能力。

二、功能联系

手部动作丰富了其探索环境的方式，拓展了获得信息的途径，使其能够主动、有效地探索环境。通过对手的温、痛、触觉等多种感觉刺激可以调整感觉通路上的兴奋性，以加强与中枢神经系统的联系达到神经运动的重组，促进感知觉和肌张力的正常化发育。

有感觉功能缺陷的老年人认知功能水平低，并且认知功能缺陷检出率高，其中视觉疾病及听力障碍是认知功能障碍的危险因素。早期智能减退的老年人进行感觉统合训练，包括听觉训练、手脚及身体协调训练、固有感觉训练、触觉感知和身体协调能力训练等，能够提高他们的认知功能。

手脑感知团队治疗认知障碍患者同样借助了"感觉刺激可以促进智能恢复"这样的理论基础，通过加强手的触觉（抛接球等），向中枢神经系统提供更多的感觉冲动，使大脑未受损区功能重组和受损区功能环路重建，形成新的神经通路，使大脑的形象思维速度增快，提升知觉速度及记忆能力，最终达到提高个体应对复杂环境的能力。

第三节　手的感觉与视觉

一、解剖关系

躯体感觉与视觉都属于感觉系统的范畴，他们通过不同的传导通路进行传导，相互之间又紧密联系。手通过皮肤感受器感受外周刺激，从而将刺激传导至各级神经元，最后传导至大脑皮质进行加工分析后，大脑再发出指令参与手的运动；视觉通过距离感受器接受远处的刺激，经过视觉传导通路，传导至视觉中枢进行加工分析后，大脑中枢发出指令，影响手的运动，手的感觉区及视觉区与手的运动区均存在着纤维联系，共同参与手的运动。

二、功能联系

视觉通过多种途径来协助运动，视觉帮助我们辨识空间中的物体，并辨明他们的运动，当视觉行使此功能时，它的作用是感受外界刺激。同时，视觉也能给我们提供身体在空间中的位置、身体各部分之间的联系及身体动作的消息，当视觉行使这个功能的时候，被认为是视觉躯体感觉。也就是说，视觉提供给我们的不仅是关于外界环境的信息，还有关于我们自身的信息，在手的姿势控制、运动中起到关键作用。手的协调运动需要身体的位置觉来参与，位置觉需要视觉来感受和调节。二者相互影响、共同协调手的运动功能。

我们现在应用的上肢多模态同步反馈手功能训练系统，就是通过镜像的作用，在患者的视觉中构建出患者双手都是健康手的假象，治疗师在指导和协助患者完成康复作业训练时，能够有效刺激患者的中枢神经系统而使其将镜中成像想象为自己"真正"的健康手。这一训练过程可能有效地激活了脑部肢体对应运动皮质中 M1 区，进而激活此类区域中的镜像神经元，使大脑调节自身功能与结构而做出对应的反应，有助于进一步帮助增强 M1 中神经元的兴奋性并完成运动功能的重组，从而能够提高作业疗法的康复训练效果，更有效地改善患者的上肢运动功能及生活能力。

当我们蒙上眼睛时，需要靠我们的手去探索和感知外部的刺激，以此来弥补视觉的缺失。当我们看到冒着热气的水杯时，我们不会贸然地动手去拿，这就是视觉与手的感觉及运动之间相互影响的结果。

第四节　手的感觉与听觉

一、解剖关系

在我们的生活中，由外界环境刺激所产生的多种感觉无时无刻不在刺激我们大脑皮质的神经元，经过大脑皮质多个脑区的共同作用，形成对一个事物的认识和判断，以及做出相应的行为和动作。除了触觉、视觉等，听觉在感觉的整合中也是重要的一部分。

听觉在感觉中的作用与听觉皮质和相关脑区存在直接纤维连接的解剖基础有关。现代科学家认为人的感觉在 S1 即发生了感觉整合，且此观点已被大量研究证实。手的感觉与听觉在初级听觉大脑皮质发生了感觉整合。国外学者 Kayser. C 通过高分辨率功能性磁共振成像（functional MRI，fMRI）观察发现，对麻醉的猕猴给予手部触觉刺激和听觉刺激，发现其初级听觉皮质的后部和外侧皮质发生了感觉整合，研究还证实听觉皮质与躯体感觉皮质（2b 区）之间以及视觉皮质和听觉皮质之间均有单向或双向的直接神经纤维投射。

另外，人脑听觉皮质不仅与触觉在 S1 即发生感觉整合，其与视觉皮质、嗅觉皮质、躯体感觉皮质、运动皮质以及边缘系统等也存在大量的功能整合。有研究发现与人脑听觉皮质存在功能连接的脑区大致包括颞上回、中央前后回、视觉相关的皮质区域、腹侧前额叶皮质、前扣带皮质以及皮下核团等。

二、功能联系

大脑对外部环境中不同模态的感觉信息之间具有一定的相互整合作用，即多感觉整合效应，利用多种感觉刺激训练可以有效地弥补因单一感觉皮质受损引起的感觉缺陷，以增强患者适应环境的能力。因此，在进行手功能训练时，除了手的感觉刺激外，我们可以结合外界环境的多种刺激增强训练效果。对于感觉整合，尤其是听觉刺激的整合有一定的规律可循，故在进行手功能训练时，我们可以根据多种感觉的整合特点给予具有积极作用的听觉刺激。另外，听觉和情绪紧密联系，而积极的情绪可以提高患者的训练效果，故在进行手功能训练时，我们可以给予能够引起人的积极、愉悦心情的音乐改善训练环境。

感觉整合具有空间耦合性、时间协同性及逆有效性的特点。

空间耦合性是指不同刺激（如视觉刺激和听觉刺激）呈现的空间位置特性，当两种刺激呈现位置越靠近，整合的效应越高。

时间协同性是指不同刺激呈现的时间特性，当两个不同刺激（如视觉和听觉刺激）呈现的时间趋向同步时，听觉皮质神经元对听觉和视觉刺激信息的整合效率最高。

逆有效性则是指感觉整合与刺激强度呈反比关系，如听觉信息与视觉信息的整合，听觉和视觉刺激强度处于最低效应水平时，神经对视觉、听觉信息整合的效率最高；相反，随着听觉与视觉刺激强度升高，整合效率逐渐下降。而听觉信息与触觉信息的整合亦具有相似的特点。感觉整合与刺激强度的反比关系有明显的生物学意义，当单一类型的感觉刺激因强度较低不能产生可以觉察的感觉时，多感觉刺激的整合就可以显著提高人和动物对环境中微小变化的辨别能力。因此，根据此特点我们可以设计手功能训练，通过手的感觉刺激结合环境多种刺激的给予方式，提高大脑对感觉输入的敏感性，进而激发运动功能或提升认知功能。

第五节　手的感觉与自主神经功能

自主神经系统又称植物神经系统，可支配内脏器官及分泌腺、汗腺的活动和分泌，可分为中枢自主神经系统和周围自主神经系统，周围自主神经系统可分为交感神经和副交感神经。自主神经系统在大脑皮质的调节下，通过下丘脑、脑干及脊髓各节段对立统一地调节各种生理活动。

一、解剖关系

内脏感觉是由体内各种内脏的感受器接受刺激后兴奋的结果。从内脏发出的传入性神经纤维，只有一部分到达大脑皮质，刺激强度大时，会产生内脏痛；大部分内脏传入神经不到达大脑皮质，只在脊髓和脑干等处形成反射性联系，参与各种反射活动。内脏感觉通常比较模糊，定位不清。

内脏感受器从功能上可分为化学感受器、机械感受器、伤害感受器及温热感受器。有些感受器是多模式的，可对多种刺激（机械、化学、热刺激）产生反应。交感神经能够传递内脏的痛觉、部分胀痛觉和压觉。

二、功能联系

在大脑皮质影响下的自主神经功能调节有助于维持机体功能的平衡性、完整性和协调性，使机体适应内外环境的变化。交感神经兴奋引起机体消耗增加、器官功能活动增强，副交感神经可抑制机体耗损、增加储能，与交感神经相拮抗。二者相互协调，使机体功能正常。自主神经系统的活动与随意运动密切相关，运动又使适量的血液流入肌肉及刺激汗腺，二者相互影响。

手的感觉及运动功能需要在稳定的自主神经功能的基础上进行，如果自主神经功能紊乱就会出现手部多汗或干燥等症状，影响手部的感觉及运动功能。通过进行胸交感神经链阻断术来治疗手汗症就是二者功能联系的体现。

参考文献

[1] 杜斯，刘宗惠，徐霓霓. Duus 神经系统疾病定位诊断学：解剖、生理、临床 [M]. 8 版. 北京：海洋出版社，2006.

[2] 安妮. 运动控制原理与实践 [M]. 北京：人民卫生出版社，2009.

[3] 丁明梅. 感觉训练对脑卒中后偏瘫上肢运动功能的影响 [J]. 世界最新医学信息文摘，2019，19（25）：56.

[4] 邵芃，徐英，丁力，等. 老年患者脑卒中后手、上肢触觉和两点辨别觉改变及其与上肢运动功能的相关性研究 [J]. 老年医学与保健，2018，24（6）：646-649，654.

[5] 李莲. 躯体感觉刺激对亚急性脑卒中病人运动功能的影响 [J]. 中西医结合心脑血管病杂志，

2017，15（13）：1644-1646.

[6] 俞沙.感觉刺激对脑卒中软瘫期上肢运动功能恢复的影响 [J]. 新疆中医药，2017，35（1）：1-3.

[7] 贾杰."中枢 - 外周 - 中枢"闭环康复：脑卒中后手功能康复新理念 [J]. 中国康复医学杂志，2016，31（11）：1180-1182.

[8] 杜德杰.康复联合感觉功能训练对脑卒中患者上肢功能恢复的影响 [J]. 中国实用医药，2016，11（1）：278-279.

[9] 贾杰.脑卒中后手功能康复现状 [J]. 老年医学与保健，2015，21（3）：129-131.

[10] 彭聃龄.普通心理学 [M]. 北京：北京师范大学出版社，2010.

[11] 吴江.神经病学 [M]. 北京：人民卫生出版社，2005.

[12] 刘月余，张惠佳，胡继红，等.认知结合手功能训练对发育迟滞患儿的智力影响 [J]. 当代护士（下旬刊），2014（6）：72–74.

[13] 刘可智，梁雪梅，于鲁璐，等.老年人感觉器官功能缺陷与认知功能障碍关系的研究 [C]. 中华医学会精神病学分会第九次全国学术会议论文集，2011.

[14] 王培玲，魏秀红.感觉统合训练对轻度认知功能障碍患者认知功能的影响 [J]. 山东医药，2012，52（35）：48–50.

[15] 龚云，冯慎远.锌对大鼠学习记忆的影响及其与海马 CA3 区和大脑皮质感觉运动区突触界面结构的相关性研究 [J]. 解剖学杂志，2000，23（1）：44–48.

[16] 孟静.基于镜像视觉反馈的作业疗法对偏瘫儿童运动功能及生活能力的影响 [J]. 卒中与神经疾病，2019，26（2）：202–205.

[17] 陆蓉蓉，高天昊，张安静，等.视觉反馈环境下减重运动控制训练对脑卒中偏瘫患者运动功能改善的疗效 [J]. 中国运动医学杂志，2018，37（8）：652–656.

[18] 陈英伦，白玉龙.镜像疗法在脑卒中偏瘫患者运动康复中的研究进展 [J]. 中国康复理论与实践，2018，24（6）：659–666.

[19] 王磊，彭金林，孙予祥.镜像视觉反馈疗法在复杂性区域疼痛综合征 I 型康复中的应用进展 [J]. 中国康复理论与实践，2018，24（5）：549–552.

[20] 钟晓燕，彭生辉，汪孝红，等.镜像视觉反馈疗法对脑卒中后上肢功能康复的研究进展 [J]. 实用医学杂志，2018，34（8）：1383–1386.

[21] KAYSER C，PETKOV C I，AUGATH M. Integration of touch and sound in auditory cortex[J]. Neuron，2005，48（2）：373–384.

[22] KAYSER C，PETKOV C I，AUGATH M，et al. Functional imaging reveals visual modulation of specific fields in auditory cortex[J]. Journal of Neuroscience，2007，27（8）：1824–1835.

[23] OH J，KWON J H，YANG P S，et al. Auditory imagery modulates frequency-specific areas in the human auditory cortex[J]. Journal of Cognitive Neuroscience，2013，25（2）：175–187.

[24] BEER A L，PLANK T，GREENLEE M W. Diffusion tensor imaging shows white matter tracts between human auditory and visual cortex[J]. Exp Brain Res，2011，213（2–3）：299–308.

[25] ECKERT M A，KAMDAR N V，CHANG C E，et al. A cross-modal system linking primary auditory and visual cortices：Evidence from intrinsic fMRI connectivity analysis[J]. Hum Brain Mapp，2008，29（7）：848–857.

[26] GARELL P C，BAKKEN H，GREENLEE J D W，et al. Functional connection between posterior superior temporal gyrus and ventrolateral prefrontal cortex in human[J]. Cereb Cortex，2013，23（10）: 2309-2321.

[27] 袁光杰 . 基于听觉皮质拓扑分化的频率选择性功能连接 [D]. 重庆：西南大学，2018.

[28] 施夏明，周俊，张辉，等 . 哺乳动物大脑感觉皮质对多种感觉信息整合的研究进展 [J]. 生物学杂志，2011，28（6）: 77-80.

第五章

手脑感知功能的可塑性

点 第一节 生理状态下手脑感知功能的可塑性 点

一、人体发育过程中手脑感知的可塑性

发育可塑性（developmental plasticity，DP）是指在发育过程中神经连接的变化，这些变化是在学习或与环境的互动中所引起的，以往它被广泛认为只存在于早期生命阶段，但现有证据表明，它可以在成熟的大脑中被重新激活。比如，在动物研究中发现，在丰富的环境中可以诱导发育可塑性。在整个生命周期中，神经系统都具有可塑性，这其中包括发育期、成年期、老年期。

神经系统发育是遗传和环境因素共同作用的结果。早期研究中人们普遍对遗传因素的作用接受且认同，但对环境在神经系统发育中的作用并不明确。在 20 世纪 40 年代，加拿大蒙特利尔麦吉尔大学心理学系的 Hebb 首次将"丰富环境"作为一个实验概念提出，随后 Hebb 提出一种学习法则——突触可塑性的理论，可以帮助理解、丰富环境这一概念。20 世纪 60 年代，美国加州大学伯克利分校 N- 甲基 -D- 天冬氨酸受体教授 Rosenzweig 等人将丰富环境作为一个动物实验模型应用于实验研究中，探索环境刺激对脑发育相关参数及认知能力的影响，他们的研究首次提出了丰富环境的标准条件。丰富环境（enriched environment，EE）是复杂的无生命和具有社会性刺激的复合体，包括物理运动刺激、多感官认知刺激和社会刺激。

此后出现许多相关动物研究，从不同研究水平上证明 EE 的作用。

1. 行为学水平上

早期研究表明，EE 可以增强学习与记忆能力，一项动物实验从行为学角度证明 EE 中的成年大鼠在触觉辨别纹理方面的学习速度更快。

2. 结构水平上

EE 能够增加海马、体感皮质、视觉皮质等结构的体积，同时能够促进海马齿状回的神经发生，海马齿状回新生成的神经元与局部神经回路结合，接收和建立突触连接。另外，EE 还可诱导体感皮质突触回路的显著变化，促进突触数量增加。

3. 功能水平上

电生理学研究发现 EE 与体感诱发电位（SEP）的增加有关。细胞分子水平上，EE 可以增加神经营养因子 mRNA 的表达，如神经生长因子（nerve growth factor，NGF）、脑源性神经营养因子（brain-derived neurotrophic factor，BDNF）等，这些因子在神经元发育和神经元信号传递中起到重要作用，它们通过在发育过程中调节结构和功能上的神经

重组来应对外界的感觉刺激。除此之外，有研究表明，EE 和 N- 甲基 –D– 天冬氨酸受体（N-methyl-D-aspartic acid receptor，NMDA）受体，功能的基因增强之间存在重叠机制，为先天和后天之间的相互作用提供了一个关键信息，即通过环境刺激可以补偿基因缺失。

因此，环境对脑发育的影响不容忽视。每个人从出生开始就生活在各种环境中，环境提供了各种刺激，包括视觉、听觉、嗅觉等。有研究发现，在早期获得较高的语言能力与在老年时获得较低的认知障碍风险相关，而早期获得的语言能力又与是否处于丰富的语言环境相关。同时还有研究表明，处于感觉丰富的环境中可能会延迟或预防与人类年龄相关的认知损伤、认知能力下降和注意力缺陷。因此，在人的整个生命周期中，接受环境对人体的各种刺激，对神经系统的发育、预防退化和损伤后修复都是非常重要的。

目前在临床工作中，大多数治疗师都忽略了对患者感觉的评估和训练。对于感觉的分类，也仅仅关注了躯体感觉，如浅感觉、深感觉和复合感觉。手脑感知训练中强调感觉环境这一概念，在给予受试者各种躯体感觉刺激的同时，注重增加对患者视觉、听觉和平衡觉等的感觉环境刺激，多感官接收的感觉信息经不同的感觉传导通路到达中枢神经系统，利用大脑可塑性，使患者各个脑区相互参与和协调，提高其对感觉的认知，诱发运动，达到改善功能的目的，最终使手的功能得以实现，提高患者的独立生活能力和信心。

二、使用诱导下手脑感知的可塑性

神经可塑性是指健康或受损的大脑通过改变功能和结构来适应新体验的现象。与长期以来认为大脑可塑性只发生在发育关键阶段的理论相反，现有研究已确定，大脑在整个生命过程中都保持着功能和结构变化的能力。

神经可塑性变化沿着整个神经轴发生，并与运动功能的改变有关。例如，在周围神经、脊髓、皮质损伤后，拥有新的运动、感觉体验后，会伴随运动功能的改变。这一发现对康复有着巨大的意义。可塑性的概念比以往任何时候都更能将神经生理学、神经科学和康复领域结合在一起，实现了理论知识从细胞水平到行为学的转化。虽然大脑重塑过程与康复治疗结果之间的临床联系仍处于初级研究阶段，但这些科学领域的共同努力具有重大的潜力，有助于指导和改进未来的临床康复治疗方案。

神经可塑性重组的程度基于几个关键原则，由此产生的行为结果可能是适应性的（有益的），也可能是适应不良。作为临床医生和治疗师，必须要意识到神经可塑性及相关康复方法的重要性，也要了解若想要达到良好结局的可塑性可能会受到的限制，通过增加对大脑可塑性复杂性的理解能提高手部功能的治疗效果。

（一）可塑性的机制

1. 神经的结构 – 功能变化

在细胞水平上，有几种机制可以解释新体验或运动技能学习诱导的可塑性。最早的一些研究报告了突触效能、突触形成和树突分支的可塑性变化。

（1）突触效能机制：研究最广泛的突触效能过程为长时程增强（LTP）和长时程抑制（LTD）。当躯体感觉输入减少时，如随着周围神经功能的丧失，GABA 能神经元抑制量减少，与感觉剥夺区相邻的躯体感觉脑区会增加兴奋性突触的数量，从而提高这些突触连接的效率。这种增强突触强度和敏感性的过程是 LTP 的表现。

LTP 和 LTD 对运动学习有促进作用，但这些效果的变化并不是持久的。相反，它们是一个中间过程，随后是新的突触发生和树突分支形成的结构变化。

（2）突触形成取决于运动练习的类型：涉及复杂运动技能学习的任务似乎能增强突触形成，这是简单的运动任务所不能达到的，因此，增加手功能康复训练的多样性十分重要。国外学者 Black 等证实了重复运动与运动技能学习对突触形成的不同影响，在接受挑战性杂技训练的大鼠中，小脑突触的数量增加，而在接受重复性运动训练的大鼠中，只有新血管生成，没有新突触形成。大量的研究支持这些发现，并表明如果没有运动技能的学习，仅通过重复训练熟悉的运动，增加的突触活动不足以在小脑和运动皮质中诱导新突触的形成。

另外，学习依赖性突触形成在运动回路的功能重塑中起着重要作用。对成年大鼠进行特定前肢触碰训练的研究支持这一观点，在训练后大鼠表现出运动皮质前肢区域功能活动增强，其表现方式与突触形成是平行的，但未训练肢体的运动区域没有这种现象。

（3）树突分支形成也是可塑性的潜在机制之一：由于树突是多数突触后细胞的接触位点，树突分支的进一步形成使每个神经元接收到的突触数量增加。有研究实验性地诱导大鼠损伤后，在丰富环境中对大鼠患肢进行特定触碰训练，发现大鼠健侧半球中树突分支增多。

（4）神经形成是新神经元产生的过程：1998 年，有学者在海马体中观察到自然发生的神经形成。从那时起，国内外陆续开展研究探讨空间技能学习中使用生长因子诱导神经形成的可能性。然而，值得注意的是，在该阶段海马体内外神经形成的潜力仍然很渺小。

由于行为是神经系统活动的结果，手功能康复的成功与神经可塑性过程有着复杂关系。与健侧大脑相比，患侧大脑的突触形成和树突分支形成得到了增强，这凸显了利用这些过程提高可塑性的潜力。虽然神经可塑性在运动学习中起着重要作用，但其潜在机制仍在探索中。

2. 运动图谱重塑的模式

在运动系统水平，神经可塑性可以通过皮质激活模式的重组进行描述。"用进废退"这一原则已从动物和人类的研究中获得了广泛的解剖学证据，如周围神经受损或截肢等。在这些情况下大脑会发生皮质重映射，使完整感觉传入神经的躯体感觉代表区边界扩展到先前代表患肢／指的皮质区域。早期的动物实验将灵长类动物的正中神经横断后再观察其躯体感觉皮质代表区的变化，几周后相邻皮肤区域的皮质代表区逐渐扩大，占据了原本正中神经的皮质代表区。在另一项相关研究中，研究者对断指前后手部的躯体感觉皮质代表区进行了检测，断指 2 ~ 8 个月后，大部分原本只对断指皮肤表面有反应的皮质代表区，对相邻手指或手掌的输入信号也产生反应，然而这些变化只与完整且相邻手指的代表区有关，较远的手指的代表区并没有显著扩展。

皮质代表区的变化通常用其躯体表达区域来描述，比如手或手指。在最近的一项研究中，澳大利亚默多克大学研究员 Vallence 等使用经颅磁刺激（TMS）来研究两个解剖上相邻的肌肉群在相同时间点的可塑性，研究者利用腕部缺血神经阻滞诱导皮质重塑，发现前臂屈肌与前臂伸肌存在短期可塑性增强的差异效应。研究提示了临床可以将前臂屈肌相对于伸肌更大的可塑性潜力纳入康复干预方案的考量，但这种影响的机制和长期效应仍不清楚，还需进一步的研究来确定这些相关变化是否源于抑制性信号减少导致的不良适应，如较高的屈肌张力或手部操作时手指屈肌的精度提高。

3. 可塑性随时间的变化

细胞、运动系统水平的变化往往不平行于行为变化的时间进程。以色列沙巴医疗中心研究者 Karni 等的研究表明，手指对功能导向任务的熟练性是分几个阶段获得的。首先是"快速"学习，起初包含几个改进阶段，随后是几小时的巩固阶段；然后是"缓慢"学习，几周的日常练习后表现逐渐改善。这两个阶段似乎反映了神经可塑性的基本机制的差异。早期或快速学习的特点是起初存在 LTP 和 LTD 变化，且很容易波动，但是对于学习技能的保留是必要的，而后期或缓慢学习被认为与突触形成和树突分支形成等结构变化有关。美国亚利桑那州立大学研究者 Kleim 等通过训练成年大鼠完成熟练的触碰任务，研究了这些过程的行为相关性，在运动图谱重塑和突触数目增加的证据出现之前，研究人员发现触碰的准确性有所提高。因此有人认为，运动技能的巩固只发生在训练后期，为了使变化持续到缓慢学习阶段，重塑必须作为大规模神经网络的一部分进行。

（二）训练诱导的可塑性

在过去的几十年里，关于如何通过体验来诱导持续的可塑性变化已经取得了重大进展。许多研究都是使用动物模型进行的，并表明刺激神经可塑性的最有效的方法是在复杂的环境中利用高强度参数。

1. 使用依赖性（use dependency）

强制性运动疗法（constraint-induced movement therapy，CIMT）是对可塑性"用进废退"（使用依赖性）原则的直接反映。健侧上肢的过度代偿会使患者反复体验患侧的功能障碍，从而导致患侧肢体的废用，强制患肢的运动使用在诱发其支配神经的可塑性中有着重要作用。美国阿拉巴马大学研究者 Taub 等观察到，失去知觉（传入神经阻滞）的猴子会很快放弃使用受影响的手臂，转而使用完好的手臂。基于该发现，他假设脑卒中后的一些功能丧失是由于患肢的不再使用，通过每天的强化治疗，限制未受影响的肢体，强迫使用受影响的肢体，研究发现可以改善受影响的手臂的功能。后有学者对 CIMT 进行改良，改良后的 CIMT（mCIMT）比传统的 CIMT 强度低，但二者都显示出类似的功能改善结果，关于二者的优劣尚无定论。另外，对于 CIMT 和 mCIMT 干预后手臂功能改善的机制，目前学者普遍认为与患侧半球的可塑性变化和功能重组有关，包括患肢运动图谱的扩张和改变，但还需要进一步的研究证据支持。

2. 任务特异性（task specificity）

训练诱导可塑性的另一重要原则为诱导的变化是基于特定练习任务的。例如，在非人类灵长类动物中，经过对小物体取回的强化训练后，美国堪萨斯大学医学中心研究者 Nudo 等发现，引起手指运动的 M1 区扩大，而相邻的手腕和前臂代表区减小。相比之下，在不需要手指技巧性运动的情况下，旋前旋后的钥匙旋转任务导致 M1 手腕和前臂代表区的扩大，手指的代表区减少。有趣的是，这些扩大的皮质区域不仅与任务有关，还与 M1 代表区的关节运动和肌肉收缩的时间具有相关性。换句话说，M1 对训练反应的部分任务特异性，包括对多个训练过的联合关节的动作有进行编码的能力。因此，M1 的适应性及与熟练运动表现的关系，在一定程度上取决于训练任务的具体运动学需求。

3. 训练强度（practice intensity）

高强度和重复的挑战性任务对于练习动作的皮质代表区的长期增强和改善运动功能至关重要，高强度的练习也可能出现更有效的干预结果。目前，关于诱导人体神经可塑性变化所需的具体强度仍缺乏证据，但有学者认为，没有功能意义的强化练习（例如，每天练习 6~8 小时）是没有效果的。反而低强度、任务特定的训练（30 分钟以上）随着时间的推移，在重塑大脑皮质组织、改善手部功能中显示出任务相关的积极作用。

在早期动物研究中发现，过度的重复练习会导致运动功能障碍，且手指的皮质代表区出现退化。有学者发现在 2~3 个月的时间里，每天重复 1000 次以上的握力训练，猴子表现出运动功能障碍和躯体感觉皮质代表区神经细胞的去分化。另外，德国基尔基督教阿尔布雷特大学研究者 Quartarone 等提出肌张力障碍患者维持正常皮质兴奋性的能力受损，其可能有过度的皮质脊髓兴奋性，而过度练习将导致感觉、感觉运动和运动定位异常，最终导致手部失去运动控制。

4. 训练类型（practice type）

目前，常见的感觉训练可分为被动感觉干预和主动感觉干预。被动感觉干预主要包括感觉刺激训练、神经肌肉电刺激等。被动感觉干预措施有利于促进感觉功能恢复，还可以增强任务导向型训练的可塑性效果，是标准康复干预中的重要辅助手段。主动感觉干预主要包括感觉区辨训练、感觉再训练等。主动感觉干预可以通过多样的感觉刺激环境和任务，促进手部各类感觉信息的输入和上行传导，并促进中枢脑区的分析、整合、加工过程。一项研究使用 fMRI 评估感觉区辨训练对大脑活动的影响，印证感觉区辨训练可以提高神经效率，促进神经可塑性。但就目前现有的研究显示，还无法针对促进脑卒中后手脑感知可塑性，在被动和主动感觉干预中提出明确的选择建议。

了解神经可塑性及通过训练促进大脑重组和相关运动功能的潜在益处，对临床患者手部功能康复至关重要。尽管随着年龄的增长，大脑功能和结构发生了变化，但大脑可塑性是一种贯穿一生的现象。为了最大限度地取得积极的功能疗效，临床人员必须了解不同患者所需训练的强度和类型。随着相关研究的进展，大脑可塑性与康复方法和结果之间的相互作用将逐步满足患者的治疗需求，以优化整个生命周期的手脑感知功能。

三、神经干预技术诱导下手脑感知的可塑性

上肢运动模式多为精细化运动，涉及大脑皮质脑区复杂的神经回路，脑卒中患者因中枢神经系统受损，导致上肢相应支配区域的肌肉发生生理变化，手部肌肉力量降低，手部协调性受到影响，从而引起手运动功能障碍。有研究表示，通过重复性的外界感觉刺激（包括痛觉、温度觉、粗触觉、精细触觉、实体觉等）和运动训练，能够增加大脑皮质神经元突触数量，改变运动皮质激活模式，调用本处于休眠状态的未受损的神经元集群参与到运动意图神经通路中来，起到神经传导通路代偿重建的作用。

神经干预技术主要包括两大类：外周神经干预治疗和中枢神经干预治疗。基于外周神经干预的治疗主要是利用神经的可塑性理论，从上肢的神经肌肉出发，主要包括神经发育治疗技术、强制性运动疗法、双上肢康复训练、上肢康复机器人技术、肌电生物反馈疗法、神经肌肉电刺激等。基于中枢神经的干预治疗，通过对损伤脑区或功能脑区的精准定位进行"直接"刺激，主要包括运动想象疗法、镜像疗法、无创性脑皮质刺激、脑 – 机接口、音乐疗法、神经干细胞移植等。

（一）外周神经干预治疗方法

1. 神经发育促进技术

神经发育促进技术（neurodevelopmental techniques，NDT）利用中枢神经的可塑性理论实现对上肢手运动功能的外周康复，主要包括 Rood 技术、PNF 技术、Brunnstrom 技术、

Bohath 技术四大类。Rood 技术主要通过压迫、敲打、摇摆等确切的感觉刺激诱发患者手的运动反应，从而调节手的肌张力和反射活动，是脑卒中康复治疗中的经典技术。PNF 技术按照从身体近端到远端的顺序通过姿势反射进行康复运动，提高手部肌肉力量、增强耐力、改善运动控制能力，有效调动手部协调的潜在功能。Brunnstrom 技术主要用于脑卒中恢复初期，能够促进随意运动恢复，使患肢痉挛获得一定的控制。应用 Bohath 技术时患者需要主动以正常的协调运动模式使用患侧肢体，该技术能够有效改善脑卒中患者手部异常肌张力症状，以促进实现正常的运动模式和改善患侧肢体功能。

2. 强制性运动疗法

强制性运动疗法要求限制患者健侧手的活动，强制性地反复使用患侧手进行任务密集型训练，增加患肢的使用频率。该方法源于 Taub 的动物实验，可以防止习得性失用的形成，并促进大脑产生使用 – 依赖性功能重组。美国佐治亚州亚特兰大埃默里医学大学康复医学中心的 Wolf 等在一项多中心研究（EXCITE 试验）中使用 CIMT 对脑卒中患者进行干预，取得了良好的上肢康复疗效。但标准 CIMT 往往需要大量的时间去实施，治疗师在临床实践中很难维持，有学者提出可以通过借助游戏技术或机器人技术等来指导患者进行高重复性的任务训练，从而达到强制性运动疗法的训练目的。

3. 双上肢训练

双上肢训练（bilateral upper limb training，BULT）最早由澳大利亚维多利亚卡尔顿拉筹伯大学作业治疗学院的 Mudie 等提出，包括上肢功能性任务训练、反复伸手训练、单块肌肉反复收缩训练等，陆续有学者研究发现这些训练能明显提高患侧上肢的活动能力。

4. 上肢康复机器人技术

上肢康复机器人（upper limb rehabilitation robot）技术主要利用神经的可塑性理论，通过机器人辅助的方式，重复性地引导脑卒中患者完成特定的运动模式训练。上肢康复机器人技术不仅能够满足重复性、功能性、任务具体性的康复治疗要求，还可增加康复训练中的趣味性，提高患者的主动性和积极性，对患者的认知功能也有一定的帮助。同时，逼真的三维视觉、听觉、触觉一体化的虚拟环境能够带给患者进行日常活动的代入感。这种非侵入式的多源刺激训练技术能更有效地提升受损脑区的神经重塑水平，有利于提高患者康复训练效果。

5. 肌电生物反馈疗法

肌电生物反馈疗法（electromyographic biofeedback therapy，EMGBFT）是通过反馈仪将肌肉的生物电信号放大，叠加输出，转换成患者能够直接感受的视觉、听觉信号，反馈给大脑，患者能够依据这个反馈信号自主地控制肌肉的生物电活动，以此进行康复训练。肌肉生物反馈会引起手部肌肉的收缩和关节活动，给患者输入大量的本体感觉，这种感觉输入冲动传入相应的大脑中枢，间接刺激大脑中枢并逐渐恢复对患侧手部的控制，从而达到神经通路重塑的目的。

6. 神经肌肉电刺激

神经肌肉电刺激（neuromuscular electrical stimulation，NMES）包括功能性电刺激（functional electrical stimulation，FES）和经皮神经电刺激（transcutaneous electrical nerve stimulation， TENS）两类。FES 通过电流刺激诱发肌肉收缩，激发患侧手部的运动功能。TENS 以刺激感觉纤维为主，但是在刺激参数达到某一阈值便可同时刺激运动和感觉神经纤维，可以产生一种双向的输入 – 输出治疗作用。TENS 可通过低频脉冲电流刺激患侧手部防止肌肉萎缩，并将信息冲动传递给大脑中枢，有利于中枢神经系统的功能重建。

7. 外周磁刺激

外周磁刺激（peripheral magnetic stimulation，PMS）主要是指利用线圈产生脉冲磁场，在与磁场垂直的方向产生感应电流，将线圈置于肢体或躯干上刺激相应的外周神经肌肉。有研究使用 20 Hz 刺激频率、持续 10 分钟、共 2400 次脉冲在前臂掌侧距离腕横纹 3 ~ 4 cm 处对正中神经进行重复外周磁刺激（repetitive peripheral magnetic stimulation，rPMS），结果显示 rPMS 能够调节皮质运动的兴奋性，改善手部功能。与电刺激相比，磁刺激具有更灵活的部位选择，在无痛范围内更深入外周刺激部位。

8. 针灸疗法

针灸疗法（acupuncture and moxibustion）是运用针法和灸法刺激人体的一定部位或腧穴，以达到增强肌力、改善关节活动度、减轻疼痛等作用，从而改善功能障碍，提高日常生活能力。电针是针法的一种延伸治疗方法，在针刺腧穴得气后，在针上通以脉冲电流，借此达到更好的治疗效果。有研究表明，电针能够提供躯体感觉刺激，可以有效诱导 M1 不同部位之间的可塑性。

9. 迷走神经刺激技术

植入式的迷走神经刺激技术（vagus nerve stimulation，VNS）通过外科手术沿左胸锁乳突肌前缘下 2/3 向下切开 8 ~ 10 cm 切口，暴露颈动脉鞘，分离左侧迷走神经，在左侧迷走神经干上安放 VNS 装置（由一个脉冲发生器和植入电极组成）。这种迷走神经刺激技术在早期广泛用于治疗癫痫和抑郁症，其使用疗效已被验证。近年研究表明，VNS 还可以驱动神经调节系统的快速阶段性激活，提示在康复训练的同时，使用 VNS 激活神经调节网络能够获得塑性反馈，以达到支持神经回路中的突触可塑性的效果。此外，有研究表示迷走神经刺激结合触觉训练，可以促进神经损伤后的感觉康复，提示闭环迷走神经联合触觉训练可以作为感觉康复的临床新策略。同时，相比于单纯进行常规运动训练，VNS 联合常规运动训练有更显著的疗效。

（二）中枢神经干预治疗方法

1. 运动想象疗法

运动想象疗法（motor imagery therapy，MIT）通过运动意念帮助脑损伤患者激活相应的大脑运动功能区，反复强化和协调从大脑到肢体肌肉的正常运作模式，改善运动能力。对于脑卒中患者来说，其身体功能存在障碍，但是运动流程可能仍保存完整或部分存在，可利用 MIT 活化部分损伤的运动网络。由于所有的运动执行都是先在大脑内出现运动意念，才会通过神经突触传导兴奋直至引起实际动作，所以相较于通过外界物理治疗被动活动的肢体，MIT 从内在的、由大脑到肢体兴奋传导模式的角度出发，可更有效地促使正常运动反射弧的形成。

2. 镜像疗法

镜像疗法（mirror therapy，MT）又称为镜像视觉反馈疗法（mirror visual feedback，MVF），包括运动动作观察、运动想象、模仿学习等子阶段。温州医科大学附属第二医院的王亦舒等认为镜像错觉能引起观察手对侧脑区的激活。一项 Meta 分析结果显示，该疗法作用于中枢，能够改善脑卒中患者的上肢手运动功能、提高日常生活活动能力。

3. 无创性脑皮质刺激

无创性脑皮质刺激主要指经颅磁刺激（transcranial magnetic stimulation，TMS）和经颅直流电刺激（transcranial direct current stimulation，tDCS）。TMS 利用头部的线圈产生脉冲磁场，在与磁场垂直的方向产生感应电流，刺激相应的脑神经元，是一种基于磁场刺激大脑皮质诱导皮质下产生电流的神经电生理技术，该技术可以直接引起大脑皮质运动中枢兴奋，甚至可以引起皮质脊髓束到骨骼肌的整个运动系统兴奋，从而引起大脑相应功能脑区的兴奋或抑制，有益于受损神经的重塑。有研究表示，重复经颅磁刺激（rTMS）结合外周电刺激可诱导大脑 LTP，而 LTP 是损伤后学习、记忆和恢复功能的基础，研究证明该效应可以持续几分钟甚至几天。

与 TMS 应用相关的还有配对关联刺激（paired associative stimulation，PAS），PAS 是指使用外周刺激干预与中枢 TMS 以特定的时间间隔作用，共同诱导时序依赖突触可塑性（spike-timing-dependent plasticity，STDP），而其中不同的刺激间隔有不同的促进和抑制作用。tDCS 是一种调节大脑皮质兴奋性的非侵入性脑刺激技术，利用恒定、低强度直流电调节大脑皮质处于活动状态的神经元兴奋性，目前，临床主要利用该技术对运动皮质进行短期抑制处理，下调亢进的神经反射强度，从而降低肌张力。

4. 皮质内微刺激

皮质内微刺激（intracortical microstimulation，ICMS）是指通过长期植入体感皮质的电极阵列进行电连接，利用低频、低电流的胞外微电流脉冲，诱发神经可塑性。早期研究表明，改变 ICMS 频率能够引出系统可辨别的感觉，且这种 ICMS 诱发的感觉的位置和质量可以控制。另外，近期一项研究表明，脑 – 机接口技术配合施加 ICMS 诱导触觉感知，能够提高患者任务表现，进行更有效的环境探索。

（三）其他中枢神经干预治疗

脑 – 机接口（brain-computer interface，BCI）、音乐疗法（music therapy）、神经干细胞移植（neural stem cells transplantation）也是间接的中枢神经干预治疗手段。脑 – 机接口通过不依赖于大脑与外周神经和肌肉组成的正常输出通路，直接与外部设备建立连接通路，有利于上肢关节活动度、上肢运动功能的恢复。音乐疗法通过音乐刺激激活脑区活动，促进神经系统的修复，提高脑卒中患者的手部肌肉功能。神经干细胞的分化能力可以实现神经元的自我更新并提供脑组织细胞群，所以推测神经干细胞移植可促进脑血管和脑神经的再生，也是典型的中枢神经干预治疗手段，但是目前还处于基础研究阶段，其安全性和可靠性还未有明确定论，有待进一步深入发掘。

第二节　病理状态下手脑感知功能的可塑性

一、病理状态下自发恢复的手脑感知可塑性

现如今阐明受损感觉功能恢复的机制对脑卒中康复非常重要，因为基于机制，临床上可以制定更精准的康复训练方法及策略。神经可塑性作为中枢神经系统损伤后恢复的热门机制理论而备受研究者关注。神经可塑性是指神经系统为了适应变化的内外环境而进行结构或功能上的改变的能力，通常发生在发育和学习的过程中，同时在神经系统损伤后的修复过程中也有体现。国外学者 Bethe 等首先提出神经可塑性的概念，他认为可塑性不是神经再生导致的，而是由动态的功能重组或适应而产生的结果。随后美国莫斯科大学神经心理学系的 Luria 等提出并完善了功能重组的理论，并将其划分为系统内功能重组和系统间功能重组两部分。现有研究普遍认为，可塑性是指神经系统在结构或功能上发生动态变化，以适应不断改变的内外环境的特性。下面介绍一些脑卒中后躯体感觉功能恢复的机制。

（一）受损部位和躯体感觉通路的恢复

一份关于脑卒中后感觉辨别恢复的报告发现，在脑卒中后早期，初级感觉皮质（S1）

和次级感觉皮质（S2）没有被激活，随着损伤程度较轻患者的功能恢复到接近正常水平，显示 S1 和 S2 再次被激活。

从前人们认为人类中枢神经系统无法再生，但随着神经科学的发展，人脑在脑损伤后恢复的潜力已被广泛报道。韩国大邱岭南大学医学院物理医学与康复学系的 Hong 和 Jang 曾证明皮质下脑出血患者躯体感觉功能恢复与受损躯体感觉通路的恢复相关，患者起病时左侧肢体出现严重躯体感觉功能障碍，在发病 7 周后患侧功能恢复正常。在发病后第 3 周和第 7 周，对患侧肢体进行触觉刺激和被动运动时所得到的纵向 fMRI 图像和 DTI 所示的内侧丘系图像均表明受损通路恢复良好。

（二）病灶周围组织进行功能重组

脑卒中后损伤的局部解剖影响脑卒中后功能重组，比如皮质厚度增加。根据损伤的局部解剖，皮质功能的位置可以转移到邻近区域，这一过程独立于半球间平衡的变化等可塑性事件。

美国加利福尼亚州加州大学尔湾分校医学中心的 Cramer 等使用 fMRI 观察发病后 6 个月的中央后回和顶上小叶前部皮质梗死患者在手指被刺激时的图像，发现在手指被刺激期间仅中央前回被激活。基于此，Cramer 等提出，在该患者躯体感觉功能恢复的过程中，感觉功能重组的部位主要在中央前回。Jang 等使用 fMRI 观察发现，一名梗死灶位于右侧（以中央前回为中心）初级感觉、运动皮质，左手感觉、运动严重功能障碍的患者，其手的感觉和运动功能在外侧区进行功能重组。

皮质的功能重组可能依赖于已存在但正常情况下不参与功能的神经连接的激活和 / 或新神经连接的增长。运动功能的重组可能与皮质脊髓束除 M1 之外的其他起源区域有关，比如运动前皮质、顶叶皮质等。同理可推导关于躯体感觉功能的重组。有研究报告了 S1 和 S2 中存在体感区域重叠，此外人们普遍认为 M1 和 S1 重叠，并且 M1 直接从丘脑接收体感输入，这种研究发现可能是病灶周围组织重组的基础。

（三）未受影响的感觉皮质的贡献

多项研究表明，未受影响的躯体感觉皮质对脑卒中后躯体感觉功能的恢复有贡献。例如，曾有一项案例报道指出脑卒中后患者的本体感觉恢复与未受影响的皮质有关。一些学者提出，未受影响的体感皮质贡献的机制可以用去抑制假说来解释：正常皮质之间的平衡是通过胼胝体抑制来维持的，然而在脑卒中发生后，纵裂胼胝体抑制从受影响的一侧转移到未受影响的一侧，导致未受影响的皮质的兴奋性增加并有助于躯体感觉功能的恢复。

（四）次级感觉皮质的贡献

S2 位于中央前回和岛叶之间，此前有研究证明其通过丘脑皮质通路直接与丘脑连接，而不在 S1 进行中继。此外，S2 的双侧感受野对来自对侧和同侧的刺激，以及来自对侧半球 S2 区域的胼胝体连接，均产生反应。因此，S2 丰富的连通性特征表明该皮质可能是大脑可塑性的替代位置。在一项探讨 S2 在躯体感觉恢复中作用的研究中，刺激 6 名右侧大脑中动脉梗死患者的受影响的左侧正中神经，结果显示未受影响的左侧 S2 被激活。

（五）丘脑病变患者的恢复机制

丘脑是各种感觉（嗅觉除外）传导的皮质下中枢和中继站，其将躯体感觉输入传递到大脑皮质，对感觉系统的活动发挥着重要作用。因此，丘脑可能独立地参与躯体感觉系统的恢复。一些研究报道了脑卒中丘脑病变患者的体感恢复机制，在 fMRI 图像中发现躯体感觉的恢复与同侧 S1 的激活增强有关。

（六）大脑半球间的联系及左右体感通路的相互作用

通过两大脑半球间的联系，可以实现功能支配区转移，即由受损区向未受损的对侧大脑转移。单侧 S1 的神经元能够通过大脑半球间转移接收对侧大脑的感觉信息。另外，在胼胝体以外的水平上，如损伤发生在皮质下水平，左右体感相互作用可能有助于从感觉减退中恢复。丘脑损伤后，当感觉刺激同时应用于受影响侧和非受影响侧时，患者从非受影响侧获取竞争性感觉信息的能力降低，而来自受影响侧的体感输入干扰对侧体感系统，反之则增加受影响侧反应。

（七）功能代偿和替代

有研究表明，皮质重组很可能是代偿性的，比如，用于视觉的皮质区域在丧失或损伤后，会被另一种感觉模式（如听觉）所补充。

在自然环境中，人类和动物接受多模态感官刺激。传统观点认为，S1［即初级视觉皮质（V1）、初级听觉皮质（A1）等］只处理来自相应感觉器官的信息，而多感觉整合只存在于"高阶"皮质中。但有研究发现，它们之间存在高度解剖连接，且 S1 接收来自其他感觉方式的阈下输入，另外在啮齿类动物实验中发现早期感觉皮质神经元的神经元活动可以通过来自其他感觉方式的输入来调节。这些相关证据表明，在 S1 水平上已存在多模态相互作用。

"跨模态可塑性"指的是一种感觉模态的早期丧失可能导致的剩余感觉代偿性跨模态改善，其可能会引起幸存感觉皮质的可塑性变化。有学者提出，这种改善之所以出现，是因为被剥夺的感觉皮质会被幸存感觉模式所驱动，如先天性聋猫具有优越的视觉能力。幸存感官的改善需要被剥夺的感觉皮质的神经元活动，这种现象可以被叫作跨模态招募，是跨模态可塑性的一种类别，这种跨模态皮质的激活，可能同 LTP、稳态突触可塑性有关。

二、神经干预技术对病理状态下手脑感知的调控作用

在脑卒中、脊髓损伤等病理状态下，患者运动障碍症状较为突显，感觉障碍常被家属和医疗团队忽视，但患者自身对感觉障碍的感受可能非常突出，且患肢感觉异常往往阻碍运动功能的正常发挥和恢复，尤其是精细、目的性运动功能的恢复，还有可能导致出现继发伤害，如烫伤、割伤等。当存在单侧肢体感觉障碍时，患者可能会更依赖健手以获得精细感觉信息，主动或不自觉地减少患手的使用，造成患手的废用，从而进一步阻碍患侧手运动功能的恢复。手功能、脑功能互相感知、相互促进，病理情况下手脑感知功能的恢复有着非常重要的意义，手脑感知功能可塑性与感受器、传入神经、中枢、传出神经、效应器 5 个方面的神经调控与恢复均有关系。下面分别阐述神经干预技术对手脑感知的调控作用。

（一）冷疗

当人体温度降低时，感觉神经传导速度会减慢。有研究基于此假设使用冷冻疗法减少对健侧上肢（upper extremity，UE）的感觉输入会降低慢性期脑卒中患者健侧大脑半球对患侧半球的抑制程度，通过低温浸泡健侧 UE 并结合患侧 UE 的感觉训练，在低温浸泡期间和浸泡结束之后，患侧 UE 没有感觉异常，健侧肢体感觉减退，患侧手的触觉定位和关节位置感觉功能显著提高，在整个干预过程中维持患者可接受的温度范围，患者对该治疗方法有良好的依从性，在长期随访（5 周）中仍然维持这种进步。

（二）经皮神经电刺激

TENS 增强感觉输入在既往研究中有报道过，但相关临床研究支持证据较少。另有研究表明，将 FES 与 TENS 相结合对增加感觉输入也有一定作用，且允许在功能活动期间同时处理运动和感觉障碍的治疗。

（三）重复经颅磁刺激

目前普遍认为，rTMS 可影响大脑皮质的兴奋性，并促进病理状态下手感觉功能的恢复。低频 rTMS（≤1 Hz）降低神经细胞的兴奋性，对大脑皮质有抑制作用；高频 rTMS（>1 Hz）增加神经细胞的兴奋性，可对大脑皮质产生兴奋作用。有研究显示，低频 rTMS 能够调节运动输出，但对感觉输入与运动皮质的相互作用未起到调节效果。但也有研究在躯体感觉皮质区上给予刺激频率为 10 Hz、刺激强度为 90%RMT、共 900 个 rTMS 脉冲，结果显示 rTMS 可诱导感觉运动整合能力增强，提示或许 rTMS 可作为各种感觉运动障碍有效的康复治疗策略。

（四）生物反馈技术

视觉反馈和听觉反馈均对手脑感知有正向促进作用，神经系统可根据环境和个人倾向使用不同的方式增强感觉信息，包括依靠前庭、本体感觉或视觉信息。在病理状态下，生物反馈对手脑感知的调节作用也被广泛应用于临床中。

（五）基于虚拟现实和数字化技术下的运动想象

传统镜像设备相关研究表明，在受试者接受运动想象干预时，在主要运动皮质、V1、S2，以及楔前叶等区域发现有明显的兴奋性改变。运动想象作为一种中枢干预手段，通过运动想象结合视觉反馈形成视错觉以兴奋大脑相关皮质。基于 MT 对中枢调控和重塑的能力，虚拟现实和数字化技术下的运动想象可兴奋中枢神经系统，在中枢感觉、运动皮质被激活的情况下，以手功能康复治疗为主的外周干预提供外周感觉、运动反馈，形成"由外到内"的刺激模式，进一步促进中枢神经系统功能重塑，最终形成闭环康复。

（六）脑 - 机接口

脑 - 机接口的目的就是在人脑和计算机或其他电子设备之间建立一种直接联系，使人们可以通过思维来直接控制计算机或外部设备。感觉刺激诱发的事件相关电位是基于脑电的脑 - 机接口系统研究中备受关注的一种信号模式，按其刺激模式的不同又可分为视觉、听觉、体感等单一感觉通道刺激诱发的和跨感觉通道刺激诱发的事件相关电位。事件相关电位研究的发展表明：相对于单一感觉通道，跨感觉通道刺激诱发的事件相关电位具有波幅高、潜伏期短且含有高维度空间分布信息的特点，可弥补单一感觉诱发事件相关电位信息过少、不利于识别的缺陷，从而提高信息转化速度和分类准确率，在脑 - 机接口中具有更高的实用价值。其在手脑感知中发挥不可忽略的作用。

（七）上下肢机器人

2011 年，一项研究介绍了机器人感觉训练器的设计和实现，该训练器可用于手感觉功能的评估和治疗，装置可以提供 3 种易于控制类型的刺激：①使用远程运动中心双平行四边形结构的掌指（metacarpophalangeal，MCP）关节处的角位移；②指尖、近端指骨和手掌处的振动刺激；③指尖处的压力，同时记录位置、用户在触摸屏上的交互力和反馈。这些刺激为研究健康受试者和感觉障碍患者的感觉、知觉提供了一个新的平台，具有评估缺陷的潜力，并能够以标准化的方式积极训练特定感觉。青岛大学机电工程学院的胡旭晖等针对生机电一体化灵巧操作假手这类典型的共融机器人，开展结构优化、力触觉感知和临场感反馈功能重建的研究，并基于此提出了一种用于欠驱动手指机构设计的交叉四连杆参数优化方法，该方法实现了手指运动轨迹最优、近端指间关节（PIP）扭矩与掌指关节扭矩之比最大。同时提出了义肢手指与柔性压力传感器的集成设计方法，实现假手对抓握物体的实时力触觉感知。另外还提出了基于电刺激的指端力触觉临场感反馈方法，实现对义肢抓握情况和握力的再现，增加操作者的本体感觉。研究者对 9 名肢体健全受试者与 1 名前臂截肢患者进行灵巧假手控制试验，试验结果表明，指尖力触觉感知方法能够很好地辅助受试者完成精细抓握的控制，明显提升受试者在视觉受阻碍状况下使用假手完成抓取任务的成功率，且使用电刺激方式作为力触觉临场感反馈器具有更好的本体感知效果。

（八）聚焦超声手术

聚焦超声手术（Focused Ultrasound Surgery，FUS）是一种空间精确度高的非侵入性神经调节技术，其具有兴奋和抑制神经活动的能力。一项研究证明，MRI 引导的 FUS 可刺激猴子大脑中 3a/3b 区域内的精确靶标，使靶外体感和相关脑区的下游被激活。有研究发现，在血氧水平依赖的功能性磁共振 BOLD 信号监测下，自然触觉刺激和 FUS 诱发的激活模式之间具有相似性，这表明 FUS 很可能刺激神经元群体并产生相关的尖峰活动，随后这些活动可能被传递到其他功能相关的触觉区域。此外，BOLD fMRI 信号监测到触觉和 FUS 涉及的 3a/3b 区域不同，提示 FUS 可能调制了触觉网络。

第三节　各种康复治疗干预下手脑感知的可塑性

上肢和手感觉功能障碍往往会导致较差的上肢和手功能预后，使运动功能的恢复进入瓶颈，在关注运动恢复的同时，还需关注感觉功能的训练，因此，开展感觉相关康复治疗干预具有重要的临床意义。目前对于上肢和手感觉功能康复治疗干预方法可以大致分为三类：被动感觉干预、主动感觉干预和其他康复干预。

一、被动感觉干预

被动感觉干预主要是指感觉刺激输入训练。感觉刺激输入训练通过给予患者重复的不同感觉刺激，如刷擦刺激、振动刺激、热刺激、肌肉电刺激等，促进感觉功能的恢复，被动感觉输入还可以增强任务导向性训练的可塑性效果。感觉刺激（repetitive sensory stimulation，RSS）是一种被动感觉干预方法，通过选定大脑皮质投射的特定肢体区域，针对该区域进行重复刺激，诱导对应脑区的突触可塑性，以此改善感觉感知和感觉运动表现。一项研究为观察 RSS 治疗脑卒中后上肢感觉运动损伤的有效性，在常规康复治疗的基础上，通过定制的刺激手套给予试验组患者手指指尖重复的电刺激，研究结果显示，接受 RSS 干预的患者在感觉、运动及日常任务评估中都有更好的表现。

二、主动感觉干预

主动的感觉干预主要包括感觉再学习、感觉区辨训练等。主动感觉干预可以通过多样的感觉刺激环境和任务，促进手部各类感觉信息的输入和上行传导，促进中枢脑区的分析、整合、加工过程。

（一）感觉区辨训练

感觉区辨训练（somatosensory discrimination training）主要指以区分不同材质、形状、表面纹理和两点辨别觉等为主要训练内容的干预方式。一项 fMRI 研究显示，在经过两周的感觉区辨训练后，感觉和运动任务过程中的 fMRI 显示在任务执行期间存在大脑活动重新分布，损伤侧大脑皮质感觉运动区被激活，诱导神经可塑性。另外，澳大利亚拉筹伯大学教授 Carey 等开发了一种手部感觉区辨训练方法，该方法基于感知学习，与学习依赖性的神经可塑机制相关，研究人员开展了该训练方法的临床随机对照试验，结果表明与常规的重复感觉刺激训练相比，感觉区辨训练能够显著提高患者的感觉辨别能力，对患者的日常生活具有重要意义。

（二）感觉再教育

感觉损伤后，大脑神经结构和功能发生改变，对感觉的感知能力下降，当外周感觉刺激产生感觉信号传至大脑皮质时，皮质无法正确解读感觉代码，因此需要通过一个经验学习的过程来调节大脑皮质感觉网络，恢复对感觉的感知能力，这个过程即为感觉再教育（sensory re-education）。感觉再教育在临床上被使用时，通常会让患者进行物体的触摸和抓取，鼓励患者回想过往的感觉体验，抓取物体的时候先睁眼，然后闭眼感知物体特征，再睁眼进行感觉强化。感觉再教育常与其他干预方法结合使用，如感觉区辨训练、镜像疗法等。

三、其他康复干预

（一）感觉运动结合训练

S1 与 M1 相邻，在功能上密不可分。单一的感觉训练往往无法综合提高患者上肢和手的整体功能，临床上需要感觉与运动相结合进行干预，感觉训练配合运动任务训练，使手部在主动探索的环境中得到功能进展。一项感觉、运动训练与神经重组的研究要求受试者在对不同温度、重量、纹理、形状的物体等进行感官辨别的同时配合运动任务训练，研究采用感觉功能磁共振成像、弥散张量描记术和脑容量测量等方法记录感觉运动活动诱导的神经重组。相比未接受训练的患者，受试者在 wolf 运动功能测试中的得分有所提高，触觉感知、本体感觉和触觉表现均有改善。另外，受试者的感觉功能磁共振成像提示神经重组，丘脑辐射、白质的功能连接在影像上有所改变，双侧感觉运动皮质区域的激活程度均明显高于对照患者，大脑皮质可塑性增强。研究提示，感觉区辨训练结合任务导向的运动训练可能是临床有效的干预方式，但仍需要更大样本的试验以进一步支持其对神经可塑性的作用。

（二）特殊感觉训练

特殊感觉包括听觉和视觉等，作为多通道感觉的重要环境因素，特殊感觉在手脑感知中发挥重要作用，但在临床的感觉康复干预中却常常被忽略。特殊感觉干预主要是指通过听觉刺激、视觉反馈等，促进大脑皮质激活，同时可以和其他感觉训练结合，给予患者多感觉输入。西班牙巴塞罗那大学心理系的 Soto-Faraco 等的早期研究显示，视觉信息通过丘脑传至大脑皮质，激活初级感觉中枢和顶叶后侧的视觉 – 触觉双向神经元；另有研究表明，触觉刺激可激活双侧枕叶外侧皮质和颞叶后下侧皮质，说明触觉与视觉之间可能存在双向的功能联系，为今后研究和临床的感觉范式开发提供新思路。

在神经可塑性基础上，贾杰教授团队提出手脑感知理论，该理论指在外部环境刺激下，手部的感觉信号转化为特定感知的中枢神经信号，使感觉编码在中枢和外周神经系统中表现出来，在由多通道感知觉代偿下，产生多模态感觉与知觉，随后进行手脑感觉、知觉整合。在手脑感知理论基础上，还提出了手脑感知训练五步法：感觉评估、感觉宣教、感觉训练、任务导向性运动功能训练和感觉认知。贾杰团队强调，从单一通道到多通道感觉刺激的反馈训练，由简单的视觉、听觉等感觉环境进阶到丰富的社会环境，同时，重视感觉功能对认知功能、运动功能的影响，在手脑感知训练中也需结合动作想象、认知训练、运动训练等多角度精准康复手段。手脑感知训练是一种能够有效提高脑卒中后感觉和运动功能的方法，值得进一步研究和临床推广。

参考文献

[1] 贾杰 . 脑卒中上肢康复：手脑感知与手脑运动 [J]. 中国康复医学杂志，2020，35（4）：385-389.

[2] SERRADA I, HORDACRE B, HILLIER S L. Does Sensory Retraining Improve Sensation and Sensorimotor Function Following Stroke: A Systematic Review and Meta-Analysis[J]. Front

Neurosci，2019，13：402.

[3] KELLY A M，GARAVAN H. Human functional neuroimaging of brain changes associated with practice[J]. Cereb Cortex，2005，15（8）：1089–1102.

[4] WOLF S L，WINSTEIN C J，MILLER J P，et al. Effect of constraint-induced movement therapy on upper extremity function 3 to 9 months after stroke：the EXCITE randomized clinical trial[J]. JAMA，2006，296（17）：2095–2104.

[5] JIA Y，LIU X，WEI J，et al. Modulation of the Corticomotor Excitability by Repetitive Peripheral Magnetic Stimulation on the Median Nerve in Healthy Subjects[J]. Front Neural Circuits，2021，15：616084.

[6] PENG W，YANG T，YUAN J，et al. Electroacupuncture-Induced Plasticity between Different Representations in Human Motor Cortex[J]. Neural Plast，2020，2020：8856868.

[7] HULSEY D R，SHEDD C M，SARKER S F，et al. Norepinephrine and serotonin are required for vagus nerve stimulation directed cortical plasticity[J]. Exp Neurol，2019，320：112975.

[8] DARROW M J，MIAN T M，TORRES M，et al. Restoration of Somatosensory Function by Pairing Vagus Nerve Stimulation with Tactile Rehabilitation[J]. Ann Neurol，2020，87（2）：194–205.

[9] DAWSON J，LIU C Y，FRANCISCO G E，et al. Vagus nerve stimulation paired with rehabilitation for upper limb motor function after ischaemic stroke（VNS-REHAB）：a randomised，blinded，pivotal，device trial[J]. Lancet，2021，397（10284）：1545–1553.

[10] ZHONG M，CYWIAK C，METTO A C，et al. Multi-session delivery of synchronous rTMS and sensory stimulation induces long-term plasticity[J]. Brain Stimul，2021，14（4）：884-894.

[11] FLESHER S N，DOWNEY J E，WEISS J M，et al. A brain-computer interface that evokes tactile sensations improves robotic arm control[J]. Science，2021，372（6544）：831-836.

[12] KATTENSTROTH J C，KALISCH T，SCZESNY-KAISER M，et al. Daily repetitive sensory stimulation of the paretic hand for the treatment of sensorimotor deficits in patients with subacute stroke：RESET，a randomized，sham-controlled trial[J]. BMC Neurol，2018，18（1）：2.

[13] SARASSO E，AGOSTA F，TEMPORITI F，et al. Brain motor functional changes after somatosensory discrimination training[J]. Brain Imaging Behav，2018，12（4）：1011-1021.

[14] CAREY L，MACDONELL R，MATYAS T A. SENSe：Study of the Effectiveness of Neurorehabilitation on Sensation[J]. Neurorehabilitation and Neural Repair，2011，25（4）：304-313.

[15] LUNDBORG G，ROSÉN B. Hand function after nerve repair[J]. Acta Physiol（Oxf），2007，189（2）：207-217.

[16] BORSTAD A L，BIRD T，CHOI S，et al. Sensorimotor training and neural reorganization after stroke：a case series[J]. J Neurol Phys Ther，2013，37（1）：27-36.

[17] SOTO-FARACO S，SPENCE C，LLOYD D，et al. Moving Multisensory Research Along：Motion Perception Across Sensory Modalities[J]. Current Directions in Psychological Science，2004，13（1）：29-32.

[18] RICCIARDI E，VANELLO N，SANI L，et al. The effect of visual experience on the development of functional architecture in hMT+[J]. Cereb Cortex，2007，17（12）：2933-2939.

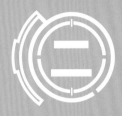

手脑感知评估篇

在临床上,手脑感知觉评估是手脑感知训练的第一步,标准、规范的感知觉功能评估有助于临床人员全面掌握患者的感知觉功能情况,开展针对性手脑感知训练干预。手脑感知评估篇中涵盖了从中枢到外周的手脑感知觉内容,详细介绍了临床常用的感知觉评估方法及其研究进展。手脑感知环境作为"手脑感知"闭环通路实现的重要基础,本篇中对其在手脑感知觉评估中起到的作用也进行了介绍,帮助大家进一步了解手脑感知的内涵。此外,本篇还总结梳理了感知觉评估流程,为临床感知觉的规范评估提供参考。

第六章

手脑感知评估的应用

第一节 手脑感知评估的临床应用

手脑感觉系统的输入和输出可以被定义和量化，为研究高级脑功能与外周神经系统提供了一条有用的途径。在总结手脑感官经验时，应该明确提出的是：我们的意识、知觉与刺激物的物理性质在本质上是不同的。因此，神经系统只能从每个刺激物中提取某些信息，而忽略了其他信息，然后在大脑固有结构和先前经验的限制下解释这些信息。质地、大小、方向、位置及颜色、色调、声波都是大脑从感官体验中创造出来的意识和心理产物。所以，体现在手脑感知的评估上，方法学仍然相对主观，需要对专业人员进行集中培训，以尽可能在测试时做到规范、系统、统一，减少组间、组内的误差。

最早在 1865 年，荷兰眼科医生 Franciscus Donders 是第一个测量并执行感知任务的学者，同时也是研究对刺激做出反应时间的学者。学者发现人对强刺激的反应时间会比弱刺激短，且反应时间通常与大脑感觉区域的神经活动有关，也与感觉触发的运动行为有关，另外，反应时间也可被用来评价认知功能。1996 年，有学者使用 NIHSS 量表评估躯体感觉损害和运动障碍的存在与否，这一量表现被广泛用于量化脑卒中后早期引起的神经功能损害，是评估脑卒中严重程度的可靠工具，并作为一个很好的预测患者预后的指标。该量表需要测试多个身体区域（手臂、腿、躯干、脸），以获得准确的检查结果。此外，由于活动参与能力与感觉功能相关，因此，感觉功能障碍的患者常常需要评估活动参与能力。1998 年，有学者报道了一种新型的主动触觉辨别测量法，该方法与手部的灵活性相关。到 2017 年，对感觉功能的测量采用两种主流方法：①客观量表评估：Fugl-Meyer 上肢感觉功能评估（轻触觉和不同部位的本体感觉）等；②主观感觉测试：形状/纹理识别测试等。目前定量评估感觉功能的方法学在临床中还未被广泛使用，通常是在物理研究所和心理机构中被运用。定量感觉检查法是捕捉机体受到感觉刺激时被立即激发的动作电位或频率情况并分析、转换，产生相对客观的数字化结果，进行定量监测和评估。

进行手脑感知觉评估时，常常需要注意评估时的操作细节。由于手脑感知觉评估相对主观，适宜在安静、患者情绪稳定和认知情况较好时进行。康复治疗师给予患者特定部位的感觉刺激，并应在视觉遮蔽下进行评估。另外，治疗师需要注意双侧对比，先测患侧，再测健侧，从感觉缺失端到感觉正常端进行测量，从远端到近端进行测量，在这个过程中切忌使用选择性或暗示性语言。根据评估结果、制定个性化的手脑感知和运动想象方案，进行循序渐进、足够强度的感知训练。在评估过程中，患者需集中注意力并提供客观的反馈。

第二节　多感觉评估内容

一、躯体感觉——手脑感知觉重组

背根神经节神经元是躯体感觉系统的主要感觉神经元，神经元胞体位于脊髓附近的背根神经节中。轴突有两个分支，一个投射到周围，其特殊的末端包含对特定形式刺激能量的受体；另一个投射到脊髓或脑干，在那里传入信号被处理。最初的躯体感觉加工皮质接受区域即所谓的 S1 区，包括 Brodmann1、2、3 区。S1 区（躯体感觉侏儒图）具有身体的躯体定位表征，其相对大小对应着躯体感觉的范围，比如手占据躯体感觉皮质中更大比例的面积，手对于主动触觉辨别非常重要，在无视觉反馈下，手可以精确辨认实体，但是如果将物体放在腹部、背部或下肢处，则辨别稍困难。次级躯体感觉皮质即 S2 区，它建立了更复杂的感觉表征。通过触压和拿起物体，S2 区感觉神经元可以解释物体质感、纹理、大小和重量等信息。两侧大脑半球 S2 区感觉投射纤维穿过左右半球的胼胝体，因此可接受躯体两侧的感知信息，比如双手执行一个感觉任务时，感觉信息能在 S2 区建立和处理。

在正常的知觉形成中，所有的感觉都是至关重要的。在繁忙的高速公路上安全有效地驾驶汽车，需要将触觉、实体觉、关节运动觉、关节位置觉、视觉、听觉，甚至嗅觉等多种感觉联合起来。神经系统的多个组成部分对感知觉均有贡献，感觉通路涉及的部分包括感受器、传入神经、脊髓、脑干、丘脑和大脑皮质。感觉信息从丘脑传向大脑皮质的相关区域，每个区域分析原始刺激的特点和需要关注的方面，这种皮质表征与我们的意识密切相关，例如脑部受损后，手的感觉代表区域处理信息的能力下降，再加上手部的感觉器官提供线索能力下降，此时需要感知觉重组、代偿以获取正确感知觉信息。具体来说，如触觉、压觉、图形觉、重量觉和实体觉往往在日常生活中起到重要作用，当单一通道受损时，感知觉重组和多通道代偿，能帮助正确地感知、推断。

感觉整合指的是来自不同感觉系统的信息在大脑中的多通道加工过程，大脑中多感觉相互作用是指两个以上的感觉信息汇合并在区域中发生效应。在一项研究中表明，多感觉区并不局限于颞叶，其他脑区，如海马、顶叶和额叶的大面积区域，都会出现相似的感觉整合。再者如上丘，是研究较为充分的一个多通道位置，它参与了对运动的控制和定向，在最深处的位置，包含了躯体感觉和特殊感觉有规律的整合。多感觉整合也体现在上丘这一部位中，表现为上丘中单个细胞对视觉、听觉和躯体感觉联合的刺激反应，该刺激反应会大于 3 种刺激单独呈现的反应，也就是总体联合反应大于部分之和。

感觉信息传输是通过层次处理网络在中枢神经系统中传输。对皮肤的刺激是由脑干和丘脑中继核中的一大批突触后神经元提供的,但最强烈的刺激是由排列中央的神经元(红色神经元)提供的,可能代表的是最强的整合区。这提示我们:在感觉单一通道受损,患者无反应时,可通过多通道感觉整合,使得患者对刺激能够定向。对脑卒中患者而言,在感觉任务中,每一种感觉提供的信息都是独特的,例如触摸物体是一种触压觉和实体觉体验、颜色是一种视觉体验、声音是一种听觉体验,但多种感觉的感觉信息体验使他们在完成感觉、运动任务时,变得精确且高效。总的来说每个感官提供的信息都是独特的,但人体对感知外界的变化都是需要统一的多感官整合。

二、特殊感觉——多通道知觉代偿

感觉包括一般感觉和特殊感觉,在感知觉方面,特殊感觉也占据重要部分,包括视觉、听觉等。特殊感觉作为多通道感知觉代偿较为关键的成分,在进行感知觉训练时,起重要作用。比如,虽然橙汁表面看起来很好,但只要闻一下就知道它是否坏了;在日常生活中位于自己身后的物体较难被我们察觉,但是我们可以通过声音判断后面的物体是否靠近等。这些例子说明了感官在意识水平相互作用,且感官模式之间发生广泛的相互作用的时间,远远早于单一通道的信息输入。

参考文献

[1] MUIR K W,WEIR C J,MURRAY G D,et al. Comparison of Neurological Scales and Scoring Systems for Acute Stroke Prognosis[J]. Stroke,1996,27(10):1817-1820.

[2] ROSÉN B,LUNDBORG G. A new tactile gnosis instrument in sensibility testing[J]. Journal of Hand Therapy,1998,11(4):251-257.

[3] GRANT V M,GIBSON A,SHIELDS N. Somatosensory stimulation to improve hand and upper limb function after stroke—a systematic review with meta-analyses[J]. Topics in Stroke Rehabilitation,2018,25(2):150-160.

第七章

从中枢到外周的手脑感知觉

第一节　简单感觉评估

在进行感觉评估前，有必要了解感觉神经纤维的分类。根据神经纤维兴奋传导速度和粗细及有无髓鞘的差异，将周围神经纤维分为 A、B、C 三类，其中 A 类纤维又分为 α、β、γ、δ 四个亚类。感觉神经纤维通常包括三种主要亚群：有髓鞘的粗神经纤维（Aβ），传导皮肤粗触觉、压力觉和关节位置觉；有髓鞘的细神经纤维（Aδ），传导冷觉、压力觉、快痛觉和其他机械性感受；无髓鞘的神经纤维（C），占所有神经纤维的 90% 以上，传导热觉、慢痛觉和各种形式的伤害性刺激。

临床上，感觉评估除了简单易行的感觉筛查，还有各种客观的定量感觉测定、阈值测验。不同的评估工具检查不同的神经纤维类型，各有优缺点，医务人员可根据需要选择互补。

一、浅感觉

浅感觉包括触觉、痛觉、温度觉和压觉，其评估方式如下。

（一）触觉

1. 非标准化触觉评估

（1）测试工具：棉签、软毛笔、铅笔。

（2）程序：嘱患者闭目，检查者将棉签搓成一丝棉絮轻触患者皮肤。轻触觉常根据脊髓损伤患者感觉节段进行评估，检查顺序为面部、颈部、上肢、躯干、下肢（图2-7-1）。

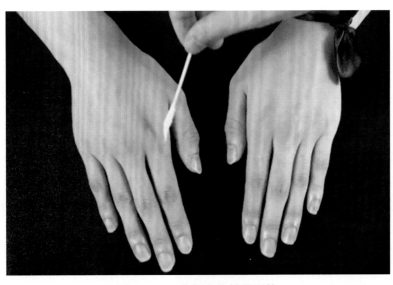

图 2-7-1　非标准化触觉评估

（3）评分：回答正确次数与总测试次数的比值。

2. 单丝皮肤阈值测验（Semmes Weinstein monofilament cutaneous threshold test）

其又叫 S-W 单丝检查，是一个国际通用的标准化测试工具。常用于评估神经损伤患者神经损伤的程度及术后恢复情况，包括周围神经损伤及中枢神经损伤，其中中枢神经损伤又分为皮质损伤与脊髓损伤。对脊髓损伤患者使用棉签进行感觉平面评估，对周围神经损伤及皮质损伤患者可用 S-W 单丝检查，但二者的评估方法和部位都不一样。对周围神经损伤患者通常在上肢评估正中神经、尺神经、桡神经，下肢评估腓肠神经、腓浅神经。皮质损伤患者的感觉神经传导通路一般是正常（无其他周围神经病情况下），但感觉皮质无法对外界刺激做出正确反应，即知觉出现了问题。

S-W 单丝的工具组件中有不同颜色的测试笔，不同的颜色代表不同的意义，绿、蓝、紫、红、红 - 橙、红线分别代表感觉正常、轻触觉减退、保护觉减退、保护觉缺失、除深压觉外其他感觉消失、所有感觉消失（表 2-7-1）。

表 2-7-1　S-W 单丝

单丝数值	颜色	功能状态	功能及使用
2.83	绿	正常	正常
3.61	蓝	轻触觉减退	实体辨别觉、温度觉、痛觉都很好，感觉功能接近于正常
4.31	紫	保护觉减退	实体辨别及疼痛辨别能力下降，手部操作能力下降
4.56	红	保护觉缺失	痛觉、温度觉、实体辨别觉都下降，不能在无视觉信息反馈下用手部进行精细工作，手部自主运用能力下降
6.65	红 - 橙	除深压觉外其他感觉消失	无法辨别物体及温度，只能在睁眼状态下，即有视觉信息反馈下使用手
对 6.65 无感应	红线	所有感觉消失	不能分辨物体、温度和疼痛，手部使用受制约，很少用手

（1）S-W 单丝检查周围神经损伤手部感觉：

①评估部位：手部的皮肤感觉主要由 3 个神经支配：正中神经、尺神经、桡神经，评估范围包括 7 个关键点，确保每个神经所支配的区域都能评估到。

②评估流程：a）准备一只眼罩、S-W 单丝。b）检测前给患者示范将要进行的测试，并嘱患者如实回答有无感觉。c）使用 1.65~4.08 号丝时，每号进行 3 次，使用 4.17~6.65 号丝时，仅需进行 1 次，每次施加时间为 1 秒。d）当单丝已弯而患者仍无感觉时，换较大的一号再试，直到连续 2 次单丝刚弯曲患者即有感觉时为止，并记录该代码。

（2）皮质损伤手部感觉 S-W 单丝检查（以脑卒中为例）：

①评估部位及评分标准：分别测试拇指、示指、小指的指尖，以及大鱼际、小鱼际 5 个部位，每个部位的触觉阈值按 0 ~ 5 分评分，0 分代表最大单丝，5 分代表最小的单丝，总分 25 分。即 0 ~ 5 分所代表的单丝代码依次为对 6.65 无感应、6.65、4.56、4.31、3.61、2.83。

②评估流程同上。

（二）痛觉

非标准化痛觉评估如下。

（1）测试工具：测试针、大头针。

（2）程序：嘱患者闭目，分别用大头针的尖端与钝端刺激皮肤，并让患者说出或指出具体的感受或部位（图 2-7-2）。

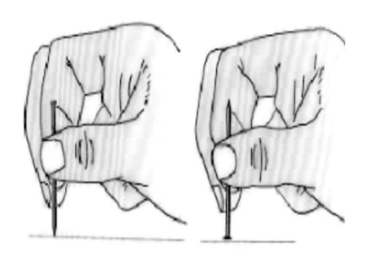

图 2-7-2　非标准化痛觉评估

（3）评分：两种不同的刺激对应的正确次数和测试次数的比值。

（三）温度觉

1.非标准化温度觉评估

（1）测试工具：盛有热水（40 ~ 45 ℃）及冷水（5 ~ 10 ℃）的试管、配套组件。

（2）程序：嘱患者闭目，将冷热不同的试管交替刺激患者的皮肤，看患者是否及时反应"冷"或"热"（图 2-7-3）。

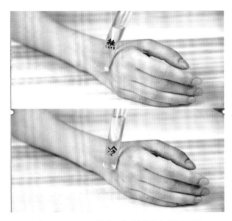

图 2-7-3　非标准化温度觉评估

（3）评分：两种不同的刺激对应的正确次数和测试次数的比值。

2.定量感觉测定（quantitative sensory testing，QST）

又称温度觉分析仪，具有多种感觉测量模式，是一种利用温度和振动的方法将患者感觉功能量化的检测仪器，可用于定量测定温度觉、痛觉和振动觉的阈值。其中轻触觉及振动觉可评估 A 纤维，痛温觉可评估 A 纤维和 C 纤维。

温度觉阈值测试是将一个温差电极与患者皮肤接触，根据需要点击加热和冷却，测试初始温度为 30~32 ℃。测试开始后，要求患者感觉到指定刺激时按键（如冷、热、冷痛、热痛），仪器记录的即时温度即为患者的指定感觉阈值。

（四）压觉

非标准化压觉评估如下。

（1）程序：评估者用拇指指腹或指尖用力压在皮肤上，使皮肤下陷以刺激深感受器（图 2-7-4）。

（2）评分：反应正确次数与测试次数的比值。

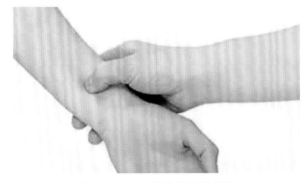

图 2-7-4　非标准化压觉评估

二、本体感觉

（一）关节觉

关节觉指关节对其所处的角度、位置、运动方向的感觉，包括位置觉与运动觉，二者一般一起检查。

1. 位置觉评估

嘱患者闭目，将患者患侧肩关节、肘关节、腕关节、掌指关节、指尖关节分别摆放至某一位置，患者回答位置或用健侧肢体模仿出相同（类似）位置（图2-7-5）。

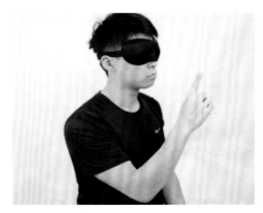

图2-7-5　位置觉评估

2. 运动觉评估

其动作与位置觉类似，活动患者上肢各个关节，令患者说出肢体的运动方向或进行对侧模仿，故而位置觉与运动觉可同时评估（图2-7-6）。

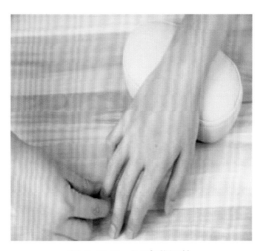

图2-7-6　运动觉评估

（二）振动觉

1. 非标准化振动觉评估

嘱患者闭眼，用 128 Hz/256 Hz 的音叉置于尺桡骨茎突处，询问患者是否有振动感，必要时可予以"假测验"，即将振动的音叉不接触患者皮肤，询问其是否有感受（图 2-7-7）。

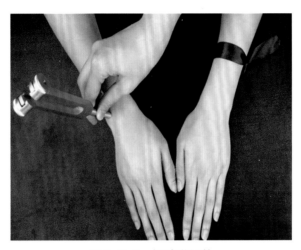

图 2-7-7　振动觉评估

2. VPT 振动觉阈值测试

通过数字电路控制手柄振动探头的振幅大小，可以检查患者的振动觉阈值，在已知外周感受器正常的情况下，可以判断感觉 A 纤维的功能。探头接触上肢骨突处（肩峰、尺桡骨茎突等），振幅从 0 开始递增，振动刚刚被感觉到时的点为振动觉阈值，是一种定量检测方法。

三、复合感觉

复合感觉是大脑皮质对各种感觉刺激整合的结果，包括皮肤定位觉、两点辨别觉、图形觉、实体辨别觉、重量觉、质地觉。

测量工具（图 2-7-8）为手脑感知评估训练一体化系统，该系统依据国际通用的感觉治疗方法——Stimulus-Specific Training（SST）原理配套不同形状、材质、重量、大小的工具，将评估

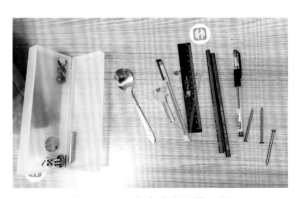

图 2-7-8　复合感觉测量工具

工具与方法规范化，设置视觉反馈系统，评估时关闭视觉反馈界面，患者无法通过视觉查看工具，方便治疗师更客观地评估患者的复合感觉并进行治疗前后的对比。

1. 皮肤定位觉评估

用手轻触患者的皮肤，令患者说出或用健手指出相应位置（图 2-7-9）。

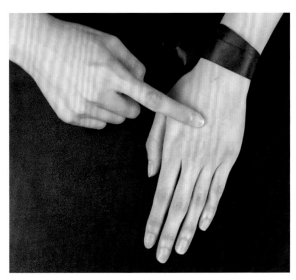

图 2-7-9　皮肤定位觉评估

2. 两点辨别觉评估

使用触点测试盘进行评估，患者回答感觉到"一点"或"两点"。正常成年人的两点辨别觉为 4～5.5 cm（图 2-7-10）。

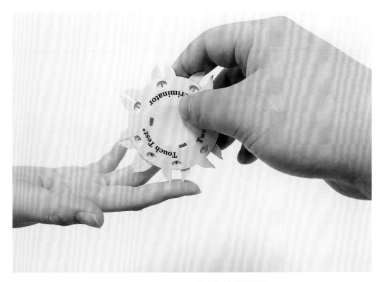

图 2-7-10　两点辨别觉评估

3. 图形觉评估

用铅笔或火柴棒在患者皮肤上写数字或画图形（圆形、正方形、三角形等），患者回答所写或所画的内容。

4. 实体辨别觉评估

使用手脑感知系统的配套工具，将正方体、圆柱体、球体随机置于患者手上，令患者感知，说出所接触物体的形状，并进行双侧对照。

5. 重量觉评估

使用手脑感知系统的配套工具，将形状、大小相同，重量不同的物体置于患者手上，可将不同重量逐一放置或同时放置在双手上，患者回答孰重孰轻。

6. 质地觉评估

使用手脑感知系统的配套工具，将不同材质的物体置于患者手上，令患者感知，回答材质是否一样。

<hr>

第二节　从视觉反馈到中枢神经系统

一、疾病下视知觉缺陷

感觉系统包含许多表示形式，每种表示形式在不同的感觉信息处理中都有各自的特殊结构。从外周感受器到大脑皮质，每种感觉的物理刺激信息都是根据计算规则分阶段转换的，这些计算规则反映了神经元之间的正常功能联系，以及其在每个阶段的相互联系。视觉感知是大脑的一种反映。视觉系统将视网膜受体接收到的刺激能量，转换成一种感知觉神经行为代码，传导至大脑，大脑是视觉发生的地方。当大脑受损，视觉受损可能影响了视知觉传导，大脑难以发现眼前视觉线索的含义，使得患者触摸物体时犹豫、难以辨认。大脑通过在大量感觉神经元中执行感觉任务，并在多个层次阶段重复这些操作，解决了感觉计算的难题。国外学者 Louis Braille 开发盲人触觉阅读系统的原理就是在视知觉缺陷下，人体用另一感觉通道（即触觉）来进行代偿，指尖的高度精确性和敏感性弥补了视知觉缺陷，这是感觉皮质可塑性、知觉重组的过程。

二、有无视觉对手脑感知觉评估结局存在差异

（一）有视觉反馈下手脑感知觉评估

在完成感觉评估任务时，视网膜会捕捉光波，把光信号转换成电信号，然后把它们传送到中枢系统进一步处理形成视知觉，因而视觉评估是训练手脑感知前需要进行评定的内容，它对感知觉的辨别起到重要作用。视觉评估常用的手段有：①画钟测验 CDT，可检查视空间、理解力、计划性、视觉记忆、操作能力及抽象思维能力，治疗师指导患者："请画出一个钟表表盘，把数字标在正确位置上，并把指针标在 8 点 20 分位置"；②认知评估量表 MMSE 和 MOCA 中的视觉部分；③进行颜色命名；④视力检查、视野检查和眼底检查。

在躯体感觉受损或正常的情况下，学者都倾向于把完成日常生活活动的作业能力大部分功劳归于视觉功能，但需要注意它并不是一个独立运作的通路。

（二）无视觉反馈下手脑感知觉评估

在无视觉反馈下进行手部的感觉评估时，患者看不到手上的物体在靠近的过程，听觉和主动触摸、辨别实体纹理等能力在此时起到主要作用。例如，康复治疗师对患者进行听知觉刺激，说："现在这个物体正在慢慢靠近你的手。"使患者在搜索物体时，先在空间上对声音进行多向定位，进而在手部进行感觉感受，再经由通路上行交由高级中枢进行主动辨别。

第三节　手脑感知下声音定位的多重线索

一、从听觉到感知觉的搜索内容

听觉对解码感觉、运动的任务指令是十分关键的。内耳的复杂构造帮助外界传来的声压振动刺激毛细胞，由此发出动作电位，将机械信号变为高级神经信号。例如，在黑暗环境中或眼睛被眼罩遮住时，人们能够通过辨别声音的速度、方向、来源和频率等多重线索，感知其所处的环境情况。训练听觉多方位辨别的能力，在应对日常生活中的突发危险事件时有帮助。在临床中，很多患者可能由于年纪大、脑损伤等出现视觉减弱、丧失或视觉失

认，视觉反馈减弱，而听觉和触摸觉则起到重要作用，与盲人出现高度敏捷的听觉和手部触摸觉代偿是类似的原理。因此，听觉的评估是手脑感知评估中必要且重要的一个部分。

二、评估途径

听觉评估方法具体如下。

（一）语音测试

被检者处在一安静房间中，房间距离大于 6 m，在地面画出距离标志，患者立于距检查者 6 m 处，但身体不能距墙壁太近，以免产生声音干扰。受检耳朝向检查者，另一耳用油棉球或手指堵塞并闭眼，以免看到检查者的口唇动作影响检查的准确性，检查者说出 1~2 个音节的词汇，嘱咐患者重复说出其听到的词汇。检查者应注意每次发音力量一致、词汇通俗易懂、高低音相互并用，且发音准确、清晰。被检者若听不到，则向前移动，直至能够听清。

（二）表测试法

被检者坐位、闭目，用手指塞紧非检查侧耳道口，检查者立于被检者身后，先使被检者熟悉检查的表声后，将秒表置于外耳道平面线上，由远而近反复测验其刚能听到表声离耳的距离。记录方法以受检耳听距（cm）/该表标准听距（cm）表示，如 100 cm /100 cm、50 cm /100 cm。

（三）音叉试验

检查者将音叉放于距耳道口约 1 cm 处，听得者为"气导"，置于颅骨上听得者为"骨导"，是鉴别耳聋性质最常用的方法。检查者选择适当频率的音叉，并按一定方法敲击音叉。试验常用 C 调倍频程五支一组音叉，其振动频率分别为 128 Hz、256 Hz、512 Hz、1024 Hz 和 2048 Hz，检查者选择适当频率的音叉，并按一定方法敲击音叉。试验时音叉应放于正确部位，检查者持音叉柄部不触及叉部，叉部不触及头发。

（四）多维视觉手功康复定量评估系统

该系统是复旦大学附属华山医院联合上海大学研发的具有定量评估手运动功能的设备。系统采用的光学智能动作捕捉设备及红外与灰度相机结合的技术方案，通过内置智能算法分析出手部关节的多种运动参量，作为手功能康复定量评估标准的系统评估参数，以健手建模、患手评估为核心的定量化自对比，结果采用患手关节活动角度占健手的百分比进行手部各关节活动的衡量。我们结合了临床上脑卒中患者上肢运动障碍常见动作，设计了尺偏、前臂旋前、前臂旋后、手指内收外展、拇指外展、拇指屈伸、柱状抓握、球状抓握等共 10 个手部、腕部及前臂关节动作。在进行多维视觉手功能评估时，首先将测试者的姓名、利手、患病情况进行信息录入，接着让受试者取坐位于机器前，双手置于机器内，检查者解释并选取一项动作进行健手建模并对受试者产生听觉刺激，屏幕最左侧会有标准动作动画演示，检查者也可自行演示动作，并对标准动作的细节进行解释，受试者在接受视觉、听觉刺激后用健手进行动作展示，并根据屏幕中央会实时视觉反馈，以及测试者通过适当肢体接触提供本体感觉刺激以纠正动作。完成健手建模后，再进行患手评估，过程同健手。多维视觉手功能定量评估系统为受试者接受听觉刺激、视觉刺激后进行动作展示，并可同时接受本体感觉刺激以纠正动作的多种感觉相互结合、相互促进的一台手功能评估设备。

以上是视觉与听觉的主要检查方法。视觉与听觉通过感觉的输入，对大脑相关感觉皮质进行了激活，大脑皮质可发出有关运动指令和调节运动，而外周的运动也会通过神经传导实时将信息传回大脑，对大脑的神经轴突产生重塑作用。另外，通过周围正常神经代偿，能够减轻健侧大脑对患侧大脑的抑制作用，抑制上肢的痉挛模式，而由于大脑的各个脑区可能存在相互影响、相互促进的内在网络联系，故控制上肢痉挛模式对下肢痉挛模式的控制也有一定作用，这一点也可以从步行节律中看出。所以特殊感觉的改善，对患者整体运动功能的改善均产生作用。此外，在临床上听理解和听辨认的评估同样重要，多维视觉手功能康复定量评估——通过视觉和听觉输入（视觉和听觉），同时进行运动评估，其在理论上是可行的，但未来还需要更多临床数据的支持。

第四节　手脑感知下高级脑功能的优势功能

一、手脑感知到注意力

（一）注意与注意障碍

注意是心理活动指向一个符合当前活动需要的特定刺激，同时忽略或抑制无关刺激的能力。注意力是一切意识活动的基础，具有指向性和集中性两个特点，其包括广度、紧张性、持久性、转移性和分配性。脑卒中患者通常会出现注意障碍，包括保持注意障碍、选择注意障碍和分配注意障碍，注意障碍往往与平衡能力降低和功能独立性下降有关。因此，注意力训练也应该是康复训练所关注的重点。

（二）注意障碍的评定

1. 注意过程测验

以临床分类为基础，评估注意障碍的类型，判断该注意障碍受损的程度。

2. 注意持久性评定方法

包括：①划消实验；②连续减七；③倒背时间、成语。

3. 选择性注意评定方法

（1）Stroop 字色干扰任务：受试者在看到计算机屏幕出现红色汉字或色块时尽快按鼠标左键，看到屏幕出现蓝色汉字或蓝色色块时尽快按右键，最后根据点击的正确数和平均反应时间来评定。

（2）Ruff 2S 和 7S 选择注意测验：其由澳大利亚学者 Ruff 等设计，要求受试者尽可能多地划掉包含在字母或数字间的 2 和 7，用来评价注意的选择与维持。

4. 分配性注意力评定方法

同步序列听觉加法测试：受试者认真听录音中播放的一组数字，并将听到的相邻两个数字的总和尽快地说出来。每回答正确 1 次得 1 分，最高分 60 分。

（三）手脑感知与注意

注意力是一切认识活动的基础，是学习新技能的关键要素，特别是在早期阶段的学习。患者训练过程中的注意力与康复训练是否能够成功息息相关，美国心脏协会认为应对脑卒中患者的注意力障碍进行早期识别和康复训练。当患者存在注意障碍时，易在训练过程中分心，无法集中精神于训练中，影响康复训练的疗效。与其他康复训练项目一样，手脑感知也需要患者在训练过程中保持良好的注意力。因此，若患者存在注意障碍，应尽早进行针对性的注意力训练。

另外，在训练过程中，如果患者感到枯燥无味，也会导致其注意力不集中。手脑感知训练整个过程大约需要 35 分钟，想让患者在训练时能保持良好的注意力，可以从以下三个方面入手。

首先，应根据患者自身的功能情况及兴趣爱好，设计相应的任务导向性运动功能训练，让患者感到训练充满挑战性，同时治疗师需要保证训练的可完成性，即难度符合患者自身能力。

其次，在手脑感知训练中，治疗师可以营造色彩鲜明的视觉环境、播放欢快活泼的音乐，以此来提高患者的注意力。

最后，治疗师在施加口令及对患者宣教的过程中，也可用不同音量的语调同患者交流，提醒患者现在应该做什么，或对患者进行与训练相关的提问，例如，"你现在有感觉到有东西在触碰你吗？""要完成这项任务你需要怎么做呢？"等。

治疗师要有意地让患者在训练时多思考，而不只是被动地接收信息，当患者在思考时，就需要其专注于现在所做的训练，并通过此方式不断地学习，改善偏瘫肢体的感觉和运动功能。

二、手脑感知到记忆力

（一）记忆与记忆障碍

记忆是人脑对所输入的信息进行编码、存储及提取的过程。根据信息保留时间的长短可分为瞬时记忆、短时记忆和长时记忆。当外界刺激传入大脑时，保留1~2秒形成瞬时记忆，如未被注意，则信息很快消失。而经注意的信息转入短时记忆中，可保留在1分钟内，如未编码，则被遗忘。而经编码或复述的短时记忆转为长时记忆，长时记忆的容量是无限的，信息可保留在1分钟以上，甚至终身。

记忆力与许多脑区都有着紧密联系，前额是参与短时记忆的重要结构，颞叶内侧、间脑和基底前脑胆碱能系统是陈述性记忆回路的三个重要环节。许多脑卒中患者都存在记忆力障碍，这种神经损伤后记忆力障碍可持续存在多年，导致患者功能独立性降低和生活质量下降。因此早期筛查记忆力障碍，并及时对患者进行干预训练尤为重要。

（二）记忆障碍的评定

1. 瞬时记忆

瞬时记忆评定包括言语性记忆与非言语性记忆。

（1）言语性记忆：包括数字广度测验和词语复述测验。①数字广度测验，被检者根据检查者要求正向或反向复述数字串，正常可正向复述（7±2）个数字长度，低于5个为异常；②词语复述测验，被检者复述检查者说出的4个不相关的词语，正常能复述3~4个词，复述5遍仍未正确，则为异常。

（2）非言语性记忆：被检者观察检查者出示的4个不同的图形，注视2分钟后将他们默画出来。

2. 短时记忆

同样向被检者出示4个不同的图形，过30秒后再要求患者默画。

3. 长时记忆

（1）情节记忆：①顺行性记忆测试，包括回忆复杂的言语信息、词汇表学习、词汇再认的言语测验和视觉再现、新面容再认的非言语测验；②逆行性记忆测验，个人经历记忆、社会事件记忆、著名人物记忆。

（2）语义记忆：包括常识测验、词汇测验、分类测验、物品命名、指物测验。

（3）程序性记忆：检查者可让受检者完成指定的日常生活动作，如刷牙、梳头等。

4. 标准化的成套记忆测验

（1）韦氏记忆测验：包括个人经历、定向（时间空间）、数字顺序关系、视觉再认、图片回忆、视觉提取、联想学习、触觉记忆、逻辑记忆和背诵数目。将 10 个分测验的粗分分别根据"粗分等值量表分表"转换为量表分，相加即为全量表分。将全量表分按年龄组查对"全量表分的等值记忆商表"，可得到患者的记忆商。

（2）Rivermead 行为记忆测试：该测试需要患者模拟日常生活记忆场景，能够较好地反映患者日常生活的记忆缺陷。

（3）临床记忆量表（clinical memory scale，CMS）：测验内容包括联想学习、指向记忆、图像自由回忆、无意义图形再认和人像特点联系回忆。

（三）手脑感知与记忆

脑卒中后康复的一大理论基础是神经可塑性，其中包括感觉皮质可塑性，它可能的机制之一是在记忆形成的感知过程中捕获可用的信息。感觉皮质可塑性不仅与感觉加工本身相关，还与感觉编码、存储和记忆感觉事件及其结果之间的信息联系的神经过程密切相关。

进行感觉训练时，在视觉开放的状态下，先给予患者健侧感觉刺激，让患者记住正常的感觉体验，接着患者注视治疗师给予患侧刺激的过程，利用视觉反馈结合刚才健侧的感觉体验，体会这一刺激所带来的感觉，在大脑中形成感觉记忆。在训练的最后一步感觉认知中，将前几步评估、宣教和训练的内容再简明扼要地重复一遍，加强与巩固患者的感觉记忆，强化各神经通路的联系。如果患者的感觉障碍属于中到重度或完全缺失，需要反复给予患者感觉刺激，促进从外周传入的感觉信息进入中枢神经重新编码和储存，从而形成新的感觉记忆，同时与所感受到的刺激感觉相联系起来，这一过程就相当于一个学习新信息的过程。

手脑感知训练与记忆密不可分。在手脑感知训练中需要中枢神经系统不断形成感觉记忆，以重新获得各个脑区的相互联系。而在训练过程中不断让患者记住所感受的刺激感觉，也是一个强化患者记忆能力的过程。二者相辅相成，在训练过程中既能改善患者手部功能也能提高患者的记忆力，提高其生活质量。

三、手脑感知与高级认知功能评估

（一）认知功能与认知功能障碍

认知是指人脑在对客观事物的认识过程中，对感觉输入信息的获取、编码、操作、提取和使用的过程，包括记忆、计算、视空间定向、结构、执行能力，以及语言的理解、表达和应用，是高级脑功能。人们进行交流、学习和工作等各种日常生活活动都离不开正常的认知功能。当各种原因引起脑损伤导致记忆、计算和执行能力等一个或多个方面的认知功能下降并影响患者的生活活动能力时，就称为认知功能障碍。认知功能障碍不仅会影响患者的日常生活，还会导致患者的运动能力下降、功能独立性降低，给患者自身和家庭带来很大的负担。

（二）认知功能障碍评估量表

1. 简易认知功能检查

简易认知功能检查（mini-mental state examination，MMSE）在临床上被广泛应用，具有良好的信度和效度。MMSE 包括定向力、记忆力、注意力和计算力、回忆力和语言能力 5 个项目，总分为 30 分。根据文化程度水平，正常值分别为：文盲 ≥ 17 分、小学文化程度 ≥ 20 分、中学文化程度 ≥ 24 分，检查时间为 5 ~ 10 分钟。有研究认为此量表有天花板效应且更专注于记忆功能而被认为缺乏实用性，对检测较严重的认知功能障碍更为有效。

2. 蒙特利尔认知评定量表

蒙特利尔认知评定量表（montreal cognitive assessment，MoCA）具有高重复测试可靠性和良好内部一致性。轻度认知障碍（mild cognitive impairment，MCI）患者可能有轻微的执行功能、高级别的语言能力，以及复杂的视觉空间处理能力的损害，MoCA 对轻度认知损害具有较好的敏感性，但特异性略差。MMSE 侧重语言和定向力的评估，而 MoCA 涵盖更多的认知领域，侧重于执行和视空间功能。

3. Addenbrooke 改良认知评估量表

Addenbrooke 改良认知评估量表（Addenbrooke cognitive examination-revised，ACE-R）对各类痴呆亚型的诊断及评估具有较高灵敏度和特异度，其包含了定向力或注意力、语言流畅性、记忆力、语言及视空间能力 5 个认知功能，总分为 100 分，语言部分包含命名、理解、重复、阅读和写作内容。有研究发现，该量表在检测失语症方面也具有较好的敏感性和特异性，也有研究指出 ACE-R 能够检测视空间、注意力和执行能力方面的损伤，但不适合用于筛查急性期脑卒中患者的整体认知障碍。

（三）手脑感知与高级认知功能

感觉是大脑将外周传入的感觉信息整合加工后产生对客观事物基本属性的反应。因为感觉是一种主观感受，需要在感觉评估和训练中患者不断地给予治疗师反馈回答，如存在认知功能障碍，患者无法将自己真实的感觉感受反馈给治疗师，会降低康复训练的效果。

目前对认知功能障碍，传统的治疗方法大多是通过直接刺激来治疗，如重复经颅磁刺激、经颅直流电刺激、计算机化认知训练和神经反馈训练。在最近的研究中发现，有氧运动可以作为治疗认知功能障碍的方法，认知训练前的有氧运动可以提高觉醒水平，巩固记忆，减少抑郁症状，从而改善认知功能。因此，越来越多的人将体育锻炼或物理疗法作为治疗认知障碍的方法之一。

　　手脑感知训练将"手"与"脑"相结合，外周的感觉刺激和任务导向性训练产生的神经冲动信号沿着神经传导通路到达中枢神经系统，提高大脑的兴奋性和觉醒水平，改善认知功能。手脑感知训练包含感觉评估、感觉宣教、感觉训练、任务导向性运动功能训练和感觉认知五个步骤。在整个过程中，患者的认知功能情况能够通过其真实感觉反应的表达来体现，治疗师获得准确的感觉反馈后，进行针对性的有效训练，鼓励患者继续表达自己的感觉感受，形成感知和反馈的有效循环。因此，手脑感知训练能够帮助治疗师掌握患者的认知功能情况，提高患者认知水平，给临床认知功能障碍治疗提供一种新思路。

参考文献

[1] 陈海萍，李璇，孙锦文，等. 糖尿病足定量感觉检查研究进展 [J]. 中国康复，2016，31（4）：316-319.

[2] 贾杰. 手功能康复概论 [M]. 北京：电子工业出版社，2018.

[3] SANTHANAM A. Silent neuropathy：detection and monitoring using Semmes-Weinstein monofilaments[J]. Indian J Dermatol Venereol Leprol，2003，69（5）：350-352.

[4] CARLSSON H，ROSEN B，PESSAH-RASMUSSEN H，et al. SENSory re-learning of the UPPer limb after stroke （SENSUPP）：study protocol for a pilot randomized controlled trial[J]. Trials，2018，19（1）：229.

[5] 恽晓平. 康复疗法评定学 [M]. 北京：华夏出版社，2014.

[6] MUCKE M，CUHLS H，RADBRUCH L，et al. Quantitative sensory testing （QST）. English version[J]. Schmerz，2021，35：153-160.

[7] VAN NES S I，FABER C G，HAMERS R M，et al. Revising two-point discrimination assessment in normal aging and in patients with polyneuropathies[J]. J Neurol Neurosurg Psychiatry，2008，79（7）：832-834.

[8] DAS NAIR R，COGGER H，WORTHINGTON E，et al. Cognitive rehabilitation for memory deficits after stroke. Cochrane Database of Systematic Reviews，2016.

[9] 刘晶京，恽晓平. 汉化版 Rivermead 行为记忆测验第 3 版的信度和效度 [J]. 中国康复理论与实践，2016，22（5）：511-513.

[10] PHAN M L，BIESZCZAD K M. Sensory Cortical Plasticity Participates in the Epigenetic Regulation of Robust Memory Formation[J]. Neural Plasticity，2016，2016：7254297.

[11] 王玉龙. 康复功能评定学 [M]. 北京：人民卫生出版社，2013：143-144

[12] BARKER-COLLO S L，FEIGIN V L，LAWES C M，et al. Attention deficits after incident stroke

in the acute period: frequency across types of attention and relationships to patient characteristics and functional outcomes[J]. Topics in Stroke Rehabilitation, 2010, 17（6）: 463-476.

[13] 王科英，恽晓平，张丽君，等．脑损伤后注意障碍的评定 [J]. 中国康复理论与实践，2010，16（6）: 578-581.

[14] NASREDDINE Z S, PHILLIPS N A, BÉDIRIAN V, et al. The Montreal Cognitive Assessment, MoCA: a brief screening tool for mild cognitive impairment[J]. Journal of the American Geriatrics Society, 2005, 53（4）: 695-699.

[15] LEES R A, HENDRY BA K, BROOMFIELD N, et al. Cognitive assessment in stroke: feasibility and test properties using differing approaches to scoring of incomplete items[J]. International Journal of Geriatric Psychiatry, 2016.

[16] 洪文军，陶静，陈立典 . 脑卒中后认知功能障碍筛查量表的研究进展 [J]. 中国康复，2015，30（5）: 380-383.

[17] 孙丽楠，姜贵云 . 脑卒中认知评定研究进展 [J]. 中华物理医学与康复杂志，2016，38（10）: 793-796.

[18] KIM J, YIM J. Effects of an Exercise Protocol for Improving Handgrip Strength and Walking Speed on Cognitive Function in Patients with Chronic Stroke[J]. Medical Science Monitor, 2017, 23: 5402-5409.

[19] CUMMING T B, TYEDIN K, CHURILOV L, et al. The effect of physical activity on cognitive function after stroke: a systematic review[J].Int Psychogeriatr, 2012, 24（4）: 557-567.

第八章

多感觉评估研究进展

第一节　单感觉评估测验

一、浅感觉评估

（一）Semmes-Weinstein 单丝检查法

对神经损伤的患者，为了更仔细地查明神经损伤程度和术后恢复情况，有必要采用单丝皮肤阈值测验（Semmes-Weinstein monofilament examination，SWME）进行检查，该测试使用不同直径的尼龙丝与手指皮肤接触，通过皮肤对不同压力（轻触觉）的反应测得触觉阈值。正中神经感觉分布区的触觉阈值测量选择示指的近节指骨和远节指骨掌侧面、拇指的远节指骨掌侧面；尺神经感觉分布区的触觉阈值测量选择小指近节指骨、远节指骨的掌侧面和小鱼际。

SWME 是国际上公认的触觉检查金标准。在操作过程中用不同粗细的单丝触碰患者的皮肤，并使单丝弯曲约 1.5 秒，嘱患者闭眼回答有无触感，记录患者能感受到的最细单丝纤维编号。SWME 具有操作简单、可重复性高的优点，已在临床和科研中被广泛应用，但检查所需的测验重复次数多，因此，需避免患者在评估中注意力下降或产生惯性回答，从而影响结果的准确性。

（二）定量感觉检查

定量感觉检查（quantitative sensory testing，QST）可用于定量测定多种感觉阈值，包括温度觉（热觉、冷觉、热痛觉、冷痛觉）、压力痛觉、机械觉和振动觉。评估方法有水平法和极限法两种。较常使用的是极限法温度觉阈值测试，其是将一个温差电极与皮肤接触，该电极可以根据需要加热或冷却，测试初始温度为 30～32 ℃。测试开始后，温度逐渐上升或下降，要求当患者感觉到指定刺激时按键，仪器记录的即时温度即为被试的指定感觉阈值。为确保检查的安全，当温度达到 0 或 50 ℃时，试验停止。QST 操作简单，患者易于理解，可重复性高。不同的操作方法各有优缺点，采用极限法测定的阈值会高于实际值，因为包括了患者的反应时间。采用水平法虽可以得到更加精确的感觉阈值，但在长时间的评估过程中，患者可能会感到疲劳或注意力下降。

（三）高频经皮神经电刺激

触觉感知阈值（perceptual threshold of touch，PTT）指的是人体可辨别和可检测到的最低触觉刺激水平，可应用 Hf/TENS 来检测 PTT，PTT 被确定为受试者感受到刺痛感时的电流强度（毫安水平）。测试使用带有两个自粘电极（阳极和阴极）的双通道 TENS 刺激仪器，经过校准提供 40 Hz 的高频恒定电流，脉冲持续时间为 80 μs 的单方脉冲。40 Hz 是低水平的高频经皮神经电刺激（high-frenquency/transcutaneous electrical nerve stimulation，Hf/TENS），容易将 PTT 与疼痛阈值区分开来，且受试者在此水平下不容易出现适应现象，而选择脉冲持续时间为 80 微秒的方波刺激是为了保持刺激在脉冲期间的稳定。刺激水平以毫安为单位记录，可从显示器上读取数据并记录。可以使用按钮逐渐增加或减少幅度，幅度设置允许以 0.5 mA 的步长精确调整电流（0 ~ 60 mA）。

测试前，受试者取端坐位，手臂放在受试者膝盖上的枕头上，肘关节屈曲 90°，前臂处于旋前位，该位置可以使受试者观察到自己的上肢。将电极放在受试者示指的指腹（阳极）和手掌（阴极）上，在测试期间不移动电极，且只施加一次。提醒受试者看着他们的手，当受试者感受到轻微刺痛时，立即告知检查者。

Hf/TENS 测试在评估老年脑卒中患者的手部触觉感知阈值时具有较高的可靠性，且研究结果可推广到 ≥ 65 岁的脑卒中人群。需要注意在测试前，操作者要明确排除标准，即排除身上装有心脏起搏器或其他金属内嵌物等不适宜使用电流刺激的患者。

二、深感觉评估

深感觉又称本体感觉，包括我们判断四肢在空间中位置的能力和检测运动的能力，分别称为关节位置感觉（joint position sense，JPS）和运动觉（kinesthesia）。本体感觉是运动控制的一个重要方面，在不同的疾病人群中，当本体感觉退化或丧失时，会对功能产生不同的影响。为了研究本体感觉丧失对功能的影响，国内外研究者开发了许多方法来测量本体感觉功能。

深感觉测试主要分为评估关节位置感觉的静态位置检测和评估运动觉（将振动觉归为此）的运动检测。关节位置感觉评估主要通过主动或被动完成的位置复制或位置匹配任务来执行；而运动觉评估进一步分为运动阈值的评估，即检测运动发生所需的运动量 / 速度的阈值，以及运动方向的辨别评估，如屈曲和伸展。运动觉的评估在临床上总是以非标准化且患者被动的方式进行检测，比如检查者移动患者的大脚趾，让患者回答是往上还是往下。

（一）关节位置感觉评估

1. 影响 JPS 的因素

JPS 最常使用的测试任务称为关节位置匹配（复制）任务，即个体必须在视觉遮蔽的情况下复制一个参考关节角度（即尽可能只使用本体感觉信息）。然而一些研究结果强调，关节位置匹配任务并不像看起来的那样简单，其匹配误差明显受到许多实验因素的影响。

（1）关节位置匹配任务的类型：在临床和研究情况下，有两种类型的位置匹配任务通常用于评估本体感受敏锐度，分别为同侧肢体复制任务和对侧肢体匹配任务。在第一种任务类型中，最初会在短时间内（通常是几秒）向受试者提供参考关节角度（位置），然后将关节恢复到"起始"角度，并要求受试者使用相同（即同侧）手臂复制之前演示过的参考位置。简单来说，操作者先向受试者展示或带着受试者的肢体到达关节的目标角度，再返回起始位置后，要求受试者到达目标角度。第二种常用的任务类型与第一种任务形成对比，称为"对侧匹配"，对侧匹配包括参考关节角度与对侧（即对侧）肢体的匹配，在这一情况下目标关节角度在整个匹配过程中保持在参考位置（被作为参考的肢体保持不动），可以作为"在线"参考，以帮助受试者匹配。

在同侧匹配任务中，受试者需要依赖记忆功能的参与，由于单个肢体无法在执行该角度匹配的同时提供参考关节角度，受试者必须使用记忆来准确匹配目标位置。而在这种情况下，最后测量出的匹配误差，实际上误差的一部分可能反映了认知或记忆缺陷，而不是本体感觉本身的下降。

在对侧匹配任务中，由于对侧肢体提供了参考角度，所以消除了对基于记忆的需要，但是其也有限制因素。根据解剖学知识我们可以知道来自作为参考的上肢本体感觉信息被传递到对侧半球大脑皮质的主要体感区域，例如，左半球首先接收到的右臂参考信息，为了让此信息可被用于指导对侧肢体的动作，信息必须穿过半球分界线，也就是通过胼胝体传递。对侧匹配任务中对大脑半球间信息转移的需求增加，会影响到患有不对称脑损伤的个体或患有胼胝体变性的个体的临床测量结果。

与这两个任务相比，还有第三种任务，称为"对侧记忆"匹配任务，它更具挑战性，因为其同时需要记忆和在大脑半球间传递。在第三个任务中，受试者先在一侧肢体获得参考角度，并要求在几秒内记住这个位置。然后在另一侧肢体进行匹配之前将参考角度改变。研究数据得出，同侧匹配任务的绝对误差最小，而对侧记忆匹配任务最大。建议根据受试者具体的疾病和损伤部位和功能来决定任务类型，以减少误差。

（2）惯用手：是指人倾向于其中一侧上肢来进行各种日常生活活动，是人类大脑侧向化功能最明显的例子之一。然而与预想的情况不同，本体感觉位置匹配任务具有非惯用手优势。但有研究表明，只有在匹配任务只依靠本体感觉信息（即不提供视觉反馈）的情况下，非惯用手优势明显。

（3）参考角度（位置）的建立：这也是影响因素之一，不仅包括参考关节角度的大小，还包括关节如何移位。研究发现，目标角度的大小与匹配误差的大小之间存在明显的关系，更大的目标角度会导致更大的匹配误差（即性能差），且研究发现对于较大的目标角度，绝对误差平均要大 66%。为解释这一发现而提出的一个假设是，当运动需要增加神经控制信号时，在完成更大的目标角度过程中会造成更多的感觉运动噪声，增加误差。

除了目标角度大小对位置匹配表现的影响之外，早有实验表明，受试者在匹配通过他们自己的主动运动建立的参考位置时，比由检查者被动确定的相同目标位置时误差更小，且由受试者主动确定的参考位置似乎会导致目标运动更快、更顺畅。另外，tau 效应表现为时间和空间之间的强烈相互依存，使得较长持续时间的运动被认为比较短持续时间的运动走得更远。对于关节位置匹配任务，这意味着如果在建立目标关节角度期间，检查者花费了较长时间，受试者会认为目标距离起始关节角度比实际距离更远。当然还有一种说法认为，主动测试的结果比被动测试的结果更真实地反映功能情况，因为本体感受系统仅在肌肉收缩发生自愿动作或牵张反射时才能正常工作。

2.RehabRoby 机器人辅助康复系统

该康复系统通过提供上肢辅助或抗阻运动来评估肘关节的本体感觉，使用 RehabRoby 系统评估健康受试者在肘部屈曲(0º~160º)期间的本体感觉。RehabRoby 的运动范围(range of motion，ROM)、关节扭矩、速度和加速度是通过测量健康参与者在日常生活任务两项活动（喝汤和咖啡）中的运动来确定的。

受试者坐在高度可调的椅子上，肩关节位于伸展和外展位（10º），肘部位于伸展位和前臂位于旋后位，手和手腕在中立位置上且可以自由运动。受试者一开始需要主动等张屈曲肘关节达到目标角度（target angle，TA），其中机器人提供辅助被动运动（称为受试者主动 / 机器人被动 PARP 协议）。然后，受试者进行同侧匹配任务，同时对抗 RehabRoby（称为受试者主动 / 机器人阻力 PARR 协议）施加的舒适阻力。受试者可以先在肘关节屈曲时观看图形（带有视觉反馈）完成以上步骤，之后要求受试者在闭眼情况下（没有视觉反馈）重复相同的 PARP 和 PARR 协议。每个受试者在两次试验之间有 3~5 分钟的休息时间，每个实验用时不超过 30 分钟。测量结果包括运动角度、每个角度施加的扭矩，以及运动相对于目标角度的误差（匹配误差）。目前已有研究证实了 RehabRoby 机器人辅助系统在临床的可用性。

3.3DOF（自由度）机器人手柄

3DOF 机器人手柄是一种机器人辅助方法，用以评估腕 – 前臂复合体的 3 个自由度的关节位置感敏感度。检测采用同侧关节位置匹配任务，要求受试者在没有视力参与的情况下，仅依赖本体感受信息复制先前设定的参考关节位置。

评估需要使用到手腕触觉装置，该装置为一个有 3 个自由度的机器人手柄，允许腕 – 前臂复合体进行屈曲 / 伸展（FE）、外展 / 内收（AA）和旋前 / 旋后（PS）运动。在评估前，受试者坐在机器人设备旁边，他们身体的正面平面与机器人设备的 PS 轴垂直对齐。

受试者用右手握住手柄，调整装置的位置，使上臂和前臂之间的夹角为 90º 或 120º，使机器人手柄的轴与手腕的解剖关节轴之间正确对齐。受试者前臂被牢固地绑在机械支撑上，避免在检测过程中关节错位（滑动），以确保手腕定位的可重复性。

在评估过程中，受试者被遮盖视线，手腕被机器人装置以一定的角度被动移动，到达目标角度后保持 3 秒，之后关节被动地返回到初始位置。接着用声音指示受试者开始移动，尽可能准确地主动再现先前展现的关节位置。在这个阶段，除了对机器人的重量和惯性进行补偿外，没有其他的力或扭矩施加在手腕上。当末端执行器速度被检测到低于 2º/s、阈值超过 2 秒时，认为主动匹配运动完成；随后机器人将手腕移回中立位（FE=0º、AA=0º 和 PS=0º），并以之前描述的相同顺序开始另一次检测。

检测内容包括 3 个自由度的运动，目标角度对应于 80% 的总功能手腕 ROM，即屈曲 / 伸展 32º，外展 / 内收 16º，旋前 / 旋后 24º。3 个自由度的目标以伪随机方式呈现，每个自由度重复 12 次，总共 36 次检测。每次测试只允许受试者沿着测试的一个自由度自由移动，另外两个保持在中立位。为了便于在整个测试过程中保持对任务的注意力，允许受试者在 12 次试验后休息 5~10 分钟。另外，为了估计手腕本体感觉敏锐度并表征整体性能，测试评估了两个指标：匹配误差（表示准确度）和变异性（表示精密度）。

这一机器人设备已被证明是一种简单可靠的方法，能在成人和儿童受试者中提供有效的关节位置觉测量，可得出本体感受敏锐度的客观数据。研究还发现腕 – 前臂复合体的本体感觉在 3 个自由度上表现为各向异性，外展 / 内收表现出最高的敏锐度。

波士顿马萨诸塞州总医院研究者 Marini 等为了确定本体感觉敏锐度是否取决于目标角度的大小，在较小的工作空间（SWS）中测试了手腕位置感。SWS 中的本体感觉目标位于功能性 ROM 的 40%（较大工作空间中的 50%）：屈曲和伸展 16º，外展和内收 8º，旋前和旋后 12º。研究结果发现，手腕角位移越小，位置误差越大，越接近关节运动范围的极限处，准确度越高，这与已发现的肩部位置误差相对应。关节角度的振幅（位移）越大，越能够更好地辨别。这些结论得到了神经生理学观点的支持，即机械感受器信息由对大运动高度响应的皮肤传入神经补充。此外，美国布朗医学院神经科学系学者 Sanes 等报告运动幅度与运动神经元激活成正比，这表明神经元激活本身可能能够补充本体感受信息的进一步感觉反馈。SWS 中的超调运动可归因于机械感受器的信息量不足，而机械感受器在小范围的运动中不够活跃。

4.The WristBot 机器人

该机器人用于评估协调的多关节远端运动和存在动感扰动时的本体感受。与上述的 3 个自由度任务不同，研究使用了另一种任务：受试者完成 3 个自由度中的其中 2 个自由度的任务——屈曲 / 伸展和外展 / 内收，同时引入沿不参与匹配任务的旋前 / 旋后轴的旋转扰动。研究假设沿 PS 轴提供扰动，包括沿前臂的可变幅度的旋转偏移，不会导致对剩余手腕自由度的物理限制和关节活动期间本体感觉敏锐度方面的感觉冲突位置匹配。

受试者闭眼坐在屏幕前，用右手握住触觉设备（WristBot 机器人）的手柄。操作者将受试者的前臂固定在机械支撑上，避免关节错位，以确保手腕定位的可重复性，从而限制试验间的变异性。从初始中立位置开始，腕关节被动地向本体感觉目标移动（被动到达），然后保持 3 秒，将会有声音提示本体感觉目标已达到。接着返回到静止位置后，另一个听觉提示向受试者发出被动匹配阶段的开始信号，要求受试者用同侧手尽可能准确地匹配目标，一旦感知到相同的目标角度，受试者用对侧手按下按钮，停止机器人运行。

测试提供了两种实验条件：分别称为 JPMup（同侧关节位置匹配＋未感知扰动）和 JPMpp（同侧关节位置匹配＋感知扰动）。它们在外部扰动的时间施加方面有所不同：第一个实验条件是在本体感受目标呈现后提供了干扰；而第二个是在本体感受目标呈现期间施加了旋前／旋后轴的旋转。这个干扰指的是沿 PS 轴的某个随机幅度的角旋转，在此期间，受试者被指示专注于感受目标位置，在匹配位置阶段尝试拒绝沿 PS 轴的扰动。通过引入本体感受目标和干扰输入的不同呈现顺序，研究者试图了解中枢神经系统是否将本体感受信息存储在绝对坐标系或相对坐标系中。结果证明，受试者能够存储关节配置的序列，并能够在呈现和编码目标的初始条件下以相同的精度复制先前经历过的本体感受目标。同时还发现，前臂的中立生理姿势（PS 的 0º）不是能够实现最佳本体感觉灵敏度的位置。

5.H-Man 机器人

该机器人是一种有 2 个自由度的平面机器人，可以定量评估本体感觉功能，它由电机驱动两个垂直的线性滑块，手柄连接在该滑块上。电机可以在工作空间中的任何指定方向上为末端执行器提供高达 30 N 的力，这些力用于帮助或抵抗用户的运动。受试者坐在机器人操纵器前面，胸骨的中心与 H-Man 机器人的手柄对齐，手柄初始位置与胸骨之间的距离设置为 25 cm。受试者将他们的肘关节屈曲 90º，手腕放在手柄上，若部分脑卒中受试者无法正确抓住，可以将其手绑在手柄上。为了避免脑卒中受试者典型的代偿性运动，使用肩带以保持躯干静止，同时允许肩部和肘部关节旋转，保持手臂肌肉放松。受试者需要完成平面下的被动关节位置匹配任务，受试者面向前方，闭上眼睛，手随着机器人以 7 cm/s 的恒定速度被动移动到平面上的一个目标位置，并保持 2 秒，以便受试者记住该位置。然后，以相同的速度返回到起始位置。接着，机器人以 2 cm/s 的恒定速度再次将肢体移向目标位置，直到受试者感觉到到达了原始目标位置。这时受试者口头告知检查者，然后检查者将通过手持按钮停止移动。最后机器人将手柄返回到初始位置以开始新的试验。其中目标位置包括三个方向：向前、对侧倾斜和同侧倾斜（伪随机顺序选择目标位置：－45º、0º和 45º）。

H-Man 机器人被证实对脑卒中后患者评估本体感觉障碍的临床适用性和有效性。评估的持续时间设置为大约 10 分钟，使用便携式、低成本、2 个自由度机械手进行，且因为任务难度不大，所有参与者都完全能够理解并完成本体感觉评估，因此，所提出的方法可能适用于大范围的人群，也可以转化为临床实践。与其他临床测试相比，机器人评估提供了关节位置感的定量和自动测量，且提供更具重复性、可靠性和敏感性的测试。此外，它还消除了影响传统量表的评分者间信度低的问题。

6.InMotion 机器人

由 InMotion 机器人连杆和手柄、红色发光二极管和半镀银镜组成，为了评估本体感觉的被动感觉位置匹配任务，在位于肩高下方的二维水平面上进行。

受试者在黑暗中坐在一张调整到胸部高度的桌子旁。受试者抓住 InMotion 机器人连杆的手柄，沿着桌子表面进行平滑、近乎无摩擦地运动。连接在椅子上的肩带使受试者躯干保持在静止位置，同时允许肩关节和肘关节旋转，一面水平的半镀银镜悬挂在桌子表面上方 31.5 cm 处。在水平工作空间的 9 个工作空间位置 [（3×3）个网格] 和 2 个正交方向（左右和前后）测试左右臂的本体感觉。

研究分为实验 1 和 2，它们使用相同的测试位置。每个受试者被随机分配到 6 组之一：2（左臂或右臂）×3（左、中或右工作区）。每组中的每个受试者在距离身体一定距离处完成本体感受测试，位于每个受试者最大范围的 20%（近）、50%（中）和 80%（远）。在这过程中受试者保持手臂放松，面朝前方，视线被遮挡。受试者的手臂被机器人移动到参考位置，并保持 2 秒，接下来，手被带离参考位置，来到一个"判断位置"，此时受试者需要判断相对于参考处的位置，判断位置在沿着运动轴线（向左或向右 / 向前或向后）的哪一侧。为了消除受试者可能用来判断手部位置的任何潜在速度或时间线索，在每个判断位置之前和之后使用干扰运动，干扰器将手从沿测试轴的参考位置随机移动到周围位置，运动持续时间也是随机的。

在实验 1 中，要求受试者在做出反应时回忆之前（2 秒前）呈现的参考位置，并将他们手的当前感知位置与他们对参考位置的记忆进行比较。该程序避免了非本体感受模式，例如视觉、运动反应和半球间信息传递。多模式的性能不如单模式的性能准确，并且多种模式引入了额外的错误来源，这些错误不容易与本体感受错误区分开。为了排除本体感受测试过程的记忆部分可能对结果产生影响，在第二个实验中研究者使用持久的视觉参考位置重复了该过程。两种方法都得出了定性相似的结果。在实验 2 中，红色发光二极管悬挂在半镀银镜上方 12.5 cm 处，红色发光二极管的图像被反射到半镀银镜上，使得发光二极管的反射看起来与受试者的手在同一平面内。

研究记录了本体感受敏锐度（对手位置变化的敏感性）和偏差（手的感知位置），结果发现整个工作空间的本体感觉并不统一，更靠近身体的肢体配置的敏锐度更大，并且在前后方向上比在左右方向上更大。

7. 运动损伤和运动觉评估（motor impairment and kinesthetic evaluation，The ETH MIKE）

The ETH MIKE 是一个单自由度的末端执行机器人平台，其旋转中心与示指掌指关节对齐，为示指提供控制良好的运动刺激并灵敏地测量受试者的运动学和动力学反应。研究总共设置了 5 项任务，其中标准位置匹配任务（standard location matching task）用来评估MCP 的本体感觉，同时尽量减少来自运动障碍的混淆。

受试者坐在设备前面，手缠绕在手柄上，该手柄设置在手腕中立位置，确保手腕舒适的休息位置且其他关节固定，保证不出现代偿运动。带有触摸屏的平板电脑被放置在手的正上方，去除被测手的视觉线索，为了将认知负荷最小化，电脑界面在所有评估任务期间只展示一个带有红色指示器的简单仪表。

与通常用于评估躯体感觉功能的强迫选择方法相比，标准位置匹配任务更快且不依赖于受试者记忆，具体任务过程如下：在被测手指被机器人被动移动到目标角度后，通过将虚拟仪表指示器移动到与被测示指尖端对齐的位置，提示用户在位于手正上方的平板电脑屏幕上指示可感知的手指位置。受试者的视野受到平板电脑位置的限制，因此，受试者无法通过视觉反馈来完成任务。每次实验从 MCP 中立位（MCP 关节处位于 0°）开始，然后机器人在 3 秒内将手指位置移动到预先设定好的 21 个角度之一［整数值（10°～30°）从中性 MCP 关节位置弯曲］。在一次评估中，每个角度以随机顺序呈现一次，研究表明，对每个角度进行一次采样足以可靠地评估本体感觉，同时最大限度地减少测试的持续时间。特别的是，此任务一次只测试一只手，不依靠受试者用另一只手指示屏幕上感知位置的能力，而是由检查者帮助受试者指向屏幕上感知到的手指位置。检查者首先询问受试者，平板电脑屏幕上的仪表指示器是否低于或高于参考位置，然后在该方向上缓慢移动仪表指示器，通过在触摸屏上拖动它，直到受试者表示可以，检查者会要求确认位置并进行调整。

该任务的主要结果测量是位置匹配的绝对误差，指的是所有 21 项试验中绝对误差的平均值，绝对误差是通过取报告的角度和给出的角度之间的差值的绝对值来计算的。绝对误差越大，任务性能越差。研究表明，标准位置匹配任务度量结果有着良好的可靠性，且和临床其他测试的本体感觉度量之间有很高的一致性（70%）。该任务组合可以被应用于脑卒中康复的早期，评估持续时间适中。另外，与常规标准临床评估相比，该任务是自动化的，检查者的工作量可大大减少。总的来说，这是一个临床可行、可靠且有效的评估本体感觉障碍的方法。

8. 平板任务

平板任务（Tablet Task）由一个放置手的倾斜板和平板电脑组成，用于评估患者感知示指的位置觉能力。在闭眼状态下，患者的手被放在倾斜板上固定，四指分开，示指与水平线呈 55º。待检患者将平板电脑放在手的上方固定好后，再嘱患者睁眼。电脑屏幕显示由斜线分隔开的两种不同颜色，其中斜线的一端固定在掌指关节上，直线角度从示指角度的左右 30º 开始，初始步长为 10º。在从真正手指位置左侧 30º 开始的部分中，大多数受试者认为分界线在他们的示指左侧，选择线右侧的颜色。线条向右移动 10º，许多受试者仍会选择右边的颜色。然而随着线条接近真实的手指位置，受试者可能开始变得不确定，最终选择线条左侧的颜色。每当受试者的颜色选择发生逆转时，线条的反向方向和步长都会减少一半，以便在受试者的感知边界（受试者同样可能选择任何一种颜色的角度）附近产生更多的测量值。如此反复，最后由计算机算出患者所感知到的示指指向位置。

印第安纳大学学者 Block 等用 Tablet Task 和临床中常用的评估手段（被动运动方向辨别和 Fugl-Meyer 量表），对 16 例脑卒中患者和 16 例健康成年人进行本体感觉评定。结果显示，与 Fugl-Meyer 量表相比，Tablet Task 和被动运动方向辨别能更为敏感地辨别出患者轻微的本体感觉障碍，但被动运动方向辨别存在天花板效应。Tablet Task 操作简单且测验时间仅需 2~3 分钟，适用于临床。但目前 Tablet Task 评定都是在示指外展与水平线呈 55º 下完成，其他角度或手指能否用此方法评估还需进一步研究。此外，在评估过程中患者需回答示指所在的颜色区域，故在评估前应进行色觉检查。

9. 腕关节位置感觉测验（wrist position sense test，WPST）

WPST 由澳大利亚拉筹伯大学教授 Carey 等于 1996 年设计，利用简单的设备定量评估腕关节位置觉。测试装置包括位于盒状仪器盖子和底座上的量角器刻度（刻度标记间隔为 2.54 cm）、前臂夹板、手用夹板，以及一个窗帘。前臂夹板被固定在与前臂和手对齐的中心位置，手夹板连接到一个杠杆上，允许手腕自由运动。一个与手腕运动轴对齐并附在量角器刻度上方的盒子顶部的指针，使受试者能够指示感知到的手腕位置，响应指针的运动轴与测试杆的运动轴完全匹配，并根据量角器刻度进行角度校准。另外，还有插入杠杆底部的小滚轮允许装置平稳运动，杠杆下方的毡布消除了运动产生的噪音。

检查者将患者的手腕放在设备内的操作杆上，患者无法看到腕关节在设备内的移动，接着检查者手动移动操作杆，并控制速度直到预先确定的 20 个腕关节屈伸角度。检查者每次移动后，患者再将自己感知到的位置角度指针和腕关节中点与示指的连线对齐，使用 20 个评估角度的平均绝对误差来代表患者腕关节的本体感觉功能。

WPST 具有较高的重测信度，操作简便，耗时约 5 分钟，评估所需的时间较短。但不同检查者移动杆的速度存在差异，可能会对结果产生影响。此外，腕关节的本体感觉功能并不能代表整个上肢，因此，其他部位的本体感觉功能还需要用其他方法进行评估。

（二）运动觉测量

1.定量振动感觉阈值测试（vibration perception threshold，VPT）

定量感觉检查（quantitative sensory testing，QST）采用专用仪器对受试者的感觉功能进行定量分析。QST可用于定量测定多种感觉阈值，包括温度觉（热觉、冷觉、热痛觉、冷痛觉）、压力痛觉、机械觉和振动觉。评估方法有水平法和极限法两种。

定量振动感觉阈值测试是定量感觉测试的一种，VPT系统输出定量的高频正弦波振动刺激，刺激触压觉的神经纤维，通过检测阈值来检查人体神经触压觉的神经通路。振动觉阈值测定是将左手示指指腹及第1指关节放置在振动装置上，振动刺激频率为12～200 Hz，幅度为0.1～0.3 μm/s。使用振动觉阈值测定仪进行评估前，嘱患者放松，注意力集中，选择检测部位，探头置于被检位置上，从小到大缓慢增加振动幅度直到患者能感受到振动感。测试3次取平均值，在操作过程中防止探头移位。评估常用极限法和水平法两种方法，有研究认为，两种方法的可靠性无明显差异，各有优劣：极限法耗时比水平法短；水平法的结果准确性比极限法高。因此，应具体问题具体分析，选择合适的方法进行测试。

另外，有研究指出，强迫选择法联合UDTR算法能够比较客观地反映被测试者的振动觉感觉阈值，具有良好的可靠性和可重复性。强迫选择法是指在同一刺激强度的前提下，给受试者连续刺激，其中包含正确刺激和干扰信息，二者在哪个时间段呈现是随机排列的，要求受试者必须选择出哪个时间段包含正确刺激。之后刺激强度根据UDTR规则变化，在一个强度上，重复加以刺激，如果受试者回答序列为SSS或SSFS（S表示答对，F表示答错），则认为受试者能够感觉到，需要减弱刺激强度；若回答序列为FSF或SSFF，则认为受试者没有感觉到，需要增加刺激强度。

2.间隔扰动任务

间隔扰动任务为意大利国家研究委员会研究员Lucia等开发的一种自动定量和标准化的方法，侧重于评估与运动功能直接相关的任务中本体感觉的运动觉，要求受试者在两个间隔、强制选择测试的背景下察觉应用于一只手的小位移或力扰动。

测试需要受试者坐在高靠背椅子上，椅子配有安全带能够最大限度地减少躯干运动。受试者与平面机器人互动，上肢保持外展75º～90º、水平屈曲约60º的位置，并使用安装在椅子上的支架抵抗重力。给受试者受累侧上肢佩戴腕托，以限制肩部和肘部的运动，支架固定在机器人手柄上，放置在手部运动平面上方的不透明屏幕遮挡受试者肩膀、手臂和机器人的视野。该任务包括24个试验，每个试验包括两个连续出现的观察间隔，以3秒的听觉白噪声和1秒的静默为标志，一个间隔（随机选择）包括扰动，而另一个间隔没有扰动。一组固定有9个扰动幅度，其范围为0～1.0 cm，按照恒定刺激的要求，每个扰动以伪随机顺序呈现在 10～20 次。参与者需要通过响应框指示第一或第二扰动是否导致了手部运动。在正式测试前先进行音调辨别任务练习，使所有受试者熟悉两种选择的强制选择程序，随后进行正式测试。在整个过程中，受试者理解多步指令、集中注意力，以及使用工作记忆编码和回忆感觉刺激以在强制选择决策过程中进行比较的能力也能够得到评估。

3. 手臂运动检测（the arm movement detection，AMD）测试

AMD 测试要求受试者口头回答他们是否感受到手臂运动，实验任务不要求参与者进行手臂和/或手和手指的功能性运动，但要求受试者肩部有足够的被动运动范围，以便手臂可以在手柄水平（外展 75º～90º、水平屈曲约 60º）处使用椅式支架或吊索。测试主要使用了 4 种不同的手柄配置，分别为球形、垂直圆柱体、水平板，以及 Velcro® 辅助绑带，以确保手臂与机器人的安全性、舒适性和牢固性的机械连接。如果受试者可以将前臂旋前，则使用球形把手，将手贴合绑在球体上；如果其无法完成旋前动作，则尝试使用垂直圆柱体。如果无法使用 Velcro® 绑带将受试者的手固定在圆柱体上，可使用手腕夹板和 Velcro® 绑带将受试者的手腕固定在水平板上。

在测试前，检查者要求受试者始终放松被测试侧的手臂，受试者手部运动平面上方有不透明屏幕遮挡肩部、手臂和机器人的视线。在测试过程中，机器人对手施加小的水平平面力，从而引起手臂的小运动，主要发生在肩关节和肘关节处，由此确定受试者能够检测到的最小手部力扰动幅度及由此产生的运动。研究显示，在奇数试验（下降试验）期间，机器人最初以 4 N 峰值的最大力扰动手，受试者在 60 秒的时间内回答了重复的问题："你感觉到你的手臂在动吗？"所有受试者表示他们能感觉到这种扰动引起的运动，检查者在每次得到肯定反应后降低扰动的幅度，并不断重复这个过程，直到受试者感觉手臂停止移动。在偶数试验（上升试验）中，机器人手臂最初没有被施加任何力，根据受试者的反应，检查者反复调整扰动幅度，直到受试者刚刚开始感觉到手臂在移动。这项研究的结果表明，AMD 能够得出的本体感觉敏锐度得分，该得分源自 10 个阈值评估的平均运动阈值（TH）和变异性（V）。总的看来，AMD 测试过程耗时约 12 分钟，是一种快速、灵敏且可重复的量化本体感受敏锐度的方法。

4. 动态运动再现任务（dynamic movement reproduction，DMR）

DMR 使用 Hapticmaster 机器人设备在上肢再现运动模式的过程时，动态评估本体感觉中的运动觉功能。HapticMaster 机器人设备是一个有 3 个自由度的控制机械手臂，机械手臂通过对安装在末端的传感器（即圆形手柄）施加力来移动手臂。该设备允许在 40 cm 的深度范围内向前 / 向后移动，在 40 cm 的高度范围内向上 / 向下移动，并围绕其垂直轴旋转 60º（最小半径为 46 cm），受试者握住设备的手柄可以在特定的空间范围内向各个

方向运动。但在 DMR 任务中，通常只需要设备在二维水平方向的运动。

在 DMR 任务期间，受试者背靠椅子上，用带子环绕着他们的躯干进行位置固定，面前安装显示屏，用于告知其如何操作设备和对任务过程的说明，包括运动模式和运动方向。在正式测试前，会先进行测试训练，首先需要限制设备运动轨迹，形成特定运动模式和运动轨迹图形（常为边长为 16 cm 的正方形），以向受试者展示需要再现的运动。受试者在听到开始运动的指示后从一个起始点开始移动，如果受试者的运动方向错误，会收到设备的语音提示并重新开始运动。在这过程中受试者需要尽可能地精确完成再现运动直到结束，之后机械臂会引导受试者前往新的起始点进行下一次运动任务。整个测试任务总共 6 个起始点，按照随机顺序进行，其目的是为了限制受试者潜在的运动空间学习效应。正式测试阶段使用与练习阶段相同的步骤和程序，只是将目标运动的形状更改为半径为 8 cm 的圆形。在 DMR 任务中，受试者的运动方向和任务条件是平衡随机的，运动方向包括顺时针和逆时针，任务条件包括有视觉信息和无视觉信息。准确性的程度用 DMR 误差来表示，即被操作为再现的和目标圆周运动模式（即半径）之间的平均绝对差（以 cm 为单位），不仅关注结束位置，还动态评估整个运动的准确性。

DMR 与常规本体感觉评估相比较，涉及整个上肢运动链的运动，评估了感觉运动背后的感觉和运动信息的整合过程，在很大程度上包含但独立于位置觉，可以捕捉到更复杂的运动觉本体感觉障碍，比如多关节受累的疾病。DMR 表现出较好的测量精确性和灵敏度，以及良好的重测可靠性，是可靠有效的上肢本体感觉功能测试工具。

（三）位置觉和运动觉检测

1.FINGER 外骨骼机器人

FINGER 外骨骼机器人由国外学者 Morgan. L 等研发，是用于测量受试者的手指位置觉和运动觉的定量评估设备。FINGER 机器人主要测量示指和中指的本体感觉，其中每个手指由一个单自由度八杆机构控制，控制手指近端指骨和中节指骨的运动方向和位置，从而提供掌指关节和近端指间关节的运动。FINGER 通过两项任务来评估手指的本体感觉：第一项任务为手指重叠任务评估，用于评估手指的位置觉；第二项任务为运动起始任务，用于评估手指的运动觉。

手指重叠任务要求受试者指出示指和中指在被动交叉运动过程中何时重叠。在此任务中，检查者使用 FINGER 机器人移动受试者的示指和中指，在 2 分钟内完成大概 12 次被动交叉运动，期间受试者感觉到两个手指有重叠时，用另一只手按下按键，记录所感知到的交叉点。手指的位置用 ROM 的百分比表示，中立位置表示为 0 ROM。检查者先将受试者其中一个手指（以示指为例）移动到 30% ROM 的位置，以两根手指的位置相差 30% ROM 作为暂停和开启交叉运动的指标。在此位置下利用 FINGER 移动两根手指完成交叉运动，每次移动时间为 5 秒，保持两根手指间隔 30% ROM（中指移动到此位置）的状态。为了实现手指在空间中重叠的位置因每次交叉运动而不同，两指在完成交叉运动的时候进行对称运动和不对称运动之间的交替。不对称运动指的是一个手指比另一个手指在 5 秒内移动更大的范围，以创建不同的手指速度曲线，不对称运动的幅度控制在10%～70% ROM。同时，为了阻止受试者产生惯性，预测运动 - 休息周期，每次交叉运动后都会有一个持续时间在 0～3 秒的暂停时间，以产生非周期性的交叉手指运动。不对称运动和暂停的时间都是以伪随机顺序的规律呈现。

运动起始任务要求受试者感受手指被动运动的起始瞬间。简单来说，此任务是以反应时间为指标来评估手指的运动觉。同样使用 FINGER 机器人被动移动手指，当受试者感受到手指被运动时，另一只手按下按键，以表示感受到运动。运动觉功能被量化为从FINGER 机器人移动手指到受试者按下按键的时间间隔，以毫秒（ms）为单位。

两项任务均在两种反馈条件下进行：存在视觉反馈和不存在视觉反馈，且两项任务都进行优势手和非优势手的测量。研究结果显示，相比传统本体感觉评估，FINGER 机器人作为检测与年龄相关的本体感觉下降的敏感工具具有可行性和实用性。

2.KINARM 外骨骼机器人

KINARM 全称为正常和改变伸展运动的运动学仪器（the kinesiological instrument for normal and altered reaching movements），这是一种可以测量上肢运动觉功能的定量评估手段。KINARM 由改装后的轮椅底座、与顶部电机相连的两条外骨骼臂槽与机械臂、一块位于水平面的虚拟现实显示屏组成。受试者主要完成三项任务，即视觉引导到达任务（visually guided reaching，VGR）、上臂位置匹配任务（arm position matching，APM）和动觉匹配任务（arm kinesthetic matching，AKM）。受试者坐在轮椅上，手臂放在外骨骼臂槽中，臂槽支架提供支撑，机械臂与受试者的实际关节位置对齐，且机械臂允许上肢进行水平面上的运动。受试者通过虚拟现实显示屏查看投影到此屏幕的目标位置点，通过KINARM 外骨骼机器人的协助完成目标任务。

VGR 任务主要用于评估受试者姿势、运动控制和视觉运动能力，需要受试者控制上肢，以协调、快速的方式到达目标位置并返回。该任务有 4 个目标和 8 个目标两个版本，其中4 个目标版本是为了缩短任务耗时，从 8 个目标版本简化形成的。受试者的被测手被机械臂放置在初始中心目标点，受试者需要尽可能快速且准确到达分布在中心目标点的 4 个或8 个外围目标点的其中之一，然后返回初始点。每个目标在 4 个目标版本中呈现 5 次，在8 个目标版本中呈现 8 次，所有受试者完成 2 次任务，每只手臂各完成 1 次。

APM 任务主要用于评估上肢的位置觉功能，这项任务在无视觉和有视觉反馈的条件下进行，无视觉的条件应先于有视觉的条件，以此避免受试者在无视觉条件下利用视觉习得的线索，从而造成潜在的误差。该任务同 VGR 一样有两个版本，包括 4 个目标和 9 个目标版本。在 APM 任务中，机械臂以预设的速度、方向和距离将被测肢体移动到显示屏上的 4 个或 9 个随机目标点之一上，随后，受试者被要求将未测肢体移动到与被测肢体处于镜面对称的位置上。在受试者示意移动完成后，机械臂继续移动到显示屏上的另一目标点的位置上。重复此过程，直到 4 个目标版本的所有位置都尝试了 5 次，9 个目标版本的任务都尝试了 6 次，视为任务完成。

AKM 任务主要用于评估上肢的运动觉功能。机器人以预设的速度、方向和幅度移动受影响最严重的手臂（被动臂），受试者需要在视觉被遮挡的情况下将他们的另一侧手臂（主动臂）的运动进行镜像匹配。检测初期，机器人将被动臂移动到工作空间中的 3 个位置之一。同时，受试者会在工作区的另一侧看到 1 个红色圆圈（位于 3 个可能的位置中的 1 个）和 1 个白色圆圈，白色圆圈代表他们对侧手臂示指的位置，任务要求受试者将白色圆圈移动到红色圆圈中，这将有效地将 2 个肢体带到镜像对称的起始位置并开始试验。接着圆圈被熄灭，在随机延迟（1500 ± 25 毫秒）后，被动臂以钟形分布速度（峰值速度 = 0.28 m/s）在 2 个预设目标位置之间移动（20 cm）。一旦受试者感觉到机器人移动他们的手臂，他们就需要将被动手臂的速度、方向和幅度与他们的主动手臂镜像匹配。整个任务以伪随机格式对 3 个目标中的每一个进行 6 个运动方向的测试，每个方向测试 6 次，共 36 次试验，测试之间受试者有 10 秒的时间做出回应。对于脑卒中患者，机器人移动受影响侧的手臂，将其与另一只手臂镜像匹配。此任务更敏感，能够准确和客观地识别脑卒中后运动觉障碍，且已有研究验证在成人脑卒中患者和围产期脑瘫儿中是可行的。

每个任务选择不同的结果指标，是因为它们代表了感觉运动控制的不同组成成分，VGR 包括姿势速度（posture speed，PS）、反应时间（reaction time，RT）、运动时间（movement time，MT）、最大速度（maximum speed，MS）、路径长度比（path length ratio，PLR）、初始方向错误（initial direction error，IDE）、初始距离比（initial distance ratio，IDR）、初始速度比（initial speed ratio，ISR）、速度峰值的数量（number of speed peaks，NSP）、最小最大速度差（minimum maximum speed difference，MMSD）10 个指标，这 10 个指标指代上肢姿势控制能力、前馈控制和反馈控制能力及总体运动过程的能力。而 APM 任务包括变异性 XY（variability XY，VarXY）、收缩膨胀比（contraction expansion ratio，Cont/ExpXY）、位移 XY（Shift XY）3 个指标，这 3 个指标指代本体感觉功能，其中 VarXY 指的是手的位置在 X 方向上和 Y 方向上可变性的均值，用变量的均方根表示，Shift XY 表示受试者移动的手臂的镜像 X 和 Y 位置与机械臂移动的手臂的 X 和 Y 位置之间的平均差异，Cont/ExpXY 表示受试者移动的手臂区域相对于机器人移动的手臂区域的范围比率。

　　KINARM 外骨骼机器人曾用于评估脑卒中和创伤性脑损伤成人的本体感觉和运动功能，其中都是使用对侧匹配任务来评估位置觉。然而，考虑到 20% 的脑卒中患者在病变的同侧也表现出本体感觉障碍，很难确定误差是否是由评估臂、对侧臂或二者的缺陷造成的。Anne 等开发了一种评估方案，其结合了 KINARM 外骨骼机器人和虚拟现实系统，能够在不使用对侧手臂的情况下量化位置感，包括评估肢体的主动运动或依靠工作记忆。VR 系统屏幕放置在受试者上肢上方，屏幕用于投射虚拟手臂和遮挡视线，机器人被动地将测试手臂从初始位置水平移动到目标位置，然后将虚拟手臂投影到放置的屏幕上。此时虚拟手臂和真实手臂并没有完美叠加（范围为 1º～27º、朝向屈曲或伸展方向、在试验中伪随机变化），受试者需要口头表示，相对于虚拟手臂，他们的真实手臂是靠内还是靠外（肘关节更屈曲还是更伸展）。有研究初步证明，该评估方案可以客观量化健康年轻人的肘部位置感，具有相当好的重测信度。然而，由于肘部相对位置的识别涉及与虚拟手臂的比较，涉及本体感觉和视觉信息的判断，所以可能会引入另一种偏差。

　　多项研究已证实，KINARM 在评估验证脑卒中患者、颅脑外伤患者中的本体感觉功能障碍上具有良好的可靠性、敏感性和客观性。KINARM 为上肢本体感觉提供了一种定量且可重复的结果测量方法，且可以同时考虑位置觉和运动觉。研究还发现 KINARM 的子集测试具有良好的组间信度，且评估表现与 FIM 指标等相关。同时，KINARM 相比于传统感觉功能量表评估，使用连续的测量尺度，所以更敏感，而且能评估运动学的特定表征，比如痉挛个体中与运动时间和运动速度相关的特征。

三、复合感觉

（一）区域定位测试

　　该测试是用于评估受试者的手指掌面定位觉功能和空间触觉辨别能力的有效方法，目前多用于周围神经病变或术后评估。区域定位是指受试者正确感知皮肤上所受刺激的区域的能力，依赖于对触觉的检测，但是检测触觉阈值和检测空间定位觉功能是不同的，不应该在同一个测试中结合使用测试的刺激道具，一般选用 SWMT 测试或 WEST 测试所使用的单丝即可。区域定位能力有两种评估方式，一是定位误差，通过测量实际接触点和被测试点之间的距离来得出误差；二是区域定位，让受试者通过使用绘制在手上的地图、网格或手的图形表示来识别和感知刺激的区域。区域定位测试使用了第二种方法，并量化了正确位于预定区域内的刺激。

　　定位图首先由切辛顿皇家空军医疗康复小组的 Wynn-Parry 提出，Marsh 进行了改良，他将手掌表面的正中神经支配区划分为 16 个约 1 cm² 的区域，每个区域相当于整个指腹，然而后续发现健康个体的手指指腹的定位误差为 1～1.5 mm，这不到整个区域的 1/10，因此可能导致即使在神经损伤后，受试者也容易出现天花板效应。英国诺里奇东安格利亚大学皇后楼健康科学学院的 C. Jerosch-Herold 等在此基础上进一步改良，使用纵轴和横轴将远节指骨掌侧表面划分为 4 个区域，总共 20 个区域（正中神经支配区 14 个，尺神经支配区 6 个），根据手指的大小，面积约为 0.5～0.8 cm²。研究显示，使用这种方法得到的分数分布没有明显偏斜，且测试没有明显地板或天花板效应。

测试前检查者先向受试者展示叠加了区域网格的手部图。在测试过程中受试者和检查者之间有视线遮挡的挡板，检查者用单丝刺激受试者手指指腹，从健侧手开始，先随机选择两个位置进行刺激作为预实验，用来帮助受试者进入测试状态，前两项刺激不计分。每一个区域都以预定的随机顺序被刺激两次，并要求受试者说出图片上与刺激区域相对应的数字标号。检查者在用单丝刺激时会给予受试者语音提示，每个刺激维持 2 秒，与下一个刺激间隔 3 秒。计分方式沿用 Marsh 的方法，对每个正确识别的区域得 2 分；当定位到正确的方向（如左上象限），但是位于相邻的手指，或定位到正确的手指选择了相邻的区域时，得 1 分；其他或不响应的情况都被评为 0 分。需要注意的是，当受试者无法识别该区域，但可以指定感知刺激的数字编号时，应记录该区域，如果识别正确，则给予 1 分。最终分数是每个区域给出的分数之和，正中神经区域最高为 56 分，尺神经区域最高为 24 分。

该测试评估了空间触觉辨别能力，可以视为两点辨别觉测试的辅助或替代方法，其在正中神经或尺神经损伤的患者中有良好的反应性和可重复性。但是其他疾病的应用仍然需要进一步探索。

（二）两点方向辨别测试

两点方向辨别测试（two-point orientation discrimination，2POD）是基于传统两点辨别测试（2PD）所研究改进的替代测试，受试者被要求辨别 2 个接触点的方向（水平或垂直）。2PD 测试在两点分离趋近于零时表现出虚假的良好性能，这是因为受试者利用了非空间性的线索执行 2PD 任务导致的。当两个相距很近的点同时刺激，且两点落在同 1 个 SA-1 感受域时，潜在的 SA-1 传入神经中引起的动作电位比一个等压痕的单个点要少，因此受试者为了完成任务，可以根据整体反应幅度（例如，传入群体中动作电位的总数）区分 1 个点和 2 个点，即使这 2 个点不能单独感知。当 2 个相距较大的点同时刺激时，两点可以被感知，因为它们属于不同的感受域（空间线索）。而在 2POD 中，受试者需要区分 2 个水平分开的点和 2 个垂直分开相同距离的点。因为这两点都位于同一个感受域中，所以这些刺激会激发等量的动作电位，消除了幅度提示，迫使受试者依赖纯粹的空间信息来分辨。当这些点落在 1 个感受野内时，它们的方向是无法区分的；而当这些点落在不同的感受野内时，它们的方向是可以区分的。与 2PD 不同，2POD 严格测量触觉空间敏锐度，因此建议使用两点方向辨别进行神经学评估。

2POD 测试前受试者的手和前臂舒适地放在铺在桌面上的毛巾上，手掌朝上，使用一个带有切口的部分开放式盒子挡住受试者的视线，同时让检查者可以看到并接触到受试者的手臂。测试在示指指尖、示指指节底、手掌（鱼际隆起处）和前臂掌侧面上进行。测试使用精密数字读数卡尺的尖端来进行刺激，每个尖端的宽度约为 0.25 mm，厚度约为 0.5 mm，当完全闭合时，卡尺尖端会在皮肤上形成 0.5 mm × 0.5 mm 方形接触面。检查者将卡尺轻轻压在皮肤上，以确保皮肤在视觉上不会缩进到接触卡尺钳口的边缘，预估皮肤压痕 ≤ 2 mm。在一项 2POD 任务研究中，研究者将卡尺缩进皮肤表面约 2 mm，以随机顺序进行刺激，一次是 2 个点平行（或垂直）定向，一次是 2 个点垂直（或水平）到手臂的长轴，受试者需要报告水平方向的两点刺激是在垂直方向的两点刺激之前（或上方）还是之后（或下方），受试者的反应通过另一侧手中的无线遥控器上的两个按钮来记录。

（三）形状 / 纹理辨别测验及 STI²

形状 / 纹理辨别测验（shape/texture identification test，STI-test™）及 STI² 由瑞典马尔默大学附属医院手外科的 Rosén 等于 1998 年提出，可用于评估患者的形状觉和纹理觉。测验工具为 6 个圆盘，其中 3 个圆盘上有形状觉测试样本（立方体、圆柱体、六边形物体），3 个圆盘上有简化的纹理样本（1 个、2 个和 3 个 0.5 mm 凸起金属点排成一行）。不同圆盘之间的直径不同（15 mm、8 mm 或 5 mm），或是点之间的间隔距离不同（15 mm、8 mm 或 4 mm），物体直径越小或点之间的间距越小，难度越高。在正式测试前，检查者可让受试者用手指感受稍后要触摸的物体，整个测试以标准化的顺序进行。首先，将 15 mm 的圆盘给到受试者的健侧手再到患侧手，接着依次给予 8 mm 和 5 mm 的圆盘。在所有测试中均是先健侧后患侧，由易至难，每个难度下的 3 个答案必须都回答正确，才能够计 1 分，再继续进行下一个难度的测试，最高分数为 6 分。完成测试后，受试者会被告知得分情况。目前的研究仅证实 STI-test™ 在轻度到中度脑卒中功能障碍患者中应用的可行性，且 STI-test™ 在脑卒中和周围神经系统疾病患者中具有良好的信度，但由于测验中触摸的物体直径和点之间的距离较小，起始难度较大，因此，功能障碍较为严重的患者不适合使用此方法评定。

STI-test™ 升级版 STI² 与原来的测试仪器差别不大，主要改变为纹理点的压痕加深，以防止手指从插槽滑落；3 种不同形状和 3 种不同纹理圆盘的表面更光滑一些。除此之外，STI² 几乎与原版完全相同，测试程序也基本一致。STI² 已经在触觉感知评估中使用了很长一段时间，其临床应用价值已得到验证，有研究发现改进后的 STI² 也同样具有临床实用性。

（四）手部主动感觉测验

手部主动感觉测验（hand active sensation test，HASTe）是用于评估重量觉和质地觉的测验，已有研究证明其具有较高的敏感性、特异性和重测信度。在 HASTe 评估开始前，检查者需进行示范操作，给受试者物体 A 和物体 B，并让他比较这两个物体的重量，再给患者物体 A 和物体 C，比较这二者质地之间的区别。正式测验时需用到 9 种大小、形状相同，但重量和质地不同的物体，为了将 HASTe 优化到日常生活中，这些物体模拟了日常生活常见的物品，其重量和质地各异并且可以通过一只手成功探索。

在正式测试过程中，检查者根据评分表上的数字按顺序拿出物品，先让受试者感受所给予物体的特征，接着在没有视觉辅助的情况下，在三个物体中找出与它具有相同重量或质地的匹配项。注意每次测验所用的物体，只有重量或质地不同，不会出现这两种属性都不相同的情况。受试者需自行辨别是哪一种属性不同，检查者不可给予提示，受试者回答时只需说出匹配的物体编号，不用描述或解释选择的原因。每侧肢体需进行 18 次测验，先健侧后患侧，重量觉和质地觉各评估 9 次，总分为 18 分，< 13 分则认为存在触觉功能障碍。

（五）纹理辨别测验

纹理辨别测验（tactile discrimination test，TDT）由澳大利亚维多利亚州海德堡墨尔本脑部中心弗洛里神经科学和精神健康研究所的 Carey 等设计，可定量评估患者对纹理辨别的能力，已被用于多项临床研究中。该测验方法为患者用手指触摸表面有凹凸嵴的塑料板，每三个板为一组，其中两个板面上的凹凸嵴间距是一样的，患者触摸后指出哪个塑料板上的凹凸嵴间距与其他两个不同。每一组内，用于对比的塑料板放置的位置顺序、与其他两板板面相比是粗糙或是光滑，以及相差的程度都是随机的，检查者根据患者所能辨别的间隔差百分比计算出阈值。

（六）AsTex® 板

AsTex® 板是一种用来评定患者对纹理辨别能力的凹凸槽塑料板（39 cm × 10 cm），其表面印有平行的垂直嵴和凹槽，特点为凹凸槽的宽度沿着板的边长而逐渐缩短。在评估时，所有测试均从将示指远端垫放置在凹槽宽度最大（粗糙端）的末端开始，且受试者手指的纵轴需要平行于嵴和凹槽。受试者将在被蒙住眼睛的情况下，沿着 AsTex® 板的表面慢慢滑动手指，用轻到中等的压力，在感受到表面变得"光滑"的地方停下来。受试者的每只手共进行 3 次试验，并计算平均凹槽宽度，以此作为该手指的纹理辨别指数。另外，检查者还需要记录受试者完成两个手指的测试所用的时间。活动受限的受试者可由检查员协助，帮助支撑受影响的手臂，辅助示指沿 AsTex® 板移动，并在受试者口头报告其感受到表面变得"光滑"时停止。目前已有研究证实 AsTex® 具有良好的重测信度。但需要注意的是，在评估过程中，对受试者手指施加在板上的压力和滑动速度的控制仍是一个问题。

（七）明尼苏达触觉功能评定

明尼苏达触觉功能评定（the Minnesota haptic function test）是一种新型曲率感知评估系统，主要用于评估触觉与形状觉，评定测验工具为 28 个具有不同曲面弧度的塑料块。在每次测试中检查者拿出 2 个塑料块，1 个作为参考块，1 个作为对比块，测试中参考块和对比块以伪随机顺序呈现，其中一半试验首先呈现参考块。受试者使用惯用手的示指主动探索连续呈现的 2 个塑料块的表面，主动探索包括手指与测试块的表面接触并进行四次横向运动。在完成两个塑料块的主动探索后，受试者需向检查者口头描述哪个块更弯曲。在检测患者的触觉灵敏度时，参考块的表面都是平坦的，而对比块表面具有一定的弧度，受试者用示指触摸后回答哪一个塑料块表面具有弧度，检查者将其回答记录在计算机中，并利用软件的算法给出下一次测试所用的塑料块，这种方法可以快速检测出患者的感觉阈值。

第二节　多感觉评估量表

神经损伤后的感觉功能已经成为临床重点关注的功能之一。感觉功能障碍会对患者的运动控制能力和日常生活活动能力等造成不同程度的影响。因此，评估感觉功能障碍类型和程度是临床评估工作中的重要内容，但目前临床上多使用非标准化评估手段，其主观性较强、干扰因素较多，难以判断患者实际的感觉功能损伤情况，且不便于前后疗效对比。标准化的感觉功能评估是针对性康复介入的基础，本节就标准规范的多感觉评估量表展开介绍。

一、诺丁汉感觉功能评价量表

（一）诺丁汉感觉功能评价量表

诺丁汉感觉功能评价量表（Nottingham sensory assessment，NSA）是一个多感觉、标准化的评估量表，由英国诺丁汉综合医院卒中研究中心的 Lincoln 等于 1991 年设计。NSA

评估项目分为三类：触觉项目、本体感觉项目、实体觉项目。触觉与本体感觉项目的评估部位包括面、肩、肘、手、髋、膝、踝、足部和躯干，在身体左右两侧的对应部位以随机顺序开展评估，每个部位均测试 3 次，检查前先在健侧向患者演示，检查过程中患者需要保持闭眼。三类评估项目具体如下。

1. 触觉项目

具体包括轻触觉、触压觉、针刺觉、温度觉、触觉定位觉、双侧触觉刺激、两点辨别觉。

2. 本体感觉项目

具体包含三个方面的测试：运动发生、运动方向觉、关节位置觉。

3. 实体觉项目

要求患者将物体置于手中不超过 30 秒，并命名或描述该物体，患侧先进行测试、健侧后测试，实体觉项目需要使用到的物品包括两种不同大小的硬币、圆珠笔、铅笔、梳子、剪刀、别针、海绵、绒布。

在制定 NSA 后，英国诺丁汉大学 Lincoln 团队纳入了 20 名脑卒中患者进行量表测评，对 NSA 进行信度检验。研究发现，大部分项目可靠且评估者内部信度较好，但由于感觉评估通常较为主观，导致大部分项目的评估者间信度较差，作者建议若使用 NSA 评估患者感觉功能康复疗效，最好由同一名评估者进行再评定，但评估者间信度较差仍是影响量表临床使用的重要原因，还需要对量表进一步检查修订以提高评估者间信度。英国诺丁汉市立医院学者 Gaubert 等为探讨 NSA 中实体觉项目的评估者间信度开展研究，纳入 20 名脑卒中 3 个月以内的患者，结果发现评估者间信度较好，适合临床用于脑卒中患者的实体觉功能评估，另外，研究者认为 NSA 量表项目全面、可靠，但耗时较长，建议修订量表以提高评估效率。

（二）改良诺丁汉感觉功能评价量表（revision of the NSA，reNSA）

1998 年，Lincoln 等为进一步优化 NSA 的临床与科研使用，其团队设计了两项研究：一是在不丢失感觉评估信息的前提下对 NSA 进行修订合并；二是对修订后的 NSA 进行评估者间信度检验。

对过往 NSA 的临床与科研使用进行总结回顾，Lincoln 团队收集了评估者的反馈信息：① NSA 在健侧肢体检查上耗费的时间过多；②感觉损伤部位之间可能存在一定联系，对于远端感觉功能差的患者来说，往往其近端感觉也较差；③部分子测试之间可能相互关联，通常能够识别轻触觉的患者，往往也能够识别触压觉和针刺觉；④触觉定位觉和双侧触觉刺激，这两项测试不适用于单侧触压觉识别困难的患者，因为触压觉的障碍会干扰患者在这两项测试中的表现，无法准确判断感觉损伤原因；⑤临床应用中发现本体感觉子测试内容存在较多重复，在保证评估信息全面的情况下可进行内容合并。

在 NSA 使用情况反馈的基础上，Lincoln 团队对 NSA 进行修订：①若患者健侧轻触觉和温度觉均正常，则认为其健侧其他触觉项目都正常，中止对健侧触觉项目的测试；②测试患侧上下肢时，从远端部位开始测试，若肢体远端感觉正常，则认为其肢体近端也正常；③若无法正常识别触压觉，则不需要检查触觉定位觉和双侧触觉刺激；④将三个本体感觉子测试合并为一个。

修订后形成 reNSA，相较于原量表，reNSA 规范了项目评分，测试条目更加精炼，大大缩短了评估时间。在 reNSA 信度检验方面，Lincoln 团队先总结了 NSA 评估者间信度较差的原因，他们认为可能是评估环境及评估操作未统一规范等导致的，在规范 reNSA 量表的要求和操作后，纳入 27 名脑卒中患者开展 reNSA 信度研究，研究发现评估者间信度有所提高，但仍不理想。台湾桃园长庚大学医学院作业治疗学系和行为科学研究所的 Ching-yi Wu 等探讨 reNSA 在脑卒中患者群体中的效度和敏感性。研究显示，reNSA 具有较好的效度和敏感性，且在评估康复疗效时具有更好的敏感性。研究者认为，reNSA 是一种可靠的感觉功能评估工具，可用于临床脑卒中患者的感觉功能和感觉治疗效果的评估。

2021 年，国内学者杨宇琦等对 reNSA 进行跨文化调试与信效度检验，建立本土化的中文版 reNSA 量表。研究纳入 50 例脑梗死后恢复期患者进行量表测评，研究辅助工具为 Fugl-Meyer 感觉评价量表。结果显示，汉化版 reNSA 具有较好的信效度，可应用于临床感觉功能评定，为制订康复计划提供客观的依据。杨宇琦表示，由于 reNSA 中的部分条目可能受到个体感受影响，还需要进行进一步更大样本量的验证。此前国内对于标准化感觉功能评估方面的关注较少、缺少操作性强且专业性强的评估工具，reNSA 能够作为可靠的感觉评估工具应用于实践，但目前该量表尚未在我国临床工作中使用。

（三）Erasmus. MC 修订版诺丁汉感官评估量表

2006 年，荷兰鹿特丹大学医学中心物理治疗部的 Stolk-Hornsveld 等对 reNSA 进一步修订形成 Erasmus. MC 修订版诺丁汉感官评估量表（the Erasmus MC modifications to the Nottingham Sensory Assessment，EmNSA），并纳入颅脑损伤患者开展了信度检验。相比 NSA，EmNSA 有较大改动，具体修订内容包括：①删除了温度觉、触觉定位及双侧触觉刺激检查；②增加了锐 - 钝辨别测试；③确定了触觉相关检查和锐 - 钝辨别觉检查的特定刺激点，明确了本体感觉检查的起始位置；④修订了两点辨别觉和本体感觉评分标准。与 NSA 信度研究相比，EmNSA 信度研究对象中包含了轻度认知障碍的患者，研究对象的范围扩大，且研究结果显示大部分项目的评估者内部信度和评估者间信度均有较大提高。

EmNSA 进一步改进了部分评估项目之间的重复部分，将评估时间缩短至 10 ~ 15 分钟，整体简便易操作，适合作为感觉筛查工具应用于临床。另外，法国学者 Claire Villepinte 等对 EmNSA 进行了本土化与信效度研究，研究显示，法国版 EmNSA 是一个可靠、重复性和敏感性较好的工具，可用于脑卒中患者的感觉功能评估，能够帮助临床人员较为全面准确地了解患者的功能情况。

二、Rivermead 躯体感觉评定量表

Rivermead 躯体感觉评定量表（the rivermead assessment of somatosensory performance，RASP）是英国牛津大学学者 Winward 等于 2002 年开发的一种标准化感觉评估工具，能够准确、可靠、全面和量化地评估不同躯体感觉，提示和监测感觉恢复情况，适用于脑卒中、脑外伤、多发性硬化和脊髓损伤等各种神经系统疾病的感觉功能评定。

RASP 由 7 个子测试组成，涵盖传统且具有代表性的躯体感觉评估项目，其中 5 个主要测试分别为锐 / 钝辨别觉、体表触压觉、体表定位觉、温度辨别觉、本体感觉（位置觉和运动觉）；2 个次要测试分别为感觉缺失、两点辨别觉。Winward 在参考过往研究的基础上，确定了 RASP 的测试部位，覆盖了广泛的身体区域和感觉类型，包括身体两侧的面部、手部（手心和手背）及足部（脚背和脚底），共 10 个测试部位，既可以评估是否存在感觉损伤，还可以评估感觉损伤的程度。RASP 测试过程中会使用到 3 个标准化工具，分别为神经测量仪（neurometer）、温度觉工具、两点辨别觉工具。其中神经测量仪主要用于检查锐 / 钝辨别觉、体表触压觉、体表定位觉和感觉缺失。另外，RASP 各子测试的刺激会以伪随机的形式出现，部分子测试内含假刺激，以此提高患者信度。对于有语言表达障碍的患者，RASP 有配套的交流卡片和身体图示，患者可以通过肢体动作或指示卡片来表达他们的感觉体验。RASP 测试用时短（25～35 分钟），简单易行，临床中评估者可以根据实际需求，选择与患者功能损伤相关的子测试进行独立评估。

（一）RASP 的 5 个主要测试操作

1. 锐 / 钝辨别觉

测试需要使用 2 个神经测量仪，2 个测量仪分别安装锐头和钝头。每次测试前进行测试示范，并告知患者需要在测试过程中保持闭眼。锐 / 钝辨别觉测试在身体两侧共 10 个部位进行，每个测试区域进行 6 次真刺激（3 次锐觉刺激和 3 次钝觉刺激）和 2 次假刺激，共 80 次刺激，刺激以伪随机的顺序施加。在进行假刺激时，评估者要保证测试工具发出与真刺激时相似的声音，以减少对患者的提示。

2. 体表触压觉

测试需要使用 1 个神经测量仪，测试过程会使用测量仪一侧的单丝装置。每次测试前进行测试示范，并告知患者需要在测试过程中保持闭眼。体表触压觉测试在身体两侧共 10 个部位进行，每个测试区域进行 6 次真刺激和 2 次假刺激，共 80 次刺激，刺激以伪随

机的顺序施加。在进行假刺激时，评估者要保证测试工具发出与真刺激时相似的声音，以减少对患者的提示。

3. 体表定位觉

测试需要使用 1 个神经测量仪，测试过程会使用测量仪一侧的单丝装置。每次测试前进行测试示范，并告知患者需要在测试过程中保持闭眼。体表定位觉测试在身体两侧的 10 个部位进行，共 60 次真刺激，不含假刺激，从未受累侧开始，刺激在身体两侧的对称部位以特定次数轮流施加。

4. 温度辨别觉

测试需要使用到 1 组温度觉工具。每次测试前进行测试示范，并告知患者需要在测试过程中保持闭眼。测试开始前要确保测试工具的温度在规定范围内，即冷的控制在 6～10 ℃，热的控制在 44～49 ℃。温度辨别觉测试在身体两侧的 10 个部位进行，每个测试区域进行 3 次冷刺激和 3 次热刺激，共 60 次刺激，刺激以伪随机的顺序施加。

5. 本体感觉

测试包括对位置觉和运动觉的检查，无须使用工具。每次测试前进行测试示范，并告知患者需要在测试过程中保持闭眼。本体感觉测试在身体两侧的 10 个部位进行，每个测试区域进行 3 次关节向上移动和 3 次关节向下移动，共 60 次移动，刺激以伪随机的顺序施加。

（二）RASP 的 2 个次要测试操作

1. 感觉缺失（双侧触觉刺激）

测试需要使用 2 个神经测量仪。每次测试前进行测试示范，并告知患者需要在测试过程中保持闭眼。双侧触觉刺激测试在身体两侧的 4 个部位（两侧面部及手背）进行，共12 次双侧刺激和 4 次单侧刺激，刺激以伪随机的顺序施加。

2. 两点辨别觉

测试需要使用 1 个两点辨别觉工具。每次测试前进行测试示范，并告知患者需要在测试过程中保持闭眼。两点辨别觉测试在双手示指指尖进行，测试次数根据患者表现决定，共 3 个水平的两点刺激，依次为 3 mm、4 mm、5 mm。每个区域施加 6 次两点刺激和 2 次单点刺激，若两点刺激正确次数＞ 4 次，则测试中止；若两点刺激正确次数＜ 4 次，则继续进行下一项两点刺激测试。若在 3 mm、4 mm、5 mm 这三个水平上的两点刺激正确次数均＜ 4 次，则认为患者无法可靠辨别两点感觉，测试中止。

Winward 等在制定 RASP 后对其进行信效度研究，研究纳入 100 名脑卒中后患者作为试验组，其中左侧、右侧偏瘫患者各 50 例，并纳入 50 名年龄匹配的健康成人作为对照组。研究显示，RASP 具有较好的评估者内部信度、评估者间信度及患者信度，评估者主要通过在测试过程中以伪随机顺序给予假刺激，并记录患者对假刺激的反应，来判断患者信度。同时，RASP 也具有较好的表面效度和内容效度。另外，Winward 以 50 名健康成人的评估数据建立了界限值，作为 RASP 的正常参考值。随后一项研究中 Winward 等探讨脑卒中后6 个月内不同类型感觉功能、运动功能及日常生活活动能力的恢复程度，研究使用 RASP来定量评估患者在脑卒中后不同时间阶段的感觉功能情况，直观展示了脑卒中后 6 个月内不同感觉功能的恢复情况。

英国卡迪夫大学的 Busse 等使用 RASP 对本体感觉和触觉的测试进行研究，提出可将感觉评价等级划分为"完好""受损"和"缺失"三类，同时建议上肢先在手掌和拇指进行测试，下肢先在脚背和踝部进行测试，因为这些解剖部位的测试易于开展。若这些测试部位的某种感觉功能完好或缺失时，无须对这一肢体其他部位进行相同测试，从而缩短了评估时间。南澳大利亚大学的 Hillier 等认为使用 RASP 评估本体感觉功能时，虽然该测试在临床应用中无须设备、简便易操作，但评估者的肢体接触会给患者带来本体感觉输入，导致结果不够准确。

目前，意大利学者 Cristina Russo 等为收集意大利人群的 RASP 常模数据并建立适用于意大利不同年龄段人群的 RASP 正常界限值，开展了相关研究。研究纳入 300 名年龄19～98 岁的健康人群进行 RASP 测试，将常模数据按年龄分层为 7 组，建立了不同子测试及其对应的不同测试部位的正常界限值。德国学者对 RASP 进行了本土化，形成了德国版 RASP（RASP-DT），纳入 60 名首次脑卒中患者并进行 RASP-DT 信度研究，结果显示 RASP-DT 具有很好的信度，是脑卒中后可靠的感觉功能评估工具。但我国目前尚未对该量表汉化，亦无相关研究。

总的来说，与其他感觉评估量表相比，RASP 具有规范的评估流程和配套设计的评估设备，且有较好的信效度和心理学测量特性，是适合临床应用的标准评估量表。

三、Fugl-Meyer 感觉功能评定

Fugl-Meyer 评定法（Fugl-Meyer assessment，FMA）是一个定量的躯体功能评估工具，由 Fugl-Meyer 及其团队于 1975 年发表。该评估工具基于 Brunnmstrom 理论开发，专门用于脑卒中后偏瘫患者的功能评估，其内容包括运动、感觉、平衡、关节活动度和疼痛 5 项，共 113 个评估项目，总分 226 分。感觉项目包含轻触觉和本体感觉两个部分，其中有 12项操作测试，共 24 分。

轻触觉测试部分包括 4 个测试部位，分别是上臂、手掌、臀部、足底。采用三级评分：0 分，感觉缺失；1 分，感觉过敏或感觉减退；2 分，正常。

本体感觉测试部分包括 8 个测试部位，分别是肩部、肘、腕、拇指（指间关节）、髋

关节、膝关节、踝关节、趾关节。采用三级评分：0 分，感觉缺失；1 分，至少 4 次问答中有 3 次是正确的，但与健侧相比仍有一定差别；2 分，所有问答正确，两侧无差别或是差异很小。在本体感觉测试中要注意检查手法要轻，尽量减少评估者带来的感觉输入干扰，患者在评估过程中需要保持闭眼，用语言回答或用健侧肢体对应部位的动作来表示。

Fugl-Meyer 评定量表是临床与科研工作中的常用量表，国外有研究表明，其运动功能评定部分具有良好的信效度，但对于 Fugl-Meyer 感觉功能评定部分（FMA-S）的研究较少。台湾高雄医学大学健康科学学院物理治疗学系学者 Lin 等对 FMA-S 进行信效度研究，研究过程中发现感觉功能评定部分存在天花板效应，尤其是对于脑卒中后 3 个月人群。另外，在信度研究方面，研究显示，虽然 FMA-S 在总体上的评估者间信度较好，但轻触觉测试项目的评估者间信度较差，在效度研究方面，FMA-S 的聚合效度与预测效度一般；整体来看，FMA-S 在脑卒中后康复的不同阶段表现出明显的天花板效应，信效度和敏感性均一般。美国西北大学学者 Sullivan 等通过规范 FMA-S 使用的评估工具并统一培训 FMA-S 的评估者，发现 FMA-S 的评估者间信度有较显著提高，Sullivan 认为在标准化工具和操作的基础上，FMA-S 可以作为临床可靠的感觉评估工具。

综合来看，Fugl-Meyer 感觉功能评定部分在临床工作中可能只适合对患者进行初步筛查，若要想全面了解患者的感觉功能状况，还需在此基础上结合其他的评估方法。

第三节　神经电生理评估

临床中应用的神经电生理评估方法是在干扰小的环境中用电生理仪器精确记录患者神经和肌肉的电活动来推断神经和肌肉的功能状态的检查方法，是神经、肌肉系统检查的延续。因为最初电诊断（electrodiagnosis）技术局限于针电极肌电图（electromyography，EMG），随着计算机技术的发展，表面肌电、诱发电位等技术才得到迅速发展，所以临床中常说的肌电图检查是电诊断检查，广义上的肌电图，包括针电极肌电图、神经传导、诱发电位、表面肌电图等检查，狭义上的肌电图指针电极肌电图。

各种检查技术在临床中的应用范围不同，针电极肌电图、神经传导和特殊检查（F 波、H 反射、交感神经皮肤反应等）适用于周围神经系统的检查，诱发电位用于中枢神经及与之相连接的周围神经通路的检查，这些技术主要辅助临床诊断，同时也有一定的评估作用。而表面肌电图检查主要用于整体肌肉功能、执行动作时肌肉触发时序，以及不同肌群激活情况的分析评估等，是康复评估和临床评价的一个重要手段。脑电图反映的是大脑接收到外界传入信息前，以及接收到外界传入信息后的反应。

在目前临床中各项检查所需的仪器设备方面，肌电图仪及其常规配置可以实现针电极肌电图、神经传导和特殊检查、诱发电位中的体感诱发电位的检测，外加视觉刺激器可以实现视觉诱发电位的检查，外加声刺激器可实现听觉诱发电位的检查，外加电或磁刺激器可实现运动诱发电位的检查，设置不同的视觉刺激模式、听觉刺激模式、躯体感觉刺激模式可以实现事件相关电位的检查。表面肌电图和脑电图检查需要通过表面肌电图仪和脑电图仪来实现。

对于每一种检查技术，本章将讲述其基本原理、正常及异常表现、检测注意事项、临床应用及研究现状等内容。

一、针电极肌电图检查

（一）针电极肌电图检查基本原理

1. 肌电图检查的仪器设备

肌电图仪主要由电极、放大器、扩音器、记录器、显示器，以及辅助处理计算机等组成，设备工作时周围不能有高频电、X光机及磁共振仪等在近旁工作，否则会出现信号干扰，无法正常工作。

针电极有单极与同芯之分，一般临床中最常用的是同芯针电极，其表面积是 $150\ \mu m \times 600\ \mu m$，可以记录电极周围约 10 mm 范围内的肌纤维电活动，本节后面所述的电活动参数也主要是用同芯针电极记录的参数，其放大器性能好，具有前置放大、噪声低、阻抗高、共模抑制比高的优点。噪声低可以检出较小的纤颤电位，阻抗高检出的波形失真小，共模抑制比高机器的抗干扰能力就强。肌电图仪将针电极记录的电信号通过放大器放大后转化成数字信号，然后由计算机系统生成数据、图像和声音，供临床分析。

肌电图仪记录到的电信号，都是细胞内电位经过细胞外体液和周围组织传导而来的，这种传导方式叫容积传导。容积传导又根据电位发生源和记录电极之间的距离，分为近场电位和远场电位，针电极肌电图和后面讲述的神经传导、表面肌电记录的都是近场电位，而远场电位是指在电位发生源远隔部位记录到的电位，比如在头皮记录到的脑干诱发电位就是远场电位。

2. 周围神经肌肉电生理特性

生理状态下的运动均由大脑发出，经过下运动神经元（脊髓前角细胞或脑干核）产生兴奋，经周围神经传导到肌肉。针电极肌电图是检测下运动神经元病变、神经肌肉接头病变和肌肉病变非常敏感的方法，在这项检查中最重要的是要理解运动单位的概念。一个运动单位，由一个运动神经元胞体及其发出的轴突和该轴突支配的所有肌纤维组成。每个运动神经元单次发放冲动可以引起其轴索支配的全部肌纤维同步收缩，即产生一个运动单位电位，它是肌肉收缩时的最小功能单位。每个运动单位支配的肌纤维数量差别很大，根据肌肉精细活动情况不同，从几根到几百根，甚至上千根不等。很多运动单位的支配区域相互重叠。正常情况下，一个运动神经元产生电兴奋后沿着轴索将兴奋传递到神经肌肉接头，会导致运动单位里所有肌纤维同步化兴奋，但是神经纤维进入肌肉后脱去髓鞘且分支支配各条肌纤维的距离不同、兴奋传导的时间不同、各肌纤维兴奋开始的时间也不一，因而针电极记录的是各肌纤维兴奋的合成电位，称运动单位电位（motor unit potentials，MUP），较单根肌纤维产生的电位变化时限长。病理情况下，神经到肌肉的传导时间不等或肌肉本身病变影响电信号传导，都会导致同一运动单位内肌纤维兴奋的非同步化，这也是神经源性和肌源性损害的 MUP 变化的病理生理基础。

（二）针电极肌电图的基本参数

肌电图记录显示的是肌肉活动时产生的电位图形，变异性极大。

1. 相数

波形偏离基线再回到基线为一相。与心电图的命名不同，肌电图检查中，凡是向上的波均被称为负相波，向下的波均被称为正相波。正常运动单位电位为 13 相，其中必有一相为负相，多于四相的称为多相电位。每次电位转向幅度超过 20 μV，不论其是否过基线，都称为一峰或一折，超过 5 峰的电位为多峰。多峰电位与多相电位均表示运动单位的时间分散。

后电位也称卫星电位，是肌肉失神经支配后，邻近未受损的运动单位内的神经纤维以芽生的方式重新支配受损运动单位内肌纤维所产生的电位，这种新形成的电位很不稳定，有时候可以没有，随着神经芽生不断生长，其逐渐与未受损 MUP 主波合在一起，成为主波成分。

2. 时限

自第一个相偏离基线至最后一个相回归基线为 MUP 时限。有卫星电位者，时限计算至卫星电位终止。它在很大程度上受运动单位支配范围，也就是肌纤维数量的多少影响，与放电肌纤维与针电极间的距离无明显关系。正常时限一般在 5 ~ 15 毫秒，但会因肌肉和年龄等因素而异。

（1）正常运动单位电位时限和多相电位的时限要分别计算。

（2）平均运动单位电位时限是在同一肌肉的 3 ~ 5 个点（每点相距 3 mm 以上），取20 个正常运动单位电位时限的平均值。

（3）多相运动单位电位不计算平均时限，其延长或缩短的原因基本上与 MUP 时限延长与缩短相同。

3. 波幅

一般取最大负峰和最大正峰之间的电位差为波幅，单位为 mV 或 μV。波幅的大小与形状、针电极、放电肌纤维之间的空间位置关系密切。针电极能收集到 MUP 是同一运动单位范围内的大约 7 个单肌纤维产生的电活动总和，远比一个运动单位所支配的区域小，所以针电极稍微一动就会产生一个新的运动单位电位。当针极离开放电肌纤维 1 mm 就会使波幅下降到只有原来的 1/10。距针极 1 mm 以外的放电肌纤维对 MUP 起始或终末部分的低波幅电位起一定作用，而波幅高的波峰只是靠近针极的一部分放电肌纤维所致。所以正常肌肉波幅的变化也很大，在数百 μV 至几个 mV 之间。因此，在代表运动单位范围时，MUP 波幅远不如时限可靠。除非波幅特别高或波幅普遍显著低于正常，才算作高幅电位或低幅电位。一般一块肌肉的 20 个不同运动单位的平均波幅才对诊断具有参考价值。

波幅和时限可以目测，也可以计算机辨认，两种方法并无孰优孰劣之分，但是不管用哪种方法，均需要观察和选择那些距离针电极很近的 MUP 进行分析。同时因为这些指标也都会因肌肉和年龄的不同而有所不同，所以各实验室中必须以自己的方法建立正常标准，并参照同一标准进行评价。

（三）针电极肌电图检查步骤及正常、异常表现

对一块肌肉进行肌电图测定，一般分四个步骤：①插入电活动，观察记录针极插入肌肉所引起的电位变化；②放松时，观察肌肉在完全放松时有无异常自发电活动；③轻收缩时，观察 MUP 的形状、时限、波幅和发放频率等；④大力收缩时，观察 MUP 的募集。因为针电极只能观察到肌肉的一部分肌纤维的电活动，所以要在肌肉的不同深度和不同部位多点采集肌电信号以观察肌肉的全貌。一般取肌肉肌腹的中段。如果肌肉较长较大，也可在肌肉的不同节段多处进针采集电信号。

检查不同步骤中的正常及异常肌电图如下。

（1）插入电活动：当针电极插入正常肌肉或在其中移动时，由于针的机械刺激，引起肌纤维的电活动，在肌电图示波屏上出现一串波动短于 0.3 秒的电活动，称插入电活动。正常插入电位延续不到 0.3 秒。插入电位过多、过少均为异常。插入电位延长，提示肌肉的易激惹或肌膜的不稳定，延长的电活动可以正锐波、肌强直电位、复杂重复放电、束颤电位（这些电位也是下一步检查中，也就是放松时所要观察的是否出现的异常自发电位）等形式出现，常见于失神经支配的肌肉、肌炎等；插入电位缩短，提示肌纤维数量减少，见于周期性瘫痪的麻痹期、肌病或神经病致肌肉被结缔组织或脂肪代替时。

（2）放松时的肌电图：正常情况下肌肉完全放松时，无任何电活动，称为电静息。肌肉完全放松时出现的电位为自发电位，分正常和异常两种自发电位，正常自发电位为发生在终板区的自发电位,余为异常自发电位。

1)终板电位:来自终板区的电位,属于正常自发定位,波幅极低而且时限短(1~2 ms),是电极位于终板,终板异常局限性兴奋的结果。在肌肉肌腹的运动点有丰富的神经肌肉接头,当针电极插入该区时,就容易记录到终板电位,这时患者会非常疼痛,显示器上会出现相对低波幅的终板噪声和相对高波幅的终板棘波,这两种电位常同时出现,也可单独出现。终板噪声是一种反复出现的低波幅单相负性电位,波幅 10~50 μV,频率 20~24 Hz,扩音器中可以听到海啸样声音。终板棘波的典型波形是先负后正的双相波,间歇性出现,波幅 100~200 μV,频率 5~50 Hz,扩音器中可以听到油锅里加水的声音。当出现终板电位时,稍微移动针尖患者的疼痛即可消失。

2)纤颤电位和正锐波:非终板区记录的单个肌纤维的异常自发放电电位,常在下运动神经损伤及肌病中见到。这两种电位常同时出现,也可单独出现,发放频率比较规则,介于 0.5~10 Hz。纤颤电位为短时程(1~5 毫秒)、起始正相波、振幅 10~200 μV 规则发放的肌纤维电活动,在扩音器中,可以听到如雨点落到篷布上的声音。正锐波为起始正相,继之伴有一个时限较宽、波幅较低的负相波的肌纤维电活动,在扩音器中,可以听到比较钝的爆米花声。正锐波波幅变化范围较大,从 10~100 μV,有时可达 3 mV,时限 10~30 毫秒。正锐波可以尾随插入电位出现,在神经受损 10~14 天后出现,比纤颤电位出现早,所以常被首先发现。自发电位在肌肉的非终板区找到两处以上,是肌电图学最有诊断价值的表现之一,常见于运动神经元病变、运动神经元轴突病变、神经肌肉接头病变、肌肉病变等。上运动神经元损伤(如脊髓损伤、颅脑外伤)时,也可以在肌力弱的肌肉中见到纤颤电位和正锐波,但这种现象要比在下运动神经元损伤中少见。记录纤颤电位和正锐波时,通常将他们分为 0~4+ 级(表 2-8-1)。需要强调的是这是顺序等级而不是比例或区间等级,比如 2+ 级比 1+ 级代表更多的轴突缺失,但也不是 1+ 级的 2 倍,而且纤颤电位为 4+ 级时,并不表示轴突完全缺失,部分轴突缺失也可见到这种现象。

表 2-8-1　纤颤电位与正锐波的数量分级表

分级	特征
0	无异常电位
+	仅在一块肌肉的一处出现的纤颤电位或正锐波,持续时间 < 1 秒
1+	至少在同一肌肉中的两点有持续 2 秒以上的纤颤电位或正锐波
2+	至少在一块肌肉中 3 个以上的不同点有中等量纤颤电位或正锐波
3+	检查肌肉的所有点几乎都有很多纤颤电位或正锐波
4+	检查肌肉的所有点均可见几乎占满屏幕的广泛、密集的自发电位

3)复杂重复放电:纤颤电位和正锐波是单个肌纤维的异常自发放电,如果一组肌纤维同步异常放电,产生的就是复杂重复放电,也叫肌强直样放电或怪样电位。它表现为多

相而且复杂的整个电位以一定的频率（20~150 Hz）重复发放，电位波幅在 50~500 μV。而且突发突止，在扩音器中发出如同青蛙的噪声或持续的机关枪声。此电位可出现在部分肌病和多种神经源性损害中，但它的出现多提示病变进入慢性期。

4）肌强直电位：是一种起源于单个肌纤维的持续性异常自发放电电位，多出现在针插入或移动时。这种放电可以是一种正锐波样或是纤颤电位样放电，具有波幅和频率时大时小的特征。肌电图仪扩音器的声音也会随着频率和波幅的改变时大时小，听起来就像摩托车发动时的声音时大时小，频率在 20~150 Hz，波幅在 10 μV~1 mV。因为肌强直的波幅和频率易于变化，所以它和复杂性重复放电（复杂性重复放电的频率和波幅恒定不变）易于区分。出现肌强直电位不一定伴有临床上的肌强直，它们是两个不同的概念。肌强直电位除了在萎缩性肌强直、先天性肌强直中会出现，在低钾性麻痹和多发性肌炎中同样会出现，有时也在失神经支配的肌肉中短暂出现。

5）束颤电位：是一个运动单位的全部或大部分肌纤维的异常自发放电电位，故一切参数可以同正常 MUP，也可以同多相电位。束颤在临床上表现为自发的肌肉抽动，但很少引起关节移动。简单说，有束颤电位但可以没有束颤。临床中大多数情况下，我们看到的是良性束颤电位，病理性束颤电位多在前角细胞病变时出现，也可发生在前角细胞直至周围神经的任何一个位置上。鉴别良性束颤电位和病理性束颤电位的基本方法就是判断有无伴发的纤颤电位及正锐波，良性束颤电位没有这些伴发电位。

6）肌纤维颤搐：是一组运动单位重复发放的异常自发放电电位，也经常被称为成组发放的束颤电位，肌电图扩音器中发出如同军队行军的声音，其与复杂性重复放电的区别是，复杂性重复放电是单个有或无的持续放电，其与肌强直电位的区别是，肌纤维颤搐放电频率和波幅不变。肌纤维颤搐在临床上可以看见皮肤下面的肌肉蠕动，可见于脑干胶质瘤和多发性硬化患者的面部，以及吉兰 - 巴雷综合征和放射性神经丛病等慢性周围神经病患者。广泛的肌纤维颤搐可见于低钙血症、代谢性周围神经病和遗传性肌纤维颤搐等。

7）痉挛：是肌肉的不随意收缩，是很多运动单位重复、无规律的发放，肌电图上显示很多正常形态的 MUP 相互干扰出现或很多 MUP 重复发放。可以在过度锻炼后的腓肠肌中出现，也可以在一些神经源性损害或代谢障碍相关疾病中出现。

（3）轻收缩时的肌电图：观察自发电位后，让肌肉主动轻轻收缩来观察 MUP 的变化。如前所述，MUP 是指由同一运动神经元轴突支配的所有肌纤维的同步放电，MUP 的参数可以对运动单位的完整性及轴突、肌纤维、神经肌肉接头是否异常提供重要信息。一个 MUP 的指标有波幅、时限、上升时间、多相波百分比、稳定性和范围等，比较常用的指标是波幅、时限和相位。在代表运动单位范围时，运动单位电位的时限要比波幅可靠得多。

1）长时限电位：平均时限长于正常值的 20% 称为长时限电位，可能是因为正常的或再生的轴索发出侧芽支配失神经支配的肌纤维，使运动单位的范围扩大或肌纤维密度增加，也可能是因为神经传导减慢而致肌纤维兴奋不同步。长时限MUP通常伴随高波幅。长时限电位多见于各种运动神经元病、慢性神经根病或神经病，以及多发性肌炎。

2）短时限电位：平均时限短于正常值的20%称为短时限电位，其出现原因可能在于运动单位的肌纤维萎缩或数量减少。短时限MUP通常伴随低波幅。多见于肌肉疾病、神经性损害或再生的早期运动单位内肌纤维数目减少等。

3）高幅电位和低幅电位：正常肌肉的MUP波幅多在 $100 \mu V \sim 3 mV$。除非波幅特别高或波幅普遍而显著低于正常，才算作高幅电位或低幅电位。

4）多相电位增加和转折增加：多相电位超过20%称为多相电位增加，过多的或过分复杂的多相电位均为病理性。其反映的是一个运动单位电位肌纤维放电的不同步，原因是肌纤维或神经轴索再生，使运动单位的各肌纤维不同时兴奋。神经性病变中常见到的是多相、长时程、大波幅的MUP，而在肌源性病变中常见到的是多相、短时程、小波幅的MUP，转折增加和多相电位增加的意义相同。

5）卫星电位：是神经损伤后修复的早期，神经重新支配过程中出现的一种现象。

6）MUP稳定性：MUP形状通常比较一致，这种稳定性是因为每次MUP都经过有效的神经和肌肉接头传递，以及运动单位内所有肌纤维的发放。如果神经和肌肉接头之间传递有障碍或神经损伤、肌肉损伤修复过程中不成熟的神经和肌肉接头尚不能很好地传递神经冲动，都会导致MUP不稳定，表现为MUP波幅和位相不停地变化。

（4）大力收缩时观察MUP的募集：正常情况下，当轻用力时，可以记录到频率为 $4 \sim 5 Hz$ 的单个运动单位缓慢有节律地放电。随着用力增加，MUP的放电频率随之增加，更多的运动单位被激活和募集参与放电，由此产生更多的肌肉力量。当肌肉完全收缩时，许多MUP快速放电，肌电图显示屏中基线不能辨别，称为干扰相，形成干扰相需要运动单位的激活和募集。激活是指增加运动神经元放电的能力，而募集是指肌肉收缩力量逐渐加大时，能够使更多运动单位参与电位发放的能力。

不正常的募集方式通常有三种情况。

第一种是由于疼痛、不良的自主用力、上运动神经元损伤等使上运动神经元没有形成足够多的激活MUP发放的驱动力，主要是运动单位无法被激活所致，放电频率减慢，呈现出干扰相减少，也称中央募集。

第二种是上运动神经元正常，有足够的驱动力，但是下运动神经元及周围神经损伤，使参加产生力量的可用运动单位的数量减少。在这些情况中，因为只有少量运动单位可以募集，所以起始的MUP在第二个MUP募集前快速发放，有时可能只有1个或2个MUP快速发放（可以达到 $30 \sim 40 Hz$），却没有额外的MUP出现，这就是募集减少（或称离散性募集、募集呈单纯相），由于 MUP 发放频率很快，很容易与中央募集相鉴别。

第三种异常募集现象称为早期募集现象或是病理干扰相，多见于肌源性损伤和神经肌肉接头病变中。在肌病中，肌纤维变性坏死严重时，多为低波幅的 MUP，而且产生的力量较少，为了产生一定量的力量，需要更多的运动单位更快更早募集，因而就出现了低波幅的病理干扰相。

（四）针电极肌电图检查的临床意义

1. 确定神经系统损伤的有无和损伤部位

肌电图是鉴别神经源性损伤或肌源性损伤最灵敏的方法，一块肌肉中只要有 5% 的肌纤维失神经支配就可以通过针电极肌电图确定。神经源性损伤的肌电图基本表现是静息期有纤颤电位或正锐波；轻收缩时有长时限高波幅 MUP，多相电位增加，而且多为长时限多相电位；大力收缩时募集减少。肌源性损伤的肌电图基本表现是静息时有少量纤颤电位或正锐波；轻收缩时为短时限 MUP；大力收缩时出现早期募集现象。根据出现异常肌电图的肌肉分布范围，可以推断为神经根、神经丛、神经干、神经支病变。

2. 作为临床康复评定的指标

正锐波和纤颤电位的出现，可以作为神经早期损害的指标。神经损伤后，运动单位电位的恢复早于临床恢复 3~6 个月，因此可以作为治疗有效的指标。

二、神经传导检查

神经传导速度测定（nerve conduction velocity，NCV）是研究周围神经运动或感觉兴奋传导功能的一项客观检测技术。神经传导研究一般用表面电极记录，因为既方便又能使患者痛苦小。感觉神经检测时，如果神经位置较深或两条神经离得比较近，为避免干扰也可用针电极。不同的神经由于解剖各异，测定技术有所不同，但测定的原则相同。

（一）运动神经传导

1. 测定原理

运动神经传导（motor nerve conduction velocity，MNCV）研究的是运动单位的功能和整合性，通过 MNCV 的测定可以推断运动神经轴索、神经肌肉接头和肌肉的功能状态。其原理是运动神经干受到刺激后产生电兴奋，引起刺激点远端的该神经支配的肌肉产生复合肌肉动作电位（compound muscle action potentials，CMAP），通过对 CMAP 波幅、潜伏期等的分析来判断神经的传导功能。测定方法是，分别在神经的近端与远端两点刺激，在肌肉上记录 CMAP，两点刺激的潜伏期之差除以两点之间的距离即为两点之间的传导速度（单位是 m/s），一般两刺激点间的距离不少于 10 cm，但在测局灶性病损的部位时可以缩短距离，否则就会出现非受损区的正常传导稀释了局部病损的异常传导的情况而检测不出病灶。

2. 检测方法

将刺激器的正、负极均置于运动或混合神经干上，负极在神经的远端、正极在近端，记录电极放在所要记录的肌肉上。先以低强度刺激寻找最佳位置以引起最明显的肌肉动作，然后逐渐加大刺激强度以至超强刺激，神经中兴奋的轴突就会越来越多，记录电极记录的CMAP 波幅也逐渐增高，最终诱发出最大的 CMAP。超强刺激也就是引起最大 CMAP 的强度，再增加 20% 的量，这样可以确保兴奋神经干内的所有轴索。但是如果给予大于超强刺激量的刺激时，可能会激活邻近的其他神经，并且这些神经的反应可以通过容积传导由同一记录电极记录下来，导致出现测量误差，所以检查过程中要避免这种情况的出现。这种波幅随刺激强度增大的情况，在后面的感觉神经传导速度检测中记录感觉神经动作电位（SNAP）时也会出现。

（1）刺激电极：一般用表面刺激器，局部水肿或脂肪过多，以及神经位置较深时，可选用针电极刺激。刺激的时限可相应调整，但是在一次检测中所有检测部位应使用同样的刺激时限。

（2）记录电极：记录电极通常有两个，一个是记录肌肉活动记录活动电极也叫记录电极，一个是参考电极。记录电极一般需要放在运动点或终板区，也就是肌肉肌腹上才能记录到起始相为负相的正常 CMAP。如果记录位置不合适，CMAP 前可有一小正相波，这就需要调整记录电极的位置。参考电极通常放在肌肉肌腱上，和记录电极间隔 3~4 cm。

（3）地线：通常放在刺激电极和记录电极之间。

（4）测量：CMAP 代表的是电极刺激引起兴奋的运动轴突所支配的肌纤维的活动，可以测量的参数有潜伏期、传导速度、波幅、面积、时限。

1）潜伏期和传导速度：潜伏期是从刺激伪迹到反应的起始处的时间，它不仅包括神经传导时间，也包括神经肌肉接头传导时间（大约 1 毫秒）。所以传导速度的测定需要用两点之间的距离除以两点刺激的潜伏期之差，不能简单地通过刺激部位和记录部位的距离除以远端潜伏期而得到。刺激伪迹的存在表示神经已经受到了刺激，检测过程中如果记录电极和参考电极距离过大、皮肤表面有汗或不干净、地线没有放在刺激电极和记录电极之间、地线与皮肤接触面积太小都可能会造成刺激伪迹过大，导致动作电位波形起始点不准确，检测过程中应注意调整。需要注意的是记录电极要置于肌肉的同一点，方能计算出两点之间的运动神经传导速度；测试环境温度过低可以出现生理性的潜伏期延长和传导速度减慢。

2）波幅：波幅有两种测量方法，一是由基线到负相波波峰间的距离，一是负相波到正相波波峰间的距离（即峰峰值），通常前者测出的波幅比较准确。波幅的单位一般用mV。CMAP的波幅不仅依赖参与反应的轴突的数量，也依赖相应神经肌肉接头的完整性、神经肌肉接头的数量和肌纤维的完整性。所以，除了周围神经，神经肌肉接头缺陷及肌病都可引起CMAP波幅降低。因此，相对于潜伏期来说，波幅的可靠性要差些，在对结果进行解释时，其应用价值就相对较小。在周围神经损伤和肌病中，CMAP降低的程度大致与运动轴突丧失的程度相当（或与肌病中纤维缺失的情况成比例）。

3）面积：指从基线开始到负相波区域内的面积，它也反映参与CMAP的肌纤维数量。尤其在近端和远端不同部位刺激出现面积明显减少时，提示近、远端神经之间有传导阻滞或局部脱髓鞘。

4）时限：指从CMAP偏离基线开始到再次回到基线这段时间，它反映的是肌肉中各个肌纤维能否在同一时间内同时放电。脱髓鞘病变时，由于神经干内每个神经纤维传导速度不一样，因而肌纤维不能在同一时间内被兴奋，就会出现时限延长。

3. 异常结果及临床应用

神经源性损害主要分为以轴索损害为主和以髓鞘损害为主两种。轴索损害最重要的表现是波幅明显下降，脱髓鞘最重要的表现是潜伏期延长和传导速度减慢。轴索损害多见于毒素、代谢及遗传因素导致轴索损伤的疾病。髓鞘脱失多见于压迫性或嵌压性神经病，也可见于遗传性疾病（如腓骨肌萎缩症）和一些免疫反应对髓鞘的损害（如吉兰－巴雷综合征），临床中两种损害经常是重叠的。MNCV检查主要有以下三种表现：①波幅明显下降而潜伏期正常或接近正常；②波幅正常而有明显潜伏期延长；③无反应。

（1）轴索损害：与正常运动神经传导相比，轴索损害最重要的异常就是CMAP波幅明显降低，传导速度和末端潜伏期则正常。但在很严重轴索损害时，其传导速度可以轻度减慢，末端潜伏期可以轻度延长，那是由于每个神经干中包含很多直径不同和传导速度不同的有髓鞘纤维，而我们常规神经传导检查所测的传导速度和潜伏期主要指的是快传导纤维，而肌肉动作电位波幅和面积则与神经干中所有轴索数量有关，这就导致了当轴索丢失时，肌肉动作电位波幅和面积明显下降，而传导速度和末端潜伏期则改变不明显。只有当大多数轴索丢失，仅留一点正常范围内传导速度较慢的纤维时，才会出现波幅明显减低，而且传导速度减慢和末端潜伏期延长，但其程度决不会明显减慢和延长。

（2）髓鞘脱失：髓鞘是神经传导的基本物质，所以髓鞘脱失，就会出现神经传导减慢、波形离散或传导阻滞。神经传导检查时主要表现为明显的传导速度减慢、潜伏期延长和传导阻滞，而且一般不伴有CMAP波幅改变。这种传导速度的异常即使在很严重的轴索损害时也没有，但是在轴索损伤后出现神经再生传导时是个例外。传导阻滞是指在运动传导检查中，近端、远端分别刺激时，CMAP波幅和面积下降大于50%，并且出现波形离散，是脱髓鞘病变的一种表现。波幅变异通常很大，如果波幅降低大于正常值的 50%，而传导速度下降至小于正常值的 50%~60%，提示有脱髓鞘病变。不管波幅如何变化，只要传导速度低于正常值的 60%，就提示周围神经病变而不是脊髓病变。为了区别轴突减少和传导速度减慢导致的反应波波幅下降，可以计算反应波的面积，前者面积减少而后者变化甚微。

（3）神经失用：是指神经轴突和鞘膜完整，仅表现为神经传导功能丧失的神经损伤类疾病，表明绝大多数神经纤维不能通过病变部位传导。神经失用时，神经传导检查表现是在病变以上的近端刺激所获得的 CMAP 比在病变以下的远端刺激所得小或消失，如果 CMAP 消失，应鉴别是神经失用还是神经完全断伤。如果是神经失用，随着损伤神经逐渐修复，可以看到 CMAP 波幅的逐渐提高，而神经完全断伤则没有这种表现。

4. 影响因素

生理、环境因素常导致检测结果出现差异。

（1）年龄是影响神经传导最重要的生物学因素，周围神经纤维的跳跃式传导，取决于髓鞘的成熟程度，人类的髓鞘在 1 岁时出现。研究证明，神经传导在 3~5 岁时就可达到成人水平，过了成年期以后表现为随着年龄增加而传导速度减慢，到了 60 岁时传导速度可下降 10%。年龄也会影响波幅的大小，年龄超过 40 岁以后波幅逐渐减小，而且变得较为离散。后面所述的 F 波的潜伏期和 SEP 潜伏期都是如此。

（2）身高也会影响传导速度，身高越高，传导速度越慢，一般每高出 10 cm，传导速度要慢 2~4 m/s。

（3）测试环境温度也是影响传导速度的重要因素，在 29~38 ℃范围内每上升 1 ℃，感觉传导速度可以提高 2.4 m/s，一般建议室温保持在 21~25 ℃。所以在神经传导检测中必须考虑年龄、身高等生理因素及周围的环境、温度等干扰因素，并进行相应的调整。

（二）感觉神经传导

1. 测定原理

感觉神经传导（sensory nerve conduction velocity，SNCV）研究的是神经兴奋在神经干上的传导过程，通过 SNCV 的测定可以推断后根神经节和与其相连的周围神经的功能状态。其原理是通过刺激感觉神经的一端，兴奋沿着神经传导，在神经的另一端记录该电兴奋信号，这种记录到的电位称感觉神经动作电位（sensory nerve action potentials，SNAP），通过对 SNAP 波幅、潜伏期的分析来判断神经的传导功能。

与运动神经传导不同，感觉兴奋的传导没有神经肌肉接头的传递和肌肉内传递的问题，在神经干任一点刺激，在手指的两个记录点记录，测量刺激点到记录点的距离除以诱发的 SNAP 起始潜伏期，即可计算出以 m/s 为单位的感觉传导速度。也可以在神经干的两点刺激，用两点间的距离除以两刺激点诱发的 SNAP 潜伏期之差，测出两刺激点之间的感觉神经传导速度。

2. 检测方法

感觉神经传导有两种检测方法，一种是逆行法，一种是顺行法。所谓的逆行和顺行是相对于感觉神经由外周传向中枢的方向而言的。逆行法是刺激感觉或混合神经干，在神经支配远端相应的指端或皮肤记录感觉电位。顺行法是在没有肌肉的指（趾）端或皮肤刺激末梢神经，在相应的神经干记录感觉电位。逆行法记录的波形大而清晰，而且记录部位保持不变，可以比较各不同刺激部位所获的 SNAP 的波幅和面积，更利于探测传导阻滞等异常，故在临床中更常用，但是该法也有缺点，因为刺激的是神经干，其中也包含有运动纤维，加上容积传导，有时在 SNAP 后会伴随有肌肉动作电位，一旦 SNAP 的潜伏期延长就会和肌肉动作电位融合造成混淆，所以用该法检测时应注意刺激量不要太大，以防出现肌肉抽动。刺激的最佳强度是超强刺激量，也就是引起最大 SNAP 的强度，再增加 20% 的量。

无论顺行法或逆行法，在非神经干处均用表面电极记录或刺激，而在神经干处表面电极或针电极均可使用。临床中为减少患者痛苦，最好用表面电极记录，但是当表面电极所记录到的 SNAP 波幅太小或神经的位置较深时，则须用针电极。

3. 检测结果分析

感觉神经传导研究中最重要的测试指标是潜伏期和波幅。因为感觉神经传导记录的是感觉神经的动作电位而不是肌肉的运动单位电位，所以 SNAP 的波幅要小得多，单位是 μV，检测中往往需要采用平均技术以增加信噪比。也正因为 SNAP 的波幅小，测定波幅时通常采用峰峰值。从刺激到 SNAP 的负峰点的时限就是"峰潜伏期"，而刺激到负相波的初始点就是"起始潜伏期"。波幅的大小与刺激强度有关。记录电极的位置对记录到的波形影响很大。起始波为正相的三相波是顺行法测定的典型所见，如果是逆行性测定，初始正锐波消失。因为传导速度不相同的纤维在长距离的传导过程中电位会越来越离散，所以神经干上不同部位记录到的电位形状也不相同。

4. 异常结果及临床应用

同运动神经损害一样，感觉神经损害也有以轴突损害为主和以髓鞘损害为主的不同病变。脱髓鞘病变可导致神经传导速度和潜伏期明显减慢和延长，而轴索离断伤时则是波幅明显下降。

在临床应用中，感觉神经对周围神经系统功能的评价有着运动功能无法替代的优点：①可以发现仅影响感觉神经而不影响运动神经的疾病；②可以发现疾病早期比较轻微的远端轴索损害或轻度混合神经损害；③可以用来鉴别周围神经病、神经肌肉接头病变及肌肉本身病变，因为感觉神经纤维不在运动单位内，所以后二者 SNAP 正常；④可以鉴别后根神经节前损害疾病（神经根病）和节后损害疾病（神经丛及其后周围神经损害）。因为周围感觉纤维来源于脊髓外椎间孔附近的后根神经节，节内神经元为双极细胞，它的中枢支形成了感觉神经根，而周围支形成了周围感觉神经。任何神经根损害，即使很严重，也仅影响中枢支，而后根神经节内细胞体和周围感觉支则完好无损，故 SNAP 仍然正常。但是，如果是节后损害疾病，感觉神经纤维受损，就会出现 SNAP 异常。具体来说，当手指的感觉缺失时，如果远端节段的 SNAP 仍存在，说明是节前损害而不是节后损害。另外，当节前损害时，常呈选择性的改变，即 C_6 根的病变影响拇指和示指，C_7 根的病变影响中指，C_8 根的病变影响环指和小指。与此相反，节后损害时则倾向于累及多个手指。

尽管感觉神经传导检查在某些疾病诊断中起着很重要的作用，但它的应用仍有一定的局限性。首先，感觉神经传导因为比较敏感，更容易受到各种生理和物理环境等因素的影响，所以它的异常在临床上比运动神经传导异常更难解释。其次，因为检测方法和观察指标计算方法的不同，各肌电图室之间感觉神经检查标准不全一致，所以各肌电图室应该建立自己实验室的正常参考值。

（三）NCV 的临床意义

NCV 是否应用得恰到好处，取决于对其基本原理的理解和是否掌握了其技术关键，如果能正确地应用，神经传导检测技术常可提供有价值的诊断信息。该项技术对于准确描述病变的程度和分布起着重要作用，可大体上将轴突病变和脱髓鞘病变鉴别开来。有研究表明，NVC 所得出的结果，往往与组织学检查的结果一致。

1. 系统性变性

中枢神经的系统性变性疾病可累及后根神经节或前角细胞。前角细胞和后根节的周围轴突可通过神经传导检测进行评价，因此，这两种情况均可显示出相应的电生理异常。

（1）运动系统：其系统性变性包括运动神经元病，诸如肌萎缩侧索硬化症等。此类疾病均有前角细胞受累，并可出现周围运动轴突的丧失。在这些病变中，如果其轴突功能仍存在，MNCV 就可为正常，当有大轴突明显丧失时，才可出现传导减慢。需要注意的是，快传导的大轴突丧失时，如果对整个神经进行测定，MNCV 很少会低于正常水平 70%。

在运动神经元病中，传导检测最显著的变化为 CMAP 波幅减低，减低的程度与肌肉失神经的程度成比例，通常直到 CMAP 波幅减低至正常水平以下时，才会有运动传导速度减慢。而感觉纤维通常不受累，SNAP 一般正常，但偶尔患者会有 SNAP 的波幅减低或感觉传导减慢。

（2）感觉系统：其系统性变性表现在周围感觉纤维受累者中，包括脊髓小脑变性及维生素 B_{12} 缺乏，病变见于脊髓后、外柱变性，是由后根神经节中细胞的变性所致。SNCV 检测中，可有 SNAP 的波幅减低或记录不到 SNAP，CMAP 可出现轻度变化，但异常程度一般不如感觉传导。

2. 神经肌肉接头病变

在神经肌肉传递障碍的病变中，肌无力综合征及肉毒毒素最有可能显示神经传导检测的异常，这是由于神经末梢释放乙酰胆碱的速率非常低，以及大部分肌纤维出现传递阻滞所致，因此，这类患者单一刺激的 CMAP 波幅通常较低。对于临床上有力弱症状的患者，当其表现有 CMAP 波幅减低时，应进行低频重复神经刺激。在重症肌无力患者中，可能出现其平均诱发反应波幅低于正常，但大多数患者的波幅多在正常范围内，运动及感觉传导速度正常。

3. 原发性肌肉疾病

大多数肌病主要是累及近端肌肉，所以通常不进行常规的 NCV 检测，其 NCV 几乎不会有改变。然而当在近端刺激或肌病主要累及远端肌肉时，CMAP 波幅常减低，且与肌萎缩的程度成比例，运动及感觉传导速度正常。

三、神经反射检查

常规的神经传导检查研究的是周围神经远端部分，而对于肘关节、膝关节以上的近端部分，由于技术的局限性，很难测到满意的结果。而 F 波、H 反射等检查，主要研究的是近端神经，可以弥补远端神经测定的不足。

（一）F 波检测

轴突传导具有双向性，当给神经干一定强度的刺激时，运动神经轴突兴奋并双向传导，向远心端传导引起效应肌肉兴奋，在兴奋肌肉记录到的电反应称为 M 波。向近心端传导的兴奋到达运动神经元胞体，激发运动神经元的兴奋，此兴奋再向远端返回传导，引起同一效应肌肉的二次兴奋，肌肉二次兴奋被记录到的电反应波即为 F 波或 F 反应（F wave，F response）。

1. F 波的生理学基础

当给一条神经干一个超强刺激，可引出一个迟发的肌肉反应，该迟发的肌肉电位即 F 波。F 波是在 M 波之后的一个小的 CMAP。F 波的电兴奋是由神经干受刺激向近心端传导至脊髓前角细胞，然后再返回到远端肌肉所记录到的 CMAP。切断感觉传入神经纤维后 F 波仍可保留，说明 F 波是运动神经元的返回发放电位，该电反应环路无论是传入还是传出，都是纯运动纤维。F 波的出现必须有脊髓前角细胞的兴奋在先。因为向近心端传导的单个神经纤维的电兴奋不是每一次都可以引起运动神经元兴奋的，所以再次返回放电也只发生于一小部分的运动神经元，传向远端引起的肌肉收缩也只是一部分肌纤维的兴奋。

2.F波的检测方法

理论上来说，对周围神经干上的任何一点给予一个刺激阈值大于 M 波的刺激都可以诱发 F 波。但实际上，F 波在超过最大刺激强度的刺激下才能比较容易诱发，而且其出现率难以达到 100%，正常时 F 波出现率平均为 79%。

如果 F 波检出困难，可在轻收缩易化下进行 F 波测定。轻度主动收缩时只有少数几个运动单位兴奋，它们向远端传导的兴奋不影响周围神经受刺激后向近心端上行的冲动到达多数神经元再引起返回兴奋，此时记录的迟发反应就是 F 波。但是如果自主收缩过强就会与向近心端传导的电兴奋碰撞而无法引起 F 波。主动用力时 F 波的波幅增高，即为上级中枢影响的表现。

检测时，刺激器的阴极应置于近心端，以免阳极阻断向近心端的电兴奋传导。刺激的频率也应低于 0.5 Hz，以避免前面一个刺激对下一个波的影响。记录电极置于肌肉的运动点上，参考电极置于肌腱上。F波最合适在放大倍数为 100~500 μV/cm、扫描速度为 5~10 ms/cm 的条件下检测。因为 F 波比较敏感，临床中也常用两侧比较的方法来发现异常。当近端部分传导阻滞时，F 波的出现率有一侧会下降。

3.F波的检测指标

F 波的检测指标主要为潜伏期、波幅和出现率，以及传导速度。

（1）F 波的潜伏期、波幅和出现率：F 波潜伏期和波形变化很大，这是因为每次兴奋的前角细胞数量不一样，神经传导快慢也不一样。F 波中最短潜伏期和最长潜伏期之间差异可以长达 2.5 毫秒，这表现了快传导和慢传导之间的差别。

在临床检查中，一般连续刺激 10~20 次来观察 F 波，并计算平均潜伏期，同时观察 F 波出现率。F 波的最短潜伏期间，是由刺激伪差开始到 F 波的起始部，包括神经干的传导时间、神经细胞中传递的时间（1毫秒），以及神经末梢和终板部位的传导时间。F 波中枢段潜伏期代表的是从刺激点到脊髓前角的传导时间。虽然确切的前角细胞传递时间不明，但动物实验中大约为 1 毫秒，人的最快运动纤维的绝对不应期为 1 毫秒，在这个时间内传导的电兴奋是不能通过轴索接收的，用 1 毫秒作为在前角细胞内的传递时间是最少的。所以中枢段潜伏期通常用 F 波最短潜伏期时间减去 M 波潜伏期时间，再减去 1，然后除以 2 计算，即（F－M－1）÷2。F 波的波幅恒小于 M 波，一般只及 M 波的 10% 左右。F 波的出现率是指产生 F 波的刺激占所有刺激的百分比。

（2）F 波传导速度：刺激点到棘突的距离除以中枢段潜伏期，即 F 波近端的传导速度。对于距离的测量，一般上肢由刺激点经过腕部和锁骨中点到 C_7 棘突，下肢由刺激点经过膝和股骨大转子到 T_{12} 棘突。也有从身高估算距离的，但还是以表面测量更为合适。

4.F 波的异常结果及临床应用

F 波的异常通常表现在潜伏期延长或传导速度减慢、出现率降低或波形消失。许多因素都可以影响 F 波的出现率，通常并不认为出现率低有太大的诊断意义，但是如果出现 F 波缺失通常是有诊断意义的。另外，由于运动神经传导速度和感觉神经传导速度对大多数病例都能提供诊断依据，只有这两种测定有困难时，才需要做 F 波测定。

F 波测定可以判断多发性神经病的性质，鉴别是脱髓鞘还是轴索损害，尤其是累及近端神经的损害。比如，急性炎症性脱髓鞘性多发性神经根神经病，脱髓鞘病变最早发生在神经根，常规的传导检查无异常时，会出现 F 波缺失或 F 波潜伏期延长。

但需要注意的是，F 波在临床诊断评估中也存在一些局限。首先，因为 F 波只反映运动神经中一部分轴突的兴奋性，如果兴奋的轴突中未包含那些损伤的轴突就可能会出现正常的 F 波，而且大多数肌肉不只一个神经根支配，绕过受损神经根完全可以检测出正常的 F 波，所以可能会出现临床中有些患者存在神经根病变而 F 波却无明显异常。此外，F 波在较长距离内的传导限制了它发现局部病变的能力，一小段神经的局灶性传导减慢会被更长节段的正常神经传导所掩盖。还有 F 波通常只适用于远端肢体肌肉，因为在近端肌肉中，F 波的潜伏期会非常短，以至于被隐藏在 CMAP 中。

在记录 F 波时，有时会发现在 F 波和 M 波之间会出现一种稳定的、小的反应，称为轴索反射或 A 波。轴索反射基本上是在神经源性损害的患者中出现，尽管在个别健康个体的胫神经有时可以检测到 A 波，但其出现通常被认为是不正常的。A 波产生的生理机制有两种：一种是起于轴突分支的运动轴突激活；一种是旁触传递的运动轴突激活。①轴突分支机制产生的 A 波：当再生的神经近端发出侧支支配已经失去神经支配的肌纤维时，给予一个次强刺激，由于轴索存在分支兴奋，电兴奋在逆行传导到分叉点之后再传导回来，引起刺激所支配的肌纤维兴奋产生 A 波，而且每次刺激时它的潜伏期和波形基本一致，重叠性很好。当刺激增强时，就可以使两个分支同兴奋，都有逆行冲动，这样二者就在分叉点相互碰撞和抵消，使得 A 波消失。②旁触传递机制产生的 A 波：旁触传递的运动轴突激活方式不受刺激强度的影响，次强刺激和超强刺激均可出现 A 波。如果在非超强刺激时就引出 A 波，它们表示慢性神经损伤后神经再生及轴突分支形成；如果是超强刺激引出的 A 波，可能是因为旁触传递。另外，因为脱髓鞘是产生旁触传递的理想环境，有时在急性脱髓鞘性多发神经病中也可以见到 A 波。

（二）H 反射

以胫神经为例，刺激胫神经干而强度尚不足以刺激运动神经引起肌肉反应时，即先刺激了感觉神经，兴奋经后根传入脊髓前角细胞，引起前角细胞兴奋，再经运动传出纤维引起腓肠肌兴奋，即为 H 反射（Hoffman reflex，HR）。

1.H 反射的生理学基础

H 反射利用了与肌肉牵张反射相类似的路径。在肌肉牵张反射中，当肌梭中的感受器被肌肉的突然牵张激活，就会通过 Ia 型感觉神经纤维将电兴奋向近端传送到脊髓，然后与 α 运动神经元形成单突触反射，并且激活下行运动轴突引起相应的肌肉收缩。H 反射具有相似的传导路径，不同的是电兴奋是在 Ia 型传入纤维中产生，而不是在肌梭。

H 反射和 F 波均为迟发反应，可以通过逐渐增加刺激强度加以区别。随着刺激强度逐渐加大，开始 H 反射波幅逐渐增加，但在 M 波出现后，随着刺激强度的增加，H 反射逐渐减小，当强度超过 M 波的最大波幅而继续加大时，H 反射消失，F 波取而代之。H 反射的最佳刺激强度为：既最大程度地兴奋了 Ia 型感觉传入纤维，又不同时兴奋运动纤维，但在实际操作中这是不容易实现的。一旦出现了 M 波，就说明有一定的运动纤维受到兴奋，这时的 H 反射中不排除有 F 波的成分。

H 反射与 F 波的潜伏期相近，但是二者差别又很明显。首先，在原理上，F 波是运动神经元的回返兴奋，而 H 反射涉及感觉及运动神经元的反射活动。其次，H 反射的刺激阈低于 M 波阈值，F 波要高于 M 波阈值的刺激才可能引出。给予一定强度的刺激，H 反射能恒定引出，F 波则不然。另外，H 反射的波幅可以等于 M 波的波幅，而 F 波仅为 M 波的 10% 左右。

2.H 反射检测方法

最初 H 反射在正常人中仅见于胫神经等少数神经，后续陆续有研究发现，在正常成人的桡侧腕屈肌、小指展肌、胫前肌、股四头肌等超过 20 块肌肉上均可以诱发 H 反射，但比较容易引出的是小腿三头肌和桡侧腕屈肌。如果下行抑制性运动通路受限，H 反射更易引出，比如年幼的孩子在上运动神经充分发育之前，以及上运动神经元损伤的患者，H 反射都更容易引出。

以胫神经为例，检测时患者通常取俯卧位，小腿肌肉放松，记录电极置于腓肠肌内外侧头形成的三角形顶端，参考电极置于跟腱，地线位于二者之间，刺激电极的放置与 F 波相似，在腘窝的胫神经上阴极在近端，阳极在远端。最佳刺激强度依个人的不同反应而定，刺激时限 0.5～1 毫秒、刺激间隔以 3 秒为宜。

3.H 反射的检测指标

主要的观察指标有潜伏期、波幅和波形，一般最常观察的是最短潜伏期。H 反射的正常潜伏期在 30～35 毫秒，双侧差值一般在 1～4 毫秒。因为 H 反射潜伏期与年龄、腿（臂）长，以及身高直接相关，所以临床中通常进行双侧比较。H 反射波幅的变异较大，当较小侧低于较大侧的 40% 时，有可能不正常。

4.H 反射的异常结果及临床应用

H 反射异常的判断标准为潜伏期延长或波形消失，两侧潜伏期差值 ≥ 2.5～3.0 倍

（X±S）。但是双侧 H 反射同时消失并非一定就是异常，随着年龄增长，引不出 H 反射的概率逐渐增加。

H 反射应用最多的是评估 S_1 神经根病变。研究认为，H 反射可以发现脱髓鞘病变或感觉轴突缺失，而针电极肌电图只能发现运动轴突缺失，但 H 反射在提供病程急慢性信息方面比针电极肌电图要少，因为一旦出现神经根病变，H 反射通常会立即或在早期消失，而且常常会不再出现。

还有许多研究表明，H 反射是检测酒精中毒、肾衰竭及其他多发性周围神经病的一种敏感性方法，表现为潜伏期延长。需要注意的是，H 反射在用于研究近端感觉与运动纤维传导异常时，难以区分异常是源于感觉还是运动纤维，除非与 F 波配合检查。

（三）瞬目反射

瞬目反射（blink reflex）是脑干反射的一种，是眼轮匝肌的反射性收缩活动。传入神经是三叉神经的眶上神经，经脑干整合，传出神经是面神经运动支，脑干整合的具体传导途径尚不清楚。在一侧眶上切迹刺激，兴奋经三叉神经传入三叉神经感觉主核，三叉神经感觉主核和同侧面神经核之间的单突触反射被认为构成瞬目反射的早发反应 R_1，三叉神经脊束核和面神经核之间的多中间神经元多突触反射被认为是瞬目反射的迟发反应 R_2。R_1 波形潜伏期短、简单稳定、重复性好，检查时可不出现瞬目动作。R_2 通常为多相波而且波形多变，检查时可见瞬目动作。

瞬目反射检查时，用两个导联同时记录，记录电极置于双侧的眼轮匝肌肌腹，参考电极置于记录电极外侧 2 cm 的眼眶部，刺激电极置于一侧眶上神经，地线可置于前额中央。在刺激的同侧记录到 2 个诱发反应波形 R_1 和 R_2，对侧记录到波形 R_2'。正常成人瞬目反射的潜伏期相对恒定，R_1 在 10 毫秒左右，R_2 在 28~34 毫秒，但波幅变异较大，一般认为波幅两侧比较的比率才有意义。

瞬目反射各波潜伏期延长或波形消失，以及双侧潜伏期差值增加为异常。三叉神经损害时患侧诱发的所有成分潜伏期均延长，面神经损害时任一侧刺激均会出现患侧 R_2 延长，而中枢损害时会出现多种情况。因此，瞬目反射可用于诊断损害部位、证实脑干病变的存在等。

（四）交感神经皮肤反射

交感神经皮肤反应（sympathetic skin response，SSR）是检测自主神经的电生理方法之一，SSR 是人体接受刺激后诱发汗腺的同步活动出现的皮肤反射性电位，是交感神经传出纤维的冲动所致。

SSR 多采用表面电极在腕部或踝部神经进行电刺激，在手掌和手背或足底和足背用表面电极记录两电极的电位差。该反应比较容易引出，但是变异性较大，各实验室报道的参数不一。由于传出纤维无髓鞘，所以潜伏期比较长，在手记录的潜伏期可达 1.4 秒，在足可达 1.9 秒。SSR 的潜伏期基本稳定，波幅可变。即使重复刺激后 SSR 的波幅不断降低，平均潜伏期也不变。因此，潜伏期已被作为 SSR 异常的主要评定指标，潜伏期超过（X ± 2.5 × 标准差）或波形消失为异常。

SSR 主要反映的是交感神经节后 C 类纤维的功能，临床上主要用于糖尿病性周围神经病、各种原因所致的痛性周围神经病，以及自主神经受损的诊断和研究。

四、周围神经损伤的肌电表现

（一）神经损伤的机制和病理改变

临床中周围神经损伤的形式很多，较常见的是外伤性周围神经损伤中的牵拉伤和神经受周围组织压迫的损伤，较少见的是利器或骨折等造成的神经切断伤，周围神经损伤可以分为神经失用、轴索离断、神经离断三类。

神经失用亦称传导阻滞，神经在解剖上没有明显的变化，仅为功能性改变，多见于神经受压，改变多为节段性脱髓鞘，预后相对较好。轴索离断是指髓鞘的完整性尚好但有轴索变性，多见于神经牵拉伤，因为神经连续性存在，近端轴突逐渐生长，损伤神经仍有自然恢复的可能。在较重的神经牵拉伤中，虽然表面上看神经连续性仍存在，但实际上神经内部会出现出血、缩痕等，这就导致预后很差。神经离断是指轴索与髓鞘同时离断，神经连续性完全中断，见于神经切断伤，这时神经传导功能完全丧失，神经不能自然恢复，需要通过外科手术来进行神经修复。神经离断后神经纤维发生溃变，远段断端发生瓦勒变性。损伤后数小时，轴突就会出现线粒体的集聚，12 ~ 24 小时线粒体等细胞器发生颗粒性分解，24 小时后轴突肿胀、形态不规则，继之断裂、溶解，这种远端变性以 1 ~ 2 mm/h 的速度下延至神经末梢。轴突变性的同时髓鞘也发生变性，髓鞘最终断裂成椭圆形或球形的颗粒。同时发生变化的还有轴突终末，轴突终末与突触后膜脱离，并被附近的施万细胞包卷形成同心圆板层结构，随后该结构消失，代之以形态不规则的囊泡环绕溃变的轴突终末。断端近侧的神经纤维变化与远端相似但方向相反，如果断端整齐，可累及近端 1 ~ 2 个结间体，如果损伤严重可向近端延伸 2 ~ 3 cm 的范围。神经元胞体也会发生变化，特别是损伤处离胞体近的情况下，神经元胞体可以发生明显的变化，伤后 48 小时内，一般就可见尼氏体溶解、消失等，15 ~ 20 天达到高峰，与此同时细胞核也发生边移。

（二）神经损伤后电生理演变

因为神经损伤后的轴突、髓鞘变化是逐渐发展的，急性神经损伤后的电生理改变也需要一定的时间。刚开始时，神经传导检查在刺激损伤处近端时没有任何反应，而刺激远端时神经传导功能尚可保留。通常远端肌肉动作电位可以持续保留 3~5 天，然后才逐渐减小，直到 6~8 天后完全消失，而感觉神经电位在 5~8 天都可以正常，有些可持续 10~12 天。这种远端感觉和运动神经传导在时间上的差异，是由于当轴索仍具有传导功能时，神经和肌肉接头之间传导功能已经丧失。这种远端残存神经纤维的兴奋性持续时间长短取决于神经的长度，远端残存的神经越长，神经兴奋性保留的时间就越长。

在神经失用和轴索断裂刚开始时，电生理改变很相像，即近端刺激没有任何反应，而远端刺激时反应正常，而二者的鉴别需要经过一定的时间（即至少 1 周后）才能鉴别出。在神经完全损伤早期，没有任何随意的和自发的电活动。如果神经部分损伤，早期会出现运动单位募集减少，1~4 周才会出现异常自发电位。出现自发电位时间早晚与远端残存神经长短有关，如果神经根损伤，椎旁肌 5~10 天就可以出现异常自发电位，而同样肌节的远端肌肉需 2~4 周才可以出现异常自发电位。判断轴索损害程度最好的方法是针电极肌电图检查，但也可以用神经传导检查中 CMAP 波幅来初步判断，但其价值相对较小，而且受检查者技术因素影响，故价值相对有限。由于神经损伤后远端尚未变性部分仍保持正常的兴奋性和传导性，直到变性下延到该处时才会产生变化，故在神经损伤后极早期，包括肌电图在内的各种电诊断方法均难以做出准确可靠的诊断。

（三）神经修复过程中的电生理变化

神经细胞损伤后不能再生，但神经纤维在一定条件下是可以再生和修复的。神经纤维溃变与再生过程不能分割，在时间进程上，二者彼此重叠。如果神经元胞体没有死亡，自近心端轴突发出的新生轴突枝丫可进入远端的神经膜细胞构成的室管，以每天 0.5~5 mm 的速度再生，直至运动终板，通常轴索芽生在神经损伤 24 小时后即开始。另外一种神经修复方式是侧支神经再生，也就是损伤神经周围的正常神经纤维产生侧支进入损伤神经膜管内进行修复。残存轴索通过芽生方式对肌肉重新支配的过程需要 3~6 个月。

神经再生的早期由于轴索与髓鞘的功能均不正常，故兴奋性和传导性均很差，运动传导速度较慢，MUP 波幅较低。失神经支配的肌纤维受到正常的或其他再生的神经纤维侧芽支配时，出现运动单位范围扩大，兴奋电位的波幅和时限增加，甚至出现卫星电位和轴突反射的现象。

神经再生的结局有三种：①完全再生，多见于神经纤维单纯性的挤压伤、周围组织完整无损、单纯切割伤、两断端距离较近，以及不完全撕裂伤等情况，一般神经纤维能顺利再生，功能可完全恢复；②不完全再生，多见于神经束内部结构有明显破坏、神经膜管不健全、两断端距离较远或损伤处瘢痕形成，阻碍新生神经元纤维的通过；③不可再生，见于近神经元胞体处轴突严重损害或胞体直接受到严重损伤，神经元细胞迅速死亡解体。

（四）电生理检查对神经损伤的定位诊断

神经电生理检查在确定神经损伤部位和范围上至关重要，若要准确定位，需检查者对周围神经走行及其所支配的肌肉和感觉分布十分清楚，以判断出神经损害是在神经根、神经干还是周围神经上。例如，对临床可疑臂丛神经干损伤的患者，要同 C_5、C_6 神经根损害，以及含有 C_5、C_6 纤维在内的臂丛分支损害来鉴别。如果是 C_5、C_6 神经根损伤，在前锯肌、菱形肌和椎旁肌上会出现纤颤电位、正锐波等异常自发电位；如果上述三个肌肉正常，但冈上肌、冈下肌出现异常自发电位，则损伤部位在臂丛上干近端靠近肩胛上神经处；如果冈上肌、冈下肌也正常，则损伤在臂丛上干远端；如果是后根神经节近端损害，因为周围神经轴索没有受到影响，则感觉神经电位正常，而臂丛上干的损害，感觉神经电位波幅减低或消失。此外，椎旁肌失神经电位也可以说明神经损害是否靠近神经根近端，但是由于不同节段神经根对椎旁肌的支配相互重叠，导致其异常自发电位检出少或没有。

五、表面肌电检查

表面肌电图（surface electromyography，sEMG）是表面电极肌电图的简称，是肌电图的一个重要分支，其与针电极肌电图的不同之处主要是电极引导方法不同。sEMG 又分为常规 sEMG 和阵列式电极 sEMG。1980 年以来，EMG 的研究取得了快速的发展。在检测技术上，sEMG 检测从传统的有线信号传输发展到无线传输，从传统的以"点探测"为特征的信号采集发展到以"面探测"为特征的阵列式表面肌电。在信号分析上，从传统的时域、频域分析，发展到时频联合分析和线性、非线性，以及图像分析等。此外，EMG 特征变化的生理和病理生理机制的研究也在不断深入。但是因为表面肌电图的信号干扰因素较多，不同疾病患者的临床情况也不同，限制了肌电图标准化评估方案的制定。临床中仍然以常规 sEMG 应用居多，下文也以该检查为基础展开，想深入了解的朋友可以查阅相关文献和书籍，做更深层的研究。

（一）干扰表面肌电信号的因素

表面肌电是在皮肤表面采集其下较大范围的肌电信号，肌电信号在被采集的过程中经过了皮下组织、真皮质、表皮质、皮肤表面电解质与电极的界面等多种不同的导体，这些组织和结构均会对采集到的电信号存在一定影响。

1.电极

表面肌电信号随着肌肉收缩和被测部位移动会发生低频的漂移，该漂移被称为运动伪迹。电极位置偏差可以造成结果的偏差，所以进行表面肌电检测时，应按肌肉的走行安放电极，两记录电极的连接尽量与肌纤维平行。另外，电极的形状、材质和制作工艺等也会影响采集的肌电信号质量。表面电极有湿电极和干电极两种，湿电极需要在电极和皮肤之间加入导电凝胶或导电复合薄膜以增加皮肤的导电性，电阻较小；干电极常采用胶粘或绑缚的方式与皮肤直接接触，电阻较大，采集的电信号容易受到运动伪迹和噪声的影响。

2. 解剖和生理

表面电极的贴放位置因个人的肌肉位置、走行等不同而有所不同，而且在肌肉运动过程中，表面肌电的结果会受到不同姿势的影响。因此，采集信号时取受试者解剖中立位。在肌肉等长收缩时，电极与肌肉的相对位不变，电极之间的位置也相对固定，采集到的肌电信号就稳定，干扰小。在等张收缩或等速收缩时，电极与肌肉之间的相对位置、电极之间的位置时刻会发生变化，但既往研究已证明其采集的结果依然是可靠的。

3. 噪音干扰

主要是来自电源和心电信号的干扰。肌电图仪尽量避免与其他仪器共接同一电源，也可以通过增大受试者与仪器之间的距离或在仪器中加入特定频率的陷波器来减少电源干扰。心电信号比肌电信号强，且持续存在，而且对身体左侧的影响较右侧大，所以在正常受试者中常见放松时表面肌电信号左右不对称的现象。缩小两个记录电极之间的距离可以减少心电信号的干扰，一般两个记录电极之间的距离为 2 cm。

4. 电阻影响

表皮组织干燥和分泌物会增加皮肤的电阻，极易引入噪声和干扰，使表面肌电信噪比下降。临床常采用 75% 的酒精脱脂来降低皮肤的电阻，待酒精挥发后再粘贴记录电极。

5. 脂肪组织

皮下脂肪组织越厚，表面肌电信噪比越低，而且脂肪层厚度对等长收缩的影响大于等张收缩和等速收缩，脂肪组织在肌肉放松时较肌肉运动时影响大，但是不影响双侧的对称性。

6. 性别与年龄

性别和年龄使人与人之间的生理功能不同，所记录的肌电情况自然也不同。在动态采集信号过程中，肌电信号的募集水平随年龄的增大而降低，但静态采样时这种差别消失。肌肉放松时的肌电情况也与性别有关。

7. 容积传导

如前所述，容积传导是指记录目标肌肉肌电信号的同时，记录距离电极很远的肌肉运动所产生的肌电信号，故表面肌电检测应多点采样，检测前应仔细分析与目标肌肉运动有关的其他肌肉，将原动肌、拮抗肌、协同肌整体考虑，以防止结果的片面性。

8. 患者和周围环境

测试前 24 小时内受试者不能参加剧烈体育或体力劳动，以免肌肉疲劳影响测试结果。

检查期间受试者不可随身携带手机等能产生电磁辐射类的产品，以免对肌电信号产生干扰，且测试要求受试者能够配合医生要求，按指示完成主动、被动等相应动作。

（二）表面肌电评价的标准化

表面肌电图是一个高度可变信号，信号会因电极放置的方法和位置、皮肤上的汗水和温度、肌肉是否疲劳、肌肉的收缩速度和肌肉长度、附近肌肉的串扰、皮下脂肪厚度，以及被测试者在做测试动作时的差异等因素而不同。上面所述的信号干扰因素，在每次表面肌电试验中也很难全部保持一致。临床中的情况会更加复杂。而且，如果对于某一项实验，要求在一段时间内多次重复采集肌电信号时，每次采集时都会重新贴敷采集电极，每次采集电极贴敷位置的变化，同样会造成信号幅度变化。这些因素都会使得整个实验过程的有效性和可靠性降低。

为了解决信号幅度变化较大的问题，需要将肌电信号幅度进行标准化处理。表面肌电信号的标准化过程是把测得的表面肌电信号实际电压值转化成和其与标准测试条件下测得的表面肌电信号的百分比。

1. 幅度标准化

幅度标准化方法主要有以下几种：最大主动收缩强度归一化（maximum voluntary contraction，MVC）、参考主动收缩强度归一化（reference voluntary contractions， RVC）和参考值归一化法（maximum value，MV 或 peak value，PV）。

（1）MVC 法：每次实验前先让测试的目标肌肉做最大强度等长收缩，通常需要重复最大等长收缩多次，每次动作保持 3~5 秒。对多次的最大等长收缩信号段取包络或对信号采取低通滤波，得出多次的强度最大值，对此信号求平均，得到的结果即是标准化的基础值。此后将目标肌肉做动作的测试结果转换为其与标准化基础值的比值，这就是 MVC，用这种方法实验时采集的实际信号的强度被标准化至 0~1。

MVC 法可以在一个长期的实验过程中，从被试的各次最大主动收缩的数据看出肌肉特征变化的一些趋势，也可以在很大程度上消除由于个体差异造成的信号的差异，用于对比不同个体的动作差异。但做 MVC 会增加原有实验的步骤，而且在实验前要求测试者使用较大力量，可能会导致后续试验中由于肌肉疲劳造成数据的可信度降低。此外，测试要求被测试者要有正常的主动运动能力。

（2）RVC 法：实际临床中，被试者（如脑卒中患者）通常不能完成最大自主收缩，为了测试某块肌肉的最大等长收缩值，需要设计特殊的装置，而实际情况可能不允许，因此很多情况下无法实现 MVC。为了临床以及实际的需要，研究者提出了 RVC 法。RVC 法是在标准的测试动作下，做出被试者最大能完成的动作，取此时的测试值作为后续重复测试动作的参考值。此后的试验采集的信号值都用此参考值来标准化。

（3）参考值归一法：上面两种标准化方法都需要在正式试验前做标准化试验，先测取标准化基础值。标准化试验中，会有多块肌肉同时活动，而且需要多次测量，测量过程很长，会对后面的实际测试实验值产生很大的影响。在这种情况下，研究者又提出了参考值归一化法。参考值归一法就是直接做试验，试验所得数据在计算机处理时计算当次试验的最大值或平均值，用计算出的最大值或平均值作为标准化的参考值。

2.时间标准化

在肌电信号检测中，如果要测量某块肌肉完成某个动作的平均信号强度，并对多次动作的时序对比，需要将多次采集的肌电信号放在一起对比，但是每次完成的动作时间很难完全一致，这就需要对肌电信号进行时间标准化。时间标准化的步骤如下：确定一个标准时长 T，将其确定为 1，然后将各周期性的肌电信号所持续的时间 t 与 T 比较，如果 T > t，则将该周期的信号进行差值。反之，如果 T < t，需要对信号进行降采样。这样所有周期的肌电信号的时长都标准化到时长 T。差值和降采样的方式一般选取线性插值。

3.肌电强度的平均

经过上述幅度和时间标准化后，就可以对多次试验的肌电信号曲线进行平均、叠加、比较等操作。当需要多人重复采样取平均值时，因为幅度的标准化，幅度上线性平均是可以操作的，又因为经过时间标准化，对应点数也一致，所以可以在时间段内进行线性平均，最终完成肌电强度的平均。

（三）表面肌电常用分析指标

1.时域指标

时域分析是将肌电信号看作时间的函数，用来描述时间序列信号的波幅特征，主要包括积分肌电值、均方根值、平均肌电值、表面肌电信号的起止检测和 ZCR 等，这些指标常用来反映运动单位募集数量的变化，其数值变化通常与肌肉收缩力有关。

（1）积分肌电值（integrated electromyogram，iEMG）：代表了一段肌电信号下的面积总和，单位为（V·s），指一定时间内肌肉中参与活动的运动单位放电总量，在时间不变的前提下其值的大小在一定程度上反映了参加动作的运动单位的数量多少和每个运动单位的放电大小，也就是所得肌电信号求单位时间内曲线下面积的总和。

（2）均方根值（root mean square，RMS）：是放电有效值，与肌电信号的能量直接相关，其大小决定于肌电幅值的变化。一般认为与运动单位募集和兴奋节律的同步化有关，也与肌肉负荷和肌肉本身电生理过程等有关，但 RMS 不能反映肌电信号的细节变化。

（3）平均肌电值（average rectified value or average electromyogram，ARV 或 AEMG）：反映检测肌肉在给定动作下的肌电信号强度，与参与的运动单位数目及放电频率同步化程度有关。有研究认为，AEMG 的改变与运动负荷无关，与运动单位的大小及肌纤维的密度有关。

（4）表面肌电信号的起止检测：确定一块肌肉开始活动、持续和结束的时间，多用于神经传导速度检测、多个通道检测多块肌肉协调完成一个动作时各肌肉的时序间隔。

（5）ZCR：代表的是肌电信号波幅的变化信息。

2. 频域指标

频域分析指标是将采集的一段肌电信号通过数学转换得出功率谱密度（power density spectrum，PDS），根据 PDS 确定肌电值中不同频段信号分布情况。常用的指标有中位频率和平均功率频率，反映的是肌电信号的频率特征，其高低与参与活动的运动单位类型、外周运动单位动作电位的传导速度及其同步化程度有关。在疲劳分析研究中应用较多。

（1）中位频率（median frequency，MF）：MF 频率左右两边的面积相等，即 MF 两边的总功率相等。研究发现，随着肌肉疲劳的发生发展，会出现肌电频谱左移，即 MF 下降。

（2）平均功率频率（mean power frequency，MPF）：为肌电频谱中频率的平均值。

（3）肌电疲劳阈（electromyographic fatigue threshold，EMGFT）：是应用频域指标在肌肉疲劳时下降的特征来进行肌肉疲劳研究的一个指标。

3. 协调性指标

主要有协同收缩率和屈曲－放松比值，这些指标均反映的是肌肉的协调能力和放松能力。协同收缩率反映的是拮抗肌在主动收缩过程中所占的比例。屈曲－放松现象是指在躯干完全屈曲时，椎旁肌表面肌电活动完全消失的一种正常现象。屈曲－放松比值是在进行屈曲－放松检查时，脊柱最大后伸时测得的平均肌电值除以最大前屈时的平均肌电值所得的数值。

4. 非线性指标

主要有分数维值、熵、功率谱、复杂度、李雅普诺夫指数（Lyapunov exponent）等，目前关于非线性指标的临床研究较少。

（四）表面肌电的临床应用

在运动学研究中，表面肌电检测可以分析某种运动时各个肌肉运动的时序和对运动贡献的大小，了解运动训练中各个肌肉的启动和持续时间是否正常、各肌肉的运动是否协调、各肌肉的兴奋程度是否足够。运动训练中，肌肉疲劳分析既可提示训练的恰当剂量，也可提示训练的效果，其基本原理是肌肉疲劳时电兴奋发放频率下降，频谱也就减低。疲劳愈甚则频谱低移愈多。训练愈好的肌肉愈加不易有疲劳性频谱下降。

在神经肌肉功能评价方面，表面肌电检测因为能够精确地描述局部肌肉激活时间、激活水平、功能状态，以及与人体整体运动的相互关系，所以能够定量描述被检肌群活动的时间序列关系，从而进行神经肌肉协同分析；若与其他物理检测技术，如脑电图、fMRI

检查等相结合，可共同揭示神经肌肉系统活动信息，为多种状态下神经肌肉系统活动提供精确可靠的信息，可以进一步应用于中枢激活与控制、肌肉痉挛等功能评价。

在治疗方面，表面肌电图用于电子生物反馈，可增加运动的选择性和协调性，加速功能的恢复。治疗后的肌肉有进步时表现为肌电活动的波幅增加和频谱的改善。

六、诱发电位检查

诱发电位（evoked potential，EP）是指中枢神经系统在感受内部或外部各种特异性刺激后产生的电活动，反映中枢神经系统各种传导通路功能的完整性。诱发电位的出现与刺激之间有确定的和严格的时间与位相关系，即"锁时"特性，具体表现为有较固定的潜伏期。根据检测不同的神经传导通路，诱发电位可分为感觉诱发电位和运动诱发电位。临床上常用的诱发电位有躯体感觉诱发电位、脑干听觉诱发电位、视觉诱发电位、运动诱发电位。不同类型诱发电位具有一些共同特征，具体如下。

1. 潜伏期

诱发电位的出现与所给刺激之间具有一定的时间关联。从刺激开始到电位出现，这一段时间称为起始潜伏期；从刺激开始到电位波峰出现，这一段时间称为峰值潜伏期。由于诱发电位的起点往往没有波峰清楚，因此通常测定峰值潜伏期。潜伏期长短与周围神经传导速度、刺激部位与记录部位之间的距离、传导通路上换元的次数等相关，受年龄、性别、身高、皮肤温度等因素影响，有一定个体差异。

2. 波形

不同系统的结构不同，受到刺激产生的诱发电位波形组成也不同，但同一系统受到刺激后，波形组成一般相同。检测者可以根据波形组成的特征和稳定性等，大致判断诱发电位是否出现异常。

（一）躯体感觉诱发电位

1. 基本原理

（1）定义：躯体感觉诱发电位（somatosensory evoked potential，SEP）也称体感诱发电位，是指躯体感觉系统的外周神经部分在接受适当刺激后，在其特定的感觉神经传导通路上的任何部位都能检测出电反应。SEP主要反映周围神经、脊髓后索、脑干、丘脑、丘脑放射及皮质感觉区的功能状态。

（2）分类与选择：SEP按潜伏期长短，可分为长、中潜伏期体感诱发电位和短潜伏期体感诱发电位（short-latency somatosensory evoked potentials，SLSEP），SLSEP波形稳定、无适应性且一般不受意识改变的影响，在临床上最常用，SLSEP产生的电反应具有特定组成并与刺激有明显的锁时关系（time-locked）。根据不同的刺激方式，可分为电刺激和机械刺激，临床一般选用电刺激，因为电刺激周围神经操作简单且能够在感觉传导通路上诱导出明显电生理活动。另外，由于刺激混合神经相比刺激纯感觉神经产生的 SEP 具有相似波形，但波幅更大，故在临床中更多选择刺激混合神经，如上肢的正中神经和尺神经、下肢的胫后神经和腓总神经等。

（3）解剖：临床研究表明，SLSEP 主要是感觉神经冲动经后索 – 内侧丘系通路产生的传导束电位和突触后电位。

后索 – 内侧丘系通路是躯干和四肢意识性本体感觉传导通路（图 2-8-1），其主要传递由肌肉、肌腱、关节、骨膜等组织传入本体感觉和精细触觉信息，该传导路由三级神经元组成。第一级神经元为脊神经节内假单极神经元；第二级神经元的胞体在薄束、楔束核内，由此二核发出的纤维向前绕过中央灰质的腹侧，在中线上与对侧的交叉，称内侧丘系交叉；交叉后的纤维转折向上，在锥体束的背侧呈前后方向排列，行于延髓中线两侧，称内侧丘系；第三级神经元的胞体在丘脑腹后外侧核，发出纤维称丘脑中央辐射。经内囊后肢主要投射至中央后回的中、上部和中央旁小叶后部，部分纤维投射至中央前回。

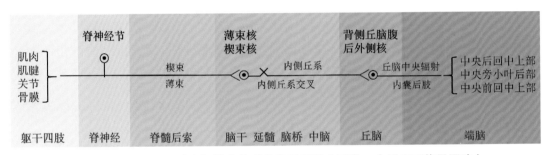

图 2-8-1　躯干和四肢意识性本体感觉传导通路（后索 – 内侧丘系传导通路）

2. 检查方法

（1）检查前准备：

1）检测者准备：采集受检者有关病史并进行相关神经系统检查，告知受检者注意事项，按检测目的标记并安放电极。

2）受检者体位：受试者取半卧位或平卧位，闭目全身放松，叮嘱受试者检查过程中尽量不要随意运动，以减少运动伪迹。

3）刺激电极：上肢放置于腕横纹中点上 2 cm 的正中神经走行处，阴极与阳极均沿神经干放置，阴极在近端；下肢放置于内踝后侧的胫后神经处，阴极与阳极均沿神经干放置，阴极在近端，阴极与阳极相距 2 cm。

4）记录与参考电极：上肢记录点为 Erb 点、C_7 棘突和头皮的 C3' 或 C4' 点（两点分别位于 C3 和 C4 点后 2 cm），参考电极置于 Fz；下肢记录点为腘窝点、T_{12} 棘突和头皮的 Cz'，参考电极置于 Fpz。同一导联参考电极必须与记录电极是同一类型或同种电极。

5）电极安放：盘状电极安放前，用酒精和磨砂膏去脂、去角质，然后涂抹适量导电膏，将电阻降至最低，电阻与皮肤接触面阻抗＜ 5 kΩ。

（2）检查设置：选用方波脉冲电刺激，逐渐增加刺激强度，直至观察到刺激侧拇指轻微抽动（上肢）或刺激侧足趾轻微抽动（下肢），患者能够耐受强度且不感觉明显疼痛为止，刺激强度通常为感觉阈值的 3～4 倍，常用的其他刺激参数有以下几种：采用刺激脉宽 0.1～0.2 毫秒的方波，刺激频率 1～5 Hz、叠加次数 50～200 次，或刺激频率 2～4 Hz、叠加次数 200～300 次，至波形稳定。每侧测定 2 次，选择重复性好的波形进行分析。

3. 波形

上下肢短潜伏期 SEP 的波形由多个波组成，波形的命名方式为极性 + 平均潜伏期，波峰向上记为 N 波（负相波），波峰向下记为 P 波（正相波），例如，潜伏期为 9 毫秒，波峰向上的波称为 N9。

（1）上肢记录的主要电位： Erb 点记录的电位为 N9，是臂丛神经动作电位；C7 棘突处记录的主要电位为 N13，是下颈段脊髓后角电位；上肢皮质体感区 C3'或 C4'记录的主要电位为 N20，在周围神经传导功能正常的情况下可以反映颈髓至大脑皮质中枢段感觉传导时间。

（2）下肢记录的主要电位：腘窝部记录的电位为 N7，是胫后神经动作电位，用于了解周围神经传导功能；T12 棘突处记录的电位为 N21，是腰脊髓后角节段性电位；下肢皮质体感区 Cz'记录的较稳定波为 P40，在周围神经传导功能正常的前提下可以反映腰骶髓至大脑皮质中枢段感觉传导时间。

4. 参考值

建议研究者或各实验室建立自己的正常值范围，本书中仅引用作为参考，需结合临床实际情况进行结果判断。

（1）正常参考值：通常认为正常值范围在均值 ±（2.5～3）SD。《神经电生理诊断技术规范》中给出的正常参考值如下：①上肢 SEP：N20 的潜伏期小于 22 毫秒，两侧的潜伏期差小于 2 毫秒；②下肢SEP：P40 的潜伏期小于 44 毫秒，两侧的潜伏期差小于 4 毫秒。两侧上肢或下肢的 SEP 波幅的侧差一般小于 50%（表 2-8-2）。

表 2-8-2　躯体感觉诱发电位（SEP）正常参考值（引自王心刚，2016）

检测肢体	检测部位	潜伏期 /ms	两侧差及中枢时间 /ms	潜伏期界限值
上肢	腕部至中央皮质	N20 16.9~20.6	< 2.0，< 11.0	22
下肢	内踝至中央皮质	P40 35.5~43.9	< 4.0，< 17.0	44

（2）异常判断参考《神经电生理诊断技术规范》：SEP 的异常变化是非特异性的，

能够引起体感传导功能障碍的病变都可能导致 SEP 的异常，主要表现为各波潜伏期和峰间期延长、波幅明显降低伴波形分化不良或波形消失、两侧潜伏期差明显增大等。根据 SEP 波形异常程度可分为轻度、中度、重度异常。

1）轻度异常：N20 或 P40 潜伏期延长或两侧潜伏期差增大，但波形和波幅基本正常。

2）中度异常：N20 或 P40 潜伏期明显延长，波幅明显降低。

3）重度异常：SEP 缺失，记录不到波形。

（3）影响因素：除了技术性因素对 SLSEP 有影响以外，一些生理性因素也会影响 SLSEP，主要包括以下几点。

1）年龄：对于新生儿和婴幼儿来说，外周和中枢神经系统还处于生长发育阶段，其传导速度较成年人慢，而成年阶段传导速度保持稳定，到老年阶段（60 岁后），神经传导速度会有不同程度的变慢。

2）性别：首都医科大学附属北京友谊医院的潘映辐等对 40 例健康中青年人（20 ~ 40 岁）进行 SLSEP 检测，检测发现成年女性 SEP 的中枢传导时间明显较男性短，研究者认为这种差别主要与女性和男性的身高、肢长有关。

3）身高与肢长：SLSEP 各成分的潜伏期与刺激点到记录点之间的距离有关，目前普遍认为身高与肢长是影响潜伏期的明确因素之一。

4）温度：肢体温度对周围神经传导速度影响显著，当肢体温度在 28 ~ 38 ℃范围内，每升高或降低 1℃，周围神经传导速度相应增加或减少 5%。低温对 SLSEP 潜伏期的影响更显著，随着温度降低，可能导致潜伏期延长。若要排除温度对 SLSEP 的峰潜伏期的影响，建议根据实际情况设置测定环境温度，实现在恒温环境下检测 SLSEP。

5）睡眠：SLSEP 基本不受睡眠影响，但中潜伏期和长潜伏期 SEP 受睡眠影响大。

6）药物等。

5. 临床应用

SEP 进行感觉通路受损的诊断和客观评价，主要用于周围神经病、多发性硬化（multiple sclerosis，MS）、脊髓病损、大脑半球病损，还用于脑死亡的判断和脊髓手术的监护等。

（1）周围神经损伤：SEP 对臂丛神经损伤具有较高的诊断作用，对于后根损伤的情况判断，以 SLSEP 结合 SNAP 为宜，能够协助判断损伤部位是在节前或节后。

1）若为节前损伤，其病变部位在后根神经节近端，刺激其远端相应神经引发的 SNAP 正常，能够记录到 N9，无法记录到脊髓后角突触后近场电位 N13 或 N13 波幅明显降低，以及无法记录到 N20，即病侧 N20、N13 缺失或波幅明显低于 N9。

2）若为节后损伤，当 SLSEP 各潜伏期波幅和 SNAP 均消失，提示完全性损伤；当 SLSEP 和 SNAP 出现异常但尚存在时，提示不完全损伤或部分损伤。但有时会有电生理监测结果与手术探查结果不符的情况出现，主要原因可能是存在节前与节后合并损伤、节后损伤严重导致影响节前损伤判断或存在其他损伤影响判断。

臂丛神经损伤部位的区别对于进行外科手术来说至关重要，SEP 检查能够为节前损伤和节后损伤的正确鉴别提供可靠支持，但在临床上还需要结合其他诊断技术共同判断。

（2）脊髓与脑干、丘脑病损：SLSEP 检测是否异常，取决于病损部位是否累及 SLSEP 传导通路。脊髓病损时，SLSEP 的共同特点为：引起本体感觉障碍的脊髓损伤，其相应 SLSEP 多为异常；引起浅感觉障碍的脊髓损伤，其相应 SLSEP 多为正常。近年来，SLSEP 已经作为脊髓损伤（spinal cord injury，SCI）的定量评价手段被广泛运用于临床。SLSEP 可结合运动诱发电位来辅助诊断脊髓外伤情况，判断损伤程度、范围和预后。对于脊髓外伤程度的判断，若为完全性脊髓损伤，下肢 SLSEP 的一级体感皮质原发反应（sphingosine-1-phosphate receptor，S1PR）无法引出；若为不完全性脊髓损伤或处于急性脊髓休克期，通常可以记录到下肢 SLSEP 的 S1PR，但往往会出现波幅降低、潜伏期延长的情况。对于脊髓外伤的范围判断，在排除周围神经系统疾病和颅脑损伤的前提下，若上下肢 SLSEP 均异常，提示颈髓以上至脑干出现病损；若上肢 SLSEP 正常，但下肢 SLSEP 异常，提示腰骶髓至颈髓的病损。对于脊髓外伤的预后判断，一般在急性期或损伤早期能够记录到 SLSEP，提示预后多为良好。

脑干与丘脑病损时，感觉障碍与 SLSEP 异常之间的相关程度，没有脊髓病损时突出。一些常见脑干与丘脑病损出现时，SLSEP 对应的异常反应如下：当出现延髓背外侧综合征（Wallenberg 综合征）时，出现分离性感觉障碍，表现为同侧头面部、对侧躯干四肢浅感觉障碍，其 SLSEP 多无异常表现；对于闭锁综合征，当累及内侧丘系时，SEP 常出现异常，N20 峰潜伏期明显延长。总的来说，脑干和丘脑病损时，SLSEP 的敏感性不如脊髓损伤，其异常变化出现的决定性因素为病损部位是否累及内侧丘系。

（3）大脑半球病损：目前 SEP 被越来越广泛地应用于测量与躯体感觉功能相关的神经生理变化，与脑神经功能成像技术相比，SEP 是一种易于操作且相对便宜的技术，SEP 提供了更高的时间分辨率，另外，相较于神经成像中的血流变化，SEP 能够更直接地衡量神经元活动。

大脑半球病变时，SLSEP 的改变与解剖部位相关，上肢皮质感觉区记录的 N20 ~ P25 复合波，以及下肢皮质感觉区记录的 P40 都是感觉传入冲动到达大脑一级感觉皮质后的最早原发反应，病灶在皮质的主要表现为 S1PR 的波幅变化，病灶在皮质下者除波幅改变以外，还会伴有潜伏期延长。

芬兰库奥皮奥大学附属医院临床神经生理科的 Julkunen 等将正中神经 SEPs 作为感觉功能评估的手段之一，对 5 位脑卒中后 1 年以内的患者进行了评估，研究结果显示，在脑卒中最初评估时有感觉障碍但 SEP 正常的患者，往往有较良好的感觉功能预后，但在最初评估时，SEP 缺失的患者也不一定意味着预后差，另外感觉损伤部位的不同对于 SEP 检测结果也有一定影响。该研究提示在预后评价方面，SEP 只能作为一项参考指标，还需要更多的临床证据支持。国外学者 Haupt 等对 31 例缺血性脑卒中患者发病后的第 1 天和第 6 天进行 SEP 中 N20 和 N70 的测定，并与正常对照组进行比较，其结果与早期预后评定的改良 Rankin 量表第 7 ~ 10 天的得分进行分析，结果显示 SEPs 是缺血性脑卒中早期预后的可靠指标，同时结合生化指标和其他临床评估指标更具有预测效应。另外，美国科罗拉多大学麻醉学系学者的 Sloan 等认为颅内压增高可能导致皮质 SEP 的波幅降低、潜伏期延长，这种异常表现的出现可能与颅内压对皮质的影响有关，颅内压导致皮质产生压力相关的 SEP 抑制，提示当患者颅脑损伤后，使用 SEP 检测对医师掌握患者颅内压情况也有辅助作用。颅内压对于 MEP 的影响主要表现在当颅内压刚刚升高时，MEP 波幅会升高，随后下降至波幅消失。

（4）多发性硬化（multiple sclerosis，MS）：是一种免疫介导的中枢神经系统慢性炎性脱髓鞘性疾病，是最常见的脱髓鞘病。SLSEP 对于多发性硬化有较好的辅助诊断作用，能够辅助诊断不明确病灶和发现亚临床病灶。

潘映辐等根据其团队及国内外的相关研究总结了 SLSEP 在辅助诊断 MS 上的作用，发现 MS 的 SLSEP 异常分辨率高，主要体现在：对于有本体感觉病损体征的患者来说，SLSEP 基本均表现异常；但对于暂未表现出本体感觉病损体征的患者，针对不同的 MS 分型，SLSEP 也会表现出不同程度的异常。对于无本体感觉病损体征，但 SLSEP 异常的这部分患者来说，SLSEP 异常原因可能是既往感觉体征较轻未引起患者重视，也有可能是与 SLSEP 有关的躯体感觉系统病灶为新发导致尚无体征，提示 SLSEP 的诊断对于全面、及时掌握多发性硬化患者的病灶具有重要意义。另外，部分 MS 患者的 SLSEP 异常可能仅限于某一侧肢体，因此当患者疑似 MS 时，需要对上下肢进行分侧 SLSEP 检测，避免异常侧的结果被正常侧掩盖。除此之外，研究者发现下肢 SLSEP 异常率高于上肢 SLSEP，可能是由于下肢体感通路较长，受侵犯概率高。

（5）脑死亡诊断：在脑死亡的判定过程中，除了需要符合脑死亡临床判定标准，还要进行确认试验，确认试验中包括 SLSEP。SLSEP 对脑死亡的判断有一定的辅助确认作用，但其结果需要结合其他确认试验进行判定。当 SLSEP 结果为：双侧 N9 和 / 或 N13 存在，P14、N18、N20 消失，即符合 SLSEP 脑死亡判定标准。需要注意的是，要保持被检肢体皮肤温度恒定且正常，低温可使诱发电位潜伏期延长，电极安放部位出现水肿或外伤、锁骨下静脉置管、正中神经病变、颈髓病变，以及周围环境电磁场干扰等均可影响结果判定。另外，《脑死亡判定标准与操作规范：专家补充意见（2021）》中指出，脑死亡判定过程中可能存在可逆性昏迷或其他混合因素的影响，对于面部创伤、无眼畸形、颅底骨折伴鼓室积血等存在混合因素项目，可以使用 SLSEP 辅助检查。

（6）手术监护：手术中电生理监测主要是为了协助术中定位脑皮质功能区和重要功能传导通路，识别脑神经和脊神经根，鉴别不能明确的组织。同时，能够即时提供神经电生理监测结果，协助手术医生评估神经受损害的部位、节段和程度。电生理监测可以避免或及早发现由于手术造成的功能区皮质、重要功能传导束及神经损伤，并迅速纠正可逆性损害，避免永久性神经损害，帮助及早发现患者在术中发生的缺氧或低血压等系统性变化，协助麻醉深度的精确控制。

SEP 与刺激之间有锁时关系，波形重复性好，且与神经功能之间有特定的投射关系，广泛用于动脉瘤、脑动静脉畸形及颈动脉内膜剥脱术等脑血管病及幕上、幕下肿瘤的术中监测。其也常用于脊柱，如脊柱矫形、脊柱退行性疾病等的手术治疗，能够提高手术效率，有效预防医源性脊髓损伤，为难度较高的脊髓外科手术提供保障。

术中主要观察 SEP 的潜伏期和波幅变化，一般认为将 SEP 波幅下降超过 50% 或 / 和潜伏期延长超过 10% 视为 SEP 异常的预警信号。一项研究对 5 1263 例使用了 SEP 监测的脊髓外科手术进行分析，分析结果发现 SEP 准确率为 98%，但仍存在一些监测影响因素，如在外科手术过程中，由于手术时长较长、存在手术切口等原因，会导致患者体温变化，影响 SEP 监测准确性。但 SEP 只能监测脊髓后索的感觉通路，对于其他感觉通路无法进行监测。

（二）脑干听觉诱发电位

1. 基本原理

（1）定义：听觉诱发电位（auditory evoked potential，AEP）是指用短声（click）刺激耳蜗听觉感受器，可以在头皮记录到皮质下听觉通路的几个不同水平的一系列电位。根据潜伏期的大致范围，这些电位可以分为早期反应、中期反应和晚期反应电位，早期反应指潜伏期为 1～10 毫秒的电位，中期反应指 10～50 毫秒的电位，晚期反应指 50～500 毫秒的电位。在临床上，最常见测试的是早期反应电位。

脑干听觉诱发电位（brainstem auditory evoked potential，BAEP）是指短声刺激听觉感受器，在前 10 毫秒从皮质下听觉感受通路的不同水平记录到的一系列电位。BAEP 具有无创、客观、可靠，且不易受麻醉剂、镇静剂、意识状态及睡眠等影响的特点，能客观敏感地反映听觉传导通路中的结构及功能状况，累及听觉通道的任何病损情况都会影响 BAEP。当脑干轻微受损而无临床症状和体征时，BAEP 已经出现改变，因此，BAEP 对于发现脑干亚临床病灶具有重要诊断价值。

（2）波形分类及起源：BAEP通常由5~7个波组成，使用罗马数字Ⅰ~Ⅶ表示。前5个波潜伏期稳定，波形清晰，在脑干听觉系统中的神经发生源较确定，临床常使用。其中Ⅰ、Ⅲ、Ⅴ是最稳定、可靠的3个主要反应波，出现率为100%，临床价值大；Ⅵ、Ⅶ波存在一定的个体差异，不一定能够记录到。

目前普遍认为BAEP中各波的起源为：Ⅰ波起源于听神经的动作电位；一部分Ⅱ波起源于耳蜗核，另一部分起源于听神经颅内段；Ⅲ波起源于脑桥下部的上橄榄核；Ⅳ波可能起源于脑桥上部的外侧丘系及其核团；Ⅴ波起源于外侧丘系上方或下丘脑的中央核团；Ⅵ波和Ⅶ波的起源尚不明确，有学者认为可能起源于内侧膝状体和皮质听辐射。

（3）解剖：耳分成三部分，分别是外耳、中耳和内耳。内耳又称迷路，含有耳蜗、前庭和三个半规管。听觉传导通路起自内耳蜗螺旋神经节内的双极神经元(第一级神经元)，其周围突分布于内耳的蜗螺旋器（或称Corti器），中枢突进入内听道组成蜗神经，与前庭神经伴行，在延髓和脑桥交界处入脑，止于脑桥的耳蜗神经核（蜗腹侧核和蜗背侧核）。第二级神经元胞体在蜗腹侧核和蜗背侧核内，发出纤维大部分在脑桥内形成斜方体并交叉至对侧，至上橄榄核外侧折向上行，形成外侧丘系。外侧丘系的纤维经中脑被盖的背外侧部大多数止于下丘。第三级神经元胞体在下丘内，其纤维经下丘臂止于内侧膝状体。第四级神经元胞体在内侧膝状体内，发出纤维组成听辐射（acoustic radiation），经内囊后肢，止于大脑皮质颞横回的听觉区。听觉的反射中枢在下丘。下丘神经元发出纤维到上丘，再由上丘神经元发出纤维，经顶盖脊髓束下行至脊髓的前角细胞，完成听觉反射（图2-8-2）。

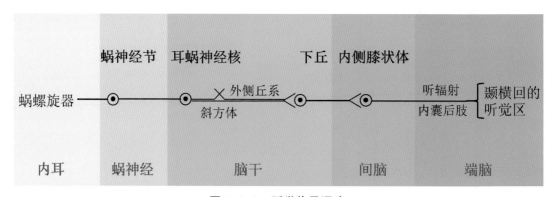

图2-8-2 听觉传导通路

2. 检查方法

（1）检查前准备：

1）检测环境：提供安静的检测环境，若条件允许，可在隔音环境中进行检测。

2）检测者准备：采集受检者有关病史并进行相关神经系统检查，告知受检者注意事项，按检测目的标记并安放电极。

3）受检者体位：受检者取坐位或平卧位，保持安静，全身放松，叮嘱受试者检查过程中最好不要随意运动，以减少运动伪迹。

4）刺激给予：检测时单耳予短声（click）刺激，另一侧白噪音掩盖。

5）记录、参考与接地电极：一般使用盘状电极，记录电极置于颅顶 Cz，参考电极置于被检侧耳垂或乳突，接地电极置于对侧耳垂或 Fpz。同一导联参考电极必须与记录电极是同一类型或同种电极。

6）电极安放：盘状电极安放前，用酒精和磨砂膏去脂、去角质，然后涂抹适量导电膏，将电阻降至最低，电阻与皮肤接触面阻抗＜5 kΩ。

（2）检查设置：双耳分别检测，一般先检测正常侧或病损较轻的一侧，再检测患侧或病损较重的一侧。常规采用疏波短声刺激，声刺激信号是脉宽为 0.1 毫秒的方波电脉冲，刺激强度一般为主观听阈上 60～80 dB（最高不超过 120 dB），刺激频率 10～13 Hz，叠加 1000～2000 次；对侧使用白噪音掩盖。每侧重复至少 2 次，选择重复性良好的两组波形。

主观听阈的检测方法为：从大到小逐渐调整刺激声强，由受检者配合判断，以受检者主观能够听到的最小刺激声强作为主观听阈。

3. 参考值

建议研究者或各实验室建立自己的正常值范围，本书中仅引用作为参考，需结合临床实际情况进行结果判断。

（1）正常参考值：

1）参考《神经电生理诊断技术规范》：Ⅰ峰潜伏期（1.7±0.15）毫秒，Ⅲ峰潜伏期（3.9±0.19）毫秒，Ⅴ峰潜伏期（5.7±0.25）毫秒，正常界限值分别为 2 毫秒、4 毫秒、6 毫秒；Ⅰ～Ⅲ峰间期（2.1±0.15）毫秒，Ⅲ～Ⅴ峰间期（1.9±0.18）毫秒，Ⅰ～Ⅴ峰间期（4±0.23）毫秒，正常界限值分别为 2.5 毫秒、2 毫秒、4.5 毫秒，且各相应成分的两耳侧差均小于 0.4 毫秒（表 2-8-3），该正常参考值适用参数见上述。

2）菏泽市第三人民医院神经电生理室的殷全喜等对 399 例健康人群的脑干听觉诱发电位进行测定，经过严格统计学处理，生成了各潜伏期、峰间期的多元回归方程，算出针对不同性别、不同年龄的各潜伏期、峰间期的正常参考值（表 2-8-4，表 2-8-5）。各方程式的结果为潜伏期、峰间期正常参考值的上限；方程式适用于 10～80 岁人群；该正常参考值仅适用于与其描记参数相同的检查结果，其研究参数为刺激强度 90 dBnHL，白噪音掩盖强度 55 dBnHL，刺激频率 11.4 Hz，带通 150～2000 Hz，分析时间 10 毫秒，平均 2000 次。

表 2-8-3　脑干听觉诱发电位正常参考值（引自王心刚，2016）

波形名称	峰值潜伏期 /ms	峰间期	峰间时间 /ms	潜伏期界限值 /ms
Ⅰ波	1.6 ~ 1.8	Ⅰ~Ⅲ	1.9 ~ 2.3（< 2.5）	2.0
Ⅱ波	2.6 ~ 3.0	Ⅲ~Ⅴ	1.7 ~ 2.0（< 2.0）	
Ⅲ波	3.7 ~ 4.0	Ⅰ~Ⅴ	3.7 ~ 4.3（< 4.5）	4.0
Ⅳ波	4.9 ~ 5.3	峰间期比值：> 1［（Ⅰ~Ⅲ）:（Ⅲ~Ⅴ）］		
Ⅴ波	5.4 ~ 6.0	波幅比值：> 0.5（Ⅴ:Ⅰ）		6.0

表 2-8-4　脑干听觉诱发电位正常参考值（引自殷全喜，2020）

波形	峰值潜伏期计算方程 /ms
Ⅰ波	$1.396 + 0.003 \times X1 + 0.043 \times X2 + 0.1079 \times 2.5$
Ⅲ波	$3.502 + 0.004 \times X1 + 0.096 \times X2 + 0.1543 \times 2.5$
Ⅴ波	$5.263 + 0.005 \times X1 + 0.146 \times X2 + 0.2207 \times 2.5$

注：“X1”为年龄，以“岁”为单位，取整数；“X2”为性别，男性取“1”、女性取“0”。

表 2-8-5　脑干听觉诱发电位正常参考值（引自殷全喜，2020）

峰间期	峰间期计算方程 /ms
Ⅰ~Ⅲ	$2.105 + 0.001 \times X1 + 0.053 \times X2 + 0.1271 \times 2.5$
Ⅲ~Ⅴ	$1.761 + 0.001 \times X1 + 0.05 \times X2 + 0.1434 \times 2.5$
Ⅰ~Ⅴ	$3.866 + 0.002 \times X1 + 0.103 \times X2 + 0.2019 \times 2.5$

注：“X1”为年龄，以“岁”为单位，取整数；“X2”为性别，男性取“1”、女性取“0”。

（2）异常判断参考《神经电生理诊断技术规范》：目前通用的成人正常 BAEP 诊断标准为：Ⅰ、Ⅲ、Ⅴ波均存在，Ⅰ、Ⅲ、Ⅴ波峰值潜伏期正常，Ⅰ~Ⅲ、Ⅲ~Ⅴ、Ⅰ~Ⅴ 的峰间期正常，Ⅰ~Ⅲ峰间期大于Ⅲ~Ⅴ峰间期，Ⅴ波的波幅大于Ⅰ波波幅的 50%，两耳各波潜伏期的侧差小于 0.4 毫秒，波幅的侧差小于 50%。不符合这些条件的 BAEP 均为异常。

依据 BAEP 波形异常可将其分为周围性损害、中枢性损害和混合性损害。①周围性损害：以Ⅰ波异常为主，而其他各波尚正常；②中枢性损害：Ⅰ波尚正常，而其他波异常；③混合型损害：BAEP 各波均明显异常，甚至缺失。

依据 BAEP 波形异常程度可将其分为轻度异常、中度异常和重度异常。

1）轻度异常：仅表现为潜伏期或峰间期延长、两耳侧差增大，波形和波幅基本正常。

2）中度异常：潜伏期或峰间期明显延长，且波幅明显降低。

3）重度异常：BAEP 缺失，无法记录到明确波形。

（3）影响因素：

1）年龄：BAEP 的波形潜伏期与年龄相关，新生儿的 BAEP 潜伏期较成年人长，随着年龄增长，至6~8个月时，Ⅰ波潜伏期达到正常成人值，Ⅴ波潜伏期在18~24个月达到正常成人值，此后稳定。中年后，随着年龄的增长，Ⅰ、Ⅲ、Ⅴ波潜伏期及Ⅰ~Ⅲ、Ⅲ~Ⅴ、Ⅰ~Ⅴ的峰间期延长。

2）性别：有研究表明，Ⅲ、Ⅴ波潜伏期及Ⅰ~Ⅲ、Ⅲ~Ⅴ、Ⅰ~Ⅴ的峰间期与性别存在线性关系，男性Ⅲ、Ⅴ波潜伏期较女性长，尤其是Ⅴ波潜伏期。国外学者Don等认为男性BAEP潜伏期较女性延长，可能与头颅大小及耳蜗有关。

3）体温：暨南大学医学院生理学教研室的何斯纯等人研究体温过低和体温过高对大鼠脑干听觉诱发电位的影响。研究发现，随着体温降低（从36℃降到22℃），Ⅰ~Ⅴ各波潜伏期延长，体温降至26℃以下时，突触的有效传递减少，Ⅰ、Ⅱ和Ⅳ波的波幅出现降低，Ⅲ和Ⅴ波无显著变化，但当大鼠体温降低至19~21℃时（这一体温与鼠类死亡临界体温14~20℃接近），中枢突触传递基本终止，BAEP各波消失；随着体温升高（从37℃升到43℃），Ⅰ~Ⅴ各波潜伏期逐渐缩短，Ⅰ~Ⅲ、Ⅲ~Ⅴ、Ⅰ~Ⅴ峰间期逐渐缩短，Ⅰ、Ⅱ、Ⅲ和Ⅳ波的波幅逐渐降低，当体温升至42℃及以上时，各波潜伏期和峰间期不再缩短并略有反向延长，Ⅰ、Ⅱ、Ⅲ和Ⅳ波的波幅降低更显著，但Ⅴ波的波幅未发生显著变化，当体温上升至（43.1±0.5）℃时，BAEP各波消失。另外，研究者认为，体温升高过程中潜伏期及峰间期的反向延长是传导通路发生不可逆损伤的先兆提示。

4.临床应用

（1）客观电反应测听：BAEP能够通过从小到大调整刺激强度，检测不同声强下的BAEP，以记录到BAEP波形最小刺激声强作为BAEP的反应阈，可以估计受检者的客观听阈。同时，BAEP还可以作为判断新生儿脑干功能和听力发育情况的重要依据。BAEP作为一种波形重复良好、参量相对稳定的检测方法，广泛应用于临床听力学，以客观评价听觉检查不合作者、婴幼儿和癔症患者的听觉功能。

（2）听神经瘤：后颅窝髓外肿瘤以脑桥小脑角肿瘤为常见，脑桥小脑角肿瘤中又以听神经瘤最为多见。BAEP对于诊断听神经瘤具有重要价值，BAEP诊断听神经瘤的敏感性可达92%，是除CT及MRI神经影像技术以外，诊断该疾病最重要的辅助手段。当存在听神经瘤时，出现的BAEP主要异常反应为：①BAEP缺失（无反应），有部分听力损失不严重的听神经瘤患者也可能出现BAEP缺失的情况，可能是由于神经兴奋不同步引起；②Ⅰ波存在，Ⅱ~Ⅴ波缺失；③Ⅰ~Ⅲ或Ⅰ~Ⅴ峰间期延长，这是脑桥小脑角肿瘤的特异性和敏感性指标；④Ⅴ波潜伏期延长或两侧Ⅴ波潜伏期的侧差增大；⑤肿瘤较大时，两耳BAEP都可能出现异常。另外，BAEP诊断敏感性与肿瘤大小有明显关系，对于直径越大的肿瘤，诊断敏感性越高。听神经瘤的早期诊断对于患者听力功能的保留具有重要意义，早期肿瘤较小，可经耳部进行摘除，相较于后颅窝手术更安全。需要注意的是，BAEP是听神经瘤的辅助检测手段，在临床上需要结合其他检查综合判断。

（3）多发性硬化：BAEP 与 SEP 可以联合使用，有助于多发性硬化的早期诊断，对于亚临床病灶的诊断敏感性可达 40%。其异常表现多为 V 波的波幅降低或缺失，少数表现为峰间期延长，或者两种异常表现均有。

（4）颅脑损伤：对于颅脑损伤的患者来说，由于损伤情况的不同，需要通过全面的评估技术来帮助判断患者损伤和预后情况。临床上常用于颅脑损伤情况评价的方法有脑电图、CT 检查、格拉斯哥昏迷量表（GCS）等，脑电图和 GCS 结果都可能受到镇静类药物的影响，GCS 虽然简单易操作，但无法全面反映患者生命体征，且存在评估者主观判断的差异。头颅 CT 是神经外科重要的辅助诊断手段，但是其仅能反映脑组织损伤的解剖结构情况，无法具体反映功能损伤情况。BAEP 能够反映脑干听觉传导通路的功能，并直接反映脑干的功能状况，对于脑干缺血状况敏感，若出现 I 波存在，而 III、V 波消失，或是峰间期延长，提示脑干损害，患者可能预后不良。但若病变局限于大脑或脑干未受影响，BAEP 检测多无异常。

（5）昏迷与脑死亡：在脑死亡判定过程中很重要的一点就是要排除导致昏迷的药物或毒物影响，由于人 BAEP 较少受到代谢性和安眠镇静类药物影响，故 BAEP 对于昏迷的原因有一定的鉴别诊断作用。在进行鉴别诊断之前，需要详细了解患者是否有耳科既往史，耳科既往史对于 BAEP 结果的解释有较大影响。对于代谢性或中毒性昏迷，但无脑干损伤的患者，其 BAEP 多为正常；对于脑干病变引起昏迷的患者，其 BAEP 为异常；但也可能存在少数代谢性疾病导致昏迷（如糖尿病非酮症高渗性昏迷）的患者，其 BAEP 也可见异常，需要结合其他诊断进行判断。

同时，BAEP 对于昏迷患者的预后判断也有一定价值。一项研究使用 SEP 联合 BAEP 对昏迷患者进行预后判断，结果显示观察组的预后评估准确率明显高于对照组，提示与脑干反射、GCS 等传统常用昏迷预后判断技术相比，SEP 联合 BAEP 在昏迷患者的预后判断上具有优势，提高了检测准确性。BAEP 对昏迷预后判断也存在一些限制因素，如患者本身的年龄、并发症、既往史等，因此，在临床上做出判断时，需要临床医师注意到相关因素并结合其他诊断手段，综合地做出昏迷的鉴别诊断和预后判断。

脑死亡是指包括脑干在内的全脑功能不可逆转的丧失，即死亡。由于 BAEP 可以检测脑干功能情况，提示 BAEP 或许可以作为辅助诊断脑死亡的技术，符合脑死亡标准者其 BAEP 主要有两种异常表现：① BAEP 缺失；② BAEP 可见 I、II 波或仅见 I 波，该前提是受检者在昏迷前存在听力。

（6）手术监护：《中国神经外科术中电生理监测规范（2017 版）》中指出，后颅窝或后颅窝附近手术可损害听觉通路，对于这类手术，可以使用 BAEP 进行术中监测，一般通过 BAEP 中的 I、III、V 波来指导手术，提供及时预警。对于后循环动脉瘤、动静脉畸形等手术，经常联合使用 BAEP 和 SEP 进行监测。BAEP 进行术中监测的指标为：诱发电位的潜伏期延长、波幅降低，当V波的波幅下降超过50%、潜伏期延长0.8毫秒以上，需重视查找原因。另外，由于BAEP受麻醉剂影响小，故麻醉方式可选择静脉麻醉药物、吸入麻醉剂和肌松药。还需要注意的是，骨钻引起的噪声对耳蜗造成影响，进而影响脑干听觉诱发电位记录；液体或灌洗液进入中耳会导致中耳传导减弱，影响电位记录，应及时清除。

（三）视觉诱发电位

1. 基本原理

（1）定义：视觉诱发电位（visual evoked potential，VEP），也称皮质视觉诱发电位，是通过视觉刺激，经头皮记录的大脑枕叶皮质产生的电位活动。

（2）分类与选择：视觉刺激的方式主要有两种：图像刺激和闪光刺激。根据视觉刺激方式的不同，可以将VEP分为两类：图像刺激VEP（pattern reversal visual evoked potential，PRVEP）和闪光刺激VEP（flash visual evoked potential，FVEP），临床上最常检测的就是图像VEP，其中常使用的刺激图像为黑白棋盘方格图，期间黑白方格交替转换，因此，这种图像刺激VEP又称为棋盘格模式翻转VEP。PRVEP波形成分简单，容易记录、易于分析，阳性率高且重复性好，但对于受检者视力有一定要求；相比之下，FVEP波形变化大且阳性率低，但受视敏度影响小，适用于PRVEP检测不能合作者，包括视力较差者、昏迷者，以及不能配合者。临床上最常使用的是PRVEP。

（3）解剖：视觉传导通路由三级神经元组成。眼球视网膜神经部外层的视锥细胞和视杆细胞为光感受器细胞，中层的双极细胞为第一级神经元，内层的节细胞为第二级神经元，节细胞的轴突在视神经乳头处汇集成视神经。视神经由视神经管入颅腔，形成视交叉后，延为视束。在视交叉中，来自两眼视网膜鼻侧半的纤维交叉，加入对侧视束；来自视网膜颞侧半的纤维不交叉，进入同侧视束。因此，左侧视束内含有来自两眼视网膜左侧半的纤维，右侧视束内含有来自两眼视网膜右侧半的纤维。视束绕过大脑脚向后，主要终止于外侧膝状体。第三级神经元胞体在外侧膝状体内，由外侧膝状体核发出纤维组成视辐射经内囊后肢投射到端脑距状沟上下的视觉皮质，产生视觉（图2-8-3）。

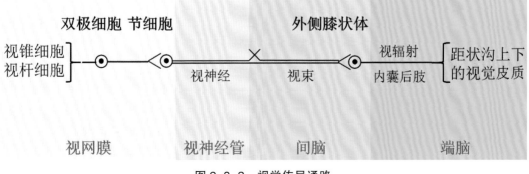

图2-8-3 视觉传导通路

2. 检查方法

（1）检查前准备。

1）检测环境：在光线较暗且安静的环境下进行检测，若条件允许，可在完全避光且安静的暗室环境中进行检测。

2）检测者准备：采集受检者有关病史并进行相关神经系统检查，检测前要粗测受检者的视力、视野，在散瞳药使用后 12 小时内不可进行 PRVEP 检测，检测前告知受检者注意事项，按检测目的标记并安放电极。

3）受检者体位：受检者取坐位，视力不佳者可佩戴日常使用的眼镜，显示器高度与受检者双眼水平，双眼距离屏幕 70 ~ 100 cm。

4）刺激给予：两眼分别检测，单眼水平注视屏幕中央，另一只眼用软垫遮住。

5）记录与参考电极：记录电极置于枕骨粗隆上 5 cm 的中线 Oz 点和此点向左右旁开 5 cm 的 O1、O2 点；参考电极置于前额 Fz。同一导联参考电极必须与记录电极是同一类型或同种电极。

6）电极安放：盘状电极安放前，用酒精和磨砂膏去脂、去角质，然后涂抹适量导电膏，将电阻降至最低，电阻与皮肤接触面阻抗 < 5 kΩ。

（2）检查设置：一般先检测正常侧或病变较轻的一侧，然后再检测患侧或病变较重的一侧。刺激参数对于 PRVEP 波形的潜伏期和波幅有很大影响，每个实验室和不同的检测环境下所用的刺激参数都不完全相同，检测者需要根据实际情况进行参数设置。本书中列出《神经电生理诊断技术规范》中的参考值：进行全视野模式刺激，屏幕显示器大小 34 cm × 27 cm，平均亮度 50 cd/m，对比度 80%，黑白棋盘格每格 1°，翻转频率 1 ~ 2 Hz，选用参数原始灵敏度 10 μV/D，扫描时程 30 ms/D，叠加平均 100 ~ 200 次。连续刺激 2 次，选择重复性良好的波形。检测间隙可让患者闭眼休息，以防出现视疲劳。

3. 波形

PRVEP 的主要波形成分主有 N75、P100、N145，简称 NPN 复合波。其中 N75 波幅较小，通常难以辨认，在部分正常人中也无法记录；P100 的波幅较大，是视觉刺激在皮质引发的第一个正相波，在所有正常人中均可记录到；N145 潜伏期和波幅变异大，不适合临床分析。综合来看，P100 潜伏期最稳定且波幅高、易于记录，是 PRVEP 中唯一可靠的成分。

4. 参考值

建议研究者或各实验室建立自己的正常值范围，本书中的引用仅作为参考，需结合临床实际情况进行结果判断。

（1）正常参考值：由于众多物理性、生理性因素均可能影响 PRVEP 波形，没有通用的正常值，故每个实验室应该确定自己的刺激参数和记录参数，选正常人作为对照，得出适合各自实验室的正常值。通常 P100 潜伏期正常值范围为均值 ± 3 SD。其他参考值：①《神经电生理诊断技术规范》中的正常参考值：P100 的潜伏期小于 110 毫秒，两眼 P100 潜伏期的侧差小于 3 毫秒，两眼 P100 波幅的侧差小于 50%（表 2-8-6）。

表 2-8-6　视觉诱发电位正常参考值（引自王心刚，2016）

部位	P100 峰值潜伏期	波幅	侧差	潜伏期界限值
枕叶皮质	95 ~ 110 ms	6.5 ~ 20.3 μV	< 3.0 ms	110 ms

（2）异常判断值：凡是引起视觉传导通路障碍的病变都可能导致 PRVEP 的异常，通常表现为 P100 潜伏期延长、两眼潜伏期的侧差增大、波幅降低，甚至消失等。

有学者依据 VEP 波形异常程度将其分为轻度异常、中度异常和重度异常。①轻度异常：P100 潜伏期延长或两眼侧差大于 3 毫秒，但波形和波幅基本正常；②中度异常：P100 潜伏期明显延长且波幅明显降低；③重度异常：VEP 缺失，记录不到明确波形。

（3）影响因素：许多物理性、生理性的因素会对 PRVEP 结果造成影响，检测者需要了解这些潜在影响因素，以便对结果做出更好的判断。

参数设置上的影响：

1）照度：即来源于刺激环境的光线量，其对 P100 的潜伏期和波幅都有较大影响，P100 的潜伏期会随照度的增加或减少而缩短或延长。由于不同厂家的刺激器和每个刺激环境都存在差异，故每个神经电生理测试室都应建立自己的正常参考值。

2）对比度：黑白方格的对比度一般在 50% 及以上，当对比度减低到 20% ~ 40%，可能增加 PRVEP 的潜伏期，还可能导致波幅降低。

3）黑白棋盘格大小：有研究发现，在一定范围内方格变小，P100 潜伏期会出现增加。

4）刺激野：在全视野刺激时，刺激视野减小将造成 P100 的波幅下降、潜伏期延长。

除此之外，刺激频率、颜色、刺激器类型等都会对 PRVEP 结果产生影响。

生理性因素：

1）瞳孔直径：可影响视网膜所接受的光线量，因此，药物扩瞳或是屈光不正都会使视觉质量降低，影响 P100 潜伏期和波幅。

2）性别：有研究表示，男性的 VEP 潜伏期相较于女性的延长，且波幅下降。研究者认为，这种差异可能与男女之间的内分泌差异相关。

3）年龄：婴幼儿 VEP 潜伏期较长、波幅较低。随着年龄增长，潜伏期缩短、波幅增高，成年后趋于稳定，但 VEP 潜伏期会随年龄增大而逐渐延长，这个变化可能与视觉系统的老化相关。但其中由于 PRVEP 需要患者配合，针对婴幼儿人群的研究相对还比较缺乏。

4）体温：新西兰怀卡托大学生物科学系的 Saul 等的研究表示，正常人随着体温升高，其 VEP 潜伏期缩短、波幅稍下降。

5）优势眼：人的两眼在视物过程中起到的作用不是均等的。一侧眼会起主导作用，起主导作用的一侧眼称为优势眼，类似手部活动中的优势手。美国加州大学的 Seyal 等对 25 位健康人群进行检测，发现右侧优势眼的受检者 P100 的波幅高于非优势眼，左侧优势眼的受检者也有相似结果，但差异不明显。

6）注意力：在进行 PRVEP 检测时，需要受检者注视屏幕上的图形，注意力不集中会影响检测结果。

7）药物：镇静类药物或是酒精可能降低 VEP 的波幅。

5. 临床应用

（1）视力评估：VEP 在视觉功能上具有重要的评估作用，能够识别没有主观症状的视觉功能障碍，同时可以对损伤部位进行定位，分析功能缺陷原因。一项研究通过使用 VEP 对视力正常者和斜视者进行比较，探索视力正常者和斜视者在优势眼、非优势眼之间的反应特征是否有区别。研究结果显示，斜视者非优势眼与优势眼的 VEP 反应的差异具有统计学意义，而视力正常者的无统计学意义。研究者认为，VEP 可以作为一种客观、定量方法来评估斜视缺陷。

（2）视神经炎：视神经炎泛指所有视神经炎症性、脱髓鞘性病变，分为急性视神经炎和慢性视神经炎。急性视神经炎在临床较为常见，其病因复杂不明，表现为急性视力下降，治疗不及时可导致视神经萎缩。急性视神经炎又可分为视神经乳头炎和球后视神经炎。由于其病因不明，在临床诊断中易与其他导致视力下降的疾病混淆，特别是球后视神经炎，其早期检查常无法在眼底发现病灶。VEP 能够反映视觉传导通路上的病损情况，提示通路上的传导阻滞，已广泛应用于临床，成为视神经炎亚临床阶段及早期的辅助诊断技术，指导视神经炎的治疗。

视神经炎所致 VEP 最显著的变化为 P100 潜伏期延长，异常率可达 90%，视神经炎严重者可能出现 P100 波形消失或分化不良，提示 VEP 对于反映病情严重程度也有一定作用。部分患者在视力恢复后，其 P100 潜伏期延长的表现仍存在。另外，当 VEP 潜伏期和波幅都在正常范围内但双眼侧差增大时也需要引起注意，可能提示在一侧视觉通路上出现病变。

（3）压迫性视神经病变：压迫性视神经病变在颅内以鞍区占位性病变多见，包括垂体瘤、蝶骨翼处病变等。PRVEP 对于这类病变很敏感，在出现视觉受损的临床体征之前即可通过 PRVEP 监测发现异常，PRVEP 异常反应主要为波形和分布明显变化，包括波形畸形、波幅降低等，或是双眼 PRVEP 反应明显不对称，但潜伏期延长不明显。临床进行治疗干预，随着压迫解除后，PRVEP 可恢复正常。对于肿瘤压迫患者，可以进行术后的复查，以便及时观察到肿瘤是否复发。

（4）多发性硬化：VEP能够发现视觉通路上的隐匿性病变，对于多发性硬化的诊断具有重要价值，主要的异常改变为P100潜伏期延长，但需要结合其他诊断技术进行综合判断。

（5）帕金森病（Parkinson's disease，PD）：是中老年人中常见的神经系统退行性疾病，以静止性震颤、肌肉僵硬、动作迟缓和姿势异常为突出运动症状。PD的机制为黑质和纹状体变性引起产生和释放多巴胺递质减少，多巴胺递质主要分布于脑内的黑质和纹状体，也可见于视网膜的丛间细胞，多巴胺递质的减少会引起视网膜的多巴胺能视神经细胞功能障碍，导致视觉传导受到影响。视觉功能障碍是帕金森患者常见的非运动症状之一，表现为对比敏感度异常、视觉运动感知异常、视力和颜色觉受损等。有学者在部分处于早期还未接受左旋多巴胺治疗的帕金森病患者中发现了视觉功能障碍，提示视觉功能障碍可能作为帕金森病的先兆症状出现。

VEP能够反映整个视觉通路的传导和功能情况，其异常可为视觉通路损害提供客观依据，对于帕金森病的早期判断具有重要价值。一项荟萃分析结果显示，帕金森病患者的VEP检测中P100相比于健康人群明显延长，且病情严重者及病程长者，P100潜伏期延长更加显著。昆明医科大学第一附属医院的庞爱兰等对80例PD患者和50例健康对照者进行VEP、BAEP、SEP检测，研究结果显示，与健康人群相比，在VEP检测中，P100潜伏期延长、波幅明显降低。PD不仅累及锥体外系，还会造成视觉、脑干听觉通路的损伤，在临床上可以使用神经生理学技术为帕金森病的诊断提供客观指标。

（6）手术监测：闪光刺激模式可以经由闭合眼睑进行检测，适合不能睁眼配合的患者，是术中监测常使用的模式，其适用于术中监测视网膜、视神经、视交叉、视束到视皮质的视觉通路完整性，常应用于鞍区手术、视神经管减压手术、枕叶视皮质区手术等视觉通路上的手术操作。使用VEP监测可以指导手术路径的确定，帮助患者最大限度地保护视觉功能。

在过去的术中，VEP监测研究中发现静吸复合麻醉对VEP的结果影响较大，后出现了全静脉麻醉，日本INA中心医院神经外科的Sasaki等对使用VEP进行术中监测时全静脉麻醉的麻醉药用量进行了规范，且在诱导时不使用任何肌肉松弛剂，后有研究完善了在术中使用VEP监测的全静脉麻醉方案。但全静脉麻醉也会对VEP波形有一定影响，临床人员需要了解相关麻醉药物对VEP的影响。多伦多大学的Gutzwiller等使用白光进行发光刺激，进行术中VEP监测，监测预警标准为P100的波幅连续降低20%及以上，该预警标准准确识别了66.7%的病例，这些病例在术后均出现了视觉功能的变化，提示该预警标准具有较好敏感性。

另外，术中 VEP 监测对术后的患者视觉功能有一定预测作用，天津市眼科医院的 Feng 等使用 VEP 对 42 例内窥镜下鞍区肿瘤术中进行监测，并研究 VEP 在预测术后视觉功能上的作用。有 11 例患者在 VEP 潜伏期和波幅或形态上出现异常，其中的 7 例患者 VEP 潜伏期与波幅短暂异常，但随后恢复，这 7 例患者中的 3 例术后出现一只眼或双眼的视力下降，1 例出现视野缺陷；另外，4 例患者 EP 潜伏期与波幅出现异常但未恢复到基线水平，4 例患者中 1 例出现视力下降，2 例出现视野缺陷。对患者术后情况进行分析后，研究者认为，术中 VEP 异常对术后视力和视野下降有预测作用，且术中 VEP 异常未恢复到基线水平可能提示着更严重的视力和视野损伤，但 VEP 的术后功能预测还需要更多的临床证据支持。

在手术监测方面，可以使用 VEP 联合其他辅助手段共同监测，为临床人员提供更准确的预警提示，术中帮助保护患者视觉功能，提高患者生存质量。

（7）基于视觉诱发电位的脑 - 机接口：稳态视觉诱发电位（steady-state visual evoked potential，SSVEP）因为其具有高的信噪比和低的响应时间，成为研究大脑节律活动神经过程的一种有效工具。在神经工程领域，SSVEP 主要被应用于脑 - 机接口系统，成为其应用的一个重要分支。有研究将 SSVEP-BCI（脑 - 机接口，brain computer interface）技术应用于脑卒中后交流障碍患者。结果表明，搭载该技术的系统能够满足日常生活交流、紧急情况呼叫、表达想法的需求，安全性较高，可发挥脑卒中后急性期替代语言表达的作用。

（四）运动诱发电位

1. 基本原理

通过对大脑皮质运动区进行电或磁刺激，在脊髓和周围神经（或肌肉）产生相应的诱发电位。当大脑皮质运动区受到刺激后，将产生的神经冲动经延髓锥体交叉到对侧，然后大部分通过脊髓侧索的皮质脊髓侧束向下传递，再传导到相应脊髓前角运动细胞，沿脊神经分布外周神经至肌肉。还有一部分延髓传出的电信号，沿脊髓前索下降，在脊髓前束中交叉到对侧前角运动细胞。运动诱发电位主要反映脊髓前索和侧索的运动功能状态，但难于对感觉系统进行监测，不能完整地反映脊髓功能，经常联合体感诱发电位监测。

2. 检查方法

根据刺激方式的不同，可分为经颅电刺激（transcranial electrical stimulation，TES）和经颅磁刺激（transcranial magnetic stimulation，TMS）两类。经颅电刺激需要较高的电压，引起刺激局部的疼痛，患者难以接受，但设备简单价廉，定位准确，选择性强，安全性好，出波率较好，图形相对准确。而经颅磁刺激优点是电流不集中于头皮一点，患者不适感较轻，其缺点是磁束穿过范围较宽，难以明确定位有效刺激部位，脊柱刺激时难以分辨是刺激了脊髓还是刺激了神经根。

检查时，分为皮质刺激与脊髓刺激，记录部位不同，根据波形及结果，与正常值比较，判断是中枢传导还是周围传导出现问题。

（1）皮质刺激：

1）刺激部位：C_1、C_2 或 C_3、C_4 前方 2～2.5 cm 处。

2）记录部位：刺激对侧肢体的肌肉（拇短展肌、胫神经）。

3）参考电极：C_1、C_2 互为参考，地线为肢体。

（2）脊髓刺激：

1）刺激部位：颈部、腰部的脊髓（C_6～C_7 棘突间、T_{12}～L_1）。

2）记录部位：拇短展肌、胫骨前肌。

3）地线：相应肢体。

3. 临床应用

运动诱发电位对实验性脊髓损伤较体感诱发电位敏感，与运动功能一致，运动诱发电位的恢复先于运动功能的恢复，头颅运动诱发电位与脊髓运动诱发电位结合，可以比较准确地评定中枢的运动传导功能。经颅刺激在肌肉处记录的运动诱发电位，与经椎间隙刺激在同一处记录的运动诱发电位的差值即是中枢运动传导时间（包括脊髓前角细胞的轴突延迟和很小部分前根等周围成分）。临床可应用于多发性硬化、运动神经元疾病、脊髓型颈椎病、放射性颈椎病、遗传性痉挛截瘫、偏瘫等疾病。

运动诱发电位检查可以用于确定运动神经系统的功能状态，从而与体感诱发电位、视觉诱发电位、听觉诱发电位等方法共同构成传入、传出全面检查，成为完整的功能评定系统。运动诱发电位的左右潜伏期对比可靠，治疗前后对比可靠，电刺激与磁刺激均如此。

（五）事件相关电位——P300 电位

1. 基本概念

事件相关电位（event related potential，ERP）：定义不统一，从广义来讲，事件相关电位是与某种事件有关的电位。事件相关电位有内外之分：接受外部刺激后被动产生的电位，称为外源性事件相关电位，它有赖于感觉通道的完整性，如体感诱发电位（somatosensory evoked potentials，SEP）、听觉诱发电位（auditory evoked potentials，AEP）、视觉诱发电位（visual evoked potentials，VEP）、运动诱发电位（motor evoked potentials，MEP）。另外一些事件是受试者主观活动参与辨认某类事物或准备某种行动，称为内源性事件相关电位，它不仅有赖于感觉通道的完整，还有赖于内部联系的完整。

电位可以是脑的，也可以是脊髓的和周围神经的。通常讲的事件相关电位多数指内源性脑电活动，它包括 N1、P2、N2、P3（P300）、P4、N400 等成分的一群电位，与人的认知有关。目前研究得最多、使用最广的是潜伏期在 300 毫秒左右的正向 P300 电位。

P300 电位是内源性事件相关电位的一部分。它的潜伏期平均约 300 毫秒，故名 P300，它与外部刺激的物理性质无显著关系，只要采用 oddball 范式方案（odd ball paradigm）刺激，如光、声、机械刺激均可诱发此电位，甚至在连续刺激中缺失此刺激亦将引起此电位。引起 P300 的直接原因是内部的信息加工过程，故名内源性电位，通常认为与认知有关，常用的是听觉诱发的听觉 P300 电位。

2. 刺激

听觉 P300 电位检查采用两种频率的短声刺激，一般短声持续的时间约 100 毫秒，上升与下降时间约 50 毫秒，短声频率为 1000~2000 Hz。两种短声的频率相差愈小则任务难度愈大。两种频率的短声出现概率不同，大频率刺激的概率为 70%~95%，小频率刺激的概率为 5%~30%。小频率刺激的概率愈小则难度愈大，难度愈大则 P300 电位愈清楚。两种频率随机出现，刺激频率为 1.5~2 秒一次。

3. 任务

P300 电位是内源性电位，与受试者的主观心理活动有关，为了保证必要的心理过程，通常规定受试者执行一定的任务，令其默数少数刺激（靶刺激）的次数或令其遇到靶刺激时按键。当受试者计数或按键次数与实际的靶刺激次数相去甚远时，说明受试者没有正确理解或不能理解任务，即合作程度欠佳，结果的价值有限。

4. 记录

P300 电位记录的电极置 Cz，参考电极置 FPz。记录灵敏度置 50 μV/格，分析时间取 1 秒，通频带取 0.1~30 Hz，平均次数取 50 次左右即可，重复平均 2 次。条件许可时可以分别记录靶刺激和非靶刺激的反应，并予以比较。

5. 波形

听觉刺激可以诱发从 1 毫秒开始的一系列波，P300 电位是继 P2 波之后出现的一个 P3 波，潜伏期约 300 毫秒。在很多情况下，P3 波有 2 个峰，分别为 P3a 和 P3b。

6. 潜伏期

P300 电位潜伏期的测量有几种办法：一种是有明确的一个正波峰，则取峰潜伏期。一种是有 P3a 和 P3b 2 个峰，可以分别记录各峰的潜伏期，也可以取 P3a 降支和 P3b 升支的延长线的交点作为总的 P300 潜伏期，或取 P3a 起点与 P3b 止点的平均时间作为总的 P300 潜伏期。

7. 波幅

P300 波幅测量是从 N2 波峰量至 P3a 或 P3b 的最正峰，其值变异较大，平均（13.8±5.47）μV。

8. 临床应用

P300 电位异常的主要指标是潜伏期延长或波形的缺失。P300 潜伏期能够反映个体智力损害的程度，可以作为脑认知康复评定的指标之一，用 P300 作为认知障碍判断指标的最大优点是不需要患者合作，婴幼儿和痴呆者均可测出 P300 波。而智力测验，即使是微型智力测验或记忆测验等单项测验也需要患者配合，因此对痴呆、婴幼儿、昏迷者均不能进行。

P300 与简明精神状态检查量表（MMSE）的结果有关，MMSE 分低者 P300 潜伏期延长，波幅降低。记忆力与 P300 电位也有类似关系。颅脑损伤和脑血管意外且伴智力障碍和／或精神状态异常者常有 P300 异常。有研究观察了 31 例患者的 P300 变化，其中包括脑炎、颅脑外伤、脑血管意外等患者，一般病情好转或恶化，MMSE 分值升高或降低时，其 P300 潜伏期相应缩短或延长。故 P300 可以作为智力障碍的康复疗效判定的客观指标。

有研究者发现不同类型精神分裂症患者，P300 改变不一。痴呆与非痴呆者的 P300 也不同。但是 P300 只能作为智力障碍异常的指标，不能作为定性诊断的依据。因此，P300 对患者智力障碍的个案诊断有显著帮助。

七、脑电图评估

感觉功能是大脑对外界信息的主观反应，脑电图反映的是大脑接收前及接收到外界传入信息后的反应，因此，脑电图或许能作为评估感觉功能的一种新兴方法。但感觉功能不像运动功能，能通过直观的运动过程输出产生特定的脑电反应；研究者大多通过给予受试者（患者）某种感觉刺激（如振动刺激、针刺激等）来收集相关脑电图，以做出相关评估、评判结果。

目前，大多数研究涉及振动觉、痛觉、香味觉、偏侧忽略等相关问题，其主要通过外界的一些刺激，使大脑产生特定的脑电成分，根据脑电成分的时长、幅值等相关参数指标来判断感觉功能的状态。有通过手腕肌腱的振动刺激输入（选择性感觉）的方法，有借助感觉电刺激输入（感觉电刺激诱发反应的脑电）的方法，也有利用本体感觉相关诱发电位（通过被动的手指运动诱发）来评估相关的脑部功能。再者，也有研究者设计试验，让受试者通过想象感觉疼痛，结合视频／屏幕中的手制造相对应的可能感觉场景，挖掘疼痛觉导致的脑电压制／抑制现象。

总体上看，脑电图的评价作用都是依赖于事件相关的一些脑电成分进行。而随着年龄的变化，人体的感觉功能会有所降低，其脑电图也可能会出现一些改变。年龄相关的感觉功能在大脑中的变化也是目前的研究点之一。另外，针对植物状态、微意识状态患者开展的脑电图评测，同时结合经颅磁刺激、感觉诱发电位等进行预测、评估及促醒，也是目前的相关研究点。

脑电图作为感觉功能的评估，仍是比较新的科研与临床应用，尚且具有很多的空白点，值得脑科学爱好者进一步探索。

第四节 肌骨超声评估

肌骨超声近年飞速发展，设备更趋向于轻便，可以快速、动态诊断、观察组织病变。在上肢及手发生病变时肌骨超声能够快速发现病变部位、精准评估病变程度、能够观察活动过程中的变化情况，为进一步治疗提供客观依据。

一、肌肉、肌腱损伤

上肢及手在日常生活、工作中需进行大量的活动，肌肉、肌腱损伤较为常见。根据损伤病程可分为急性损伤、慢性损伤，均会因为疼痛、活动障碍等影响患者生活质量。

肌肉急性损伤根据程度可分为三级：Ⅰ级（肌纤维未见明显断裂，肌力无明显减低）、Ⅱ级（肌纤维部分断裂，肌力减低）、Ⅲ级（肌纤维完全断裂、该肌肉功能丧失）。在超声图像显示上，急性肌肉挫伤或新鲜出血表现为损伤或出血部位高回声。超声图像可显示部分肌纤维连续中断，当肌纤维完全断裂时可见肌纤维全层中断，活动时可见两端回缩。一般直接接触型损伤常发生于肢体前侧、外侧，外力作用部位常可见血肿，如有肌肉损伤，可见肌纤维走行部分或全部中断。由于牵拉造成的撕裂伤，常常位于肌肉 – 肌腱衔接处，超声下急性出血为高回声，如发生积液为低回声；如果撕裂伤同时伴有撕脱骨折，骨折片在超声上显示为强回声。超声探头可在患者活动的同时采集图像，可以看到撕裂、断裂等组织的动态变化。

慢性肌肉和肌腱损伤常常是由于劳损，病变组织内无急性炎性细胞，因此"肌腱炎"这一命名已被"肌腱病"取代。在超声图像上可见肌腱肿胀，回声较健侧降低，由于有些病变同时发生了局部血管增生，超声下可见病变部位血流信号增多。慢性撕裂可见肌肉体积变小、厚度变薄等超声表现。上肢常见的肌肉和肌腱病变包括以下几种。

（一）肩袖损伤

肩袖是包绕在肱骨头周围的肌腱复合体，包括冈上肌、冈下肌、肩胛下肌、小圆肌四块肌肉的肌腱。肩袖起到稳定肩关节的作用，由于肩关节活动范围较大，因此，肩袖较常发生损伤，损伤后可发生疼痛、活动受限。多数的肩袖损伤均累及冈上肌，其肌腱远端前侧损伤较为多发，急性损伤时可见肌腱近侧，根据患者的基础情况可在超声下看到伴或不伴有肱骨骨皮质的不规则改变，慢性冈上肌损伤常常伴有肱骨大结节骨皮质不规则改变，该现象可作为冈上肌撕裂诊断的重要间接征象。

检查时首先检查冈上肌长轴方向，在超声下可以清楚地看到肌腱的关节侧、滑囊侧和肱骨大结节止点处。撕裂部位显示为低回声，且肌腱走行部分中断，损伤范围较大时表现为肌腱体积减小、厚度变薄，甚至回缩。超声在诊断肩袖损伤及损伤程度方面的准确性与肩关节 MRI 检查相当，但其成本明显低于 MRI 检查，同时可以动态观察与检测。冈下肌肌腱下部撕裂常见于肩部后上方撞击综合征，即肩部外展外旋至 90°，肱骨头后部与盂唇撞击，导致后上部盂唇撕裂、肱骨大结节后部骨皮质不规则破坏和冈下肌肌腱靠近关节处撕裂。冈下肌肌腱完全断裂常与冈上肌肌腱撕裂同时发生，极少单独发生冈下肌肌腱全层断裂。肩胛下肌肌腱撕裂也极少单独发生，其全层断裂常发生于肱骨小结节处，完全断裂时在肩部外旋时可见明显的断端回缩，可能伴有肱二头肌长头肌腱脱位或半脱位，临床较为常见的是冈上肌前部撕裂伴肩胛下肌肌腱上部撕裂。

脑卒中后偏瘫侧由于肌力下降、体位摆放及转移不当等原因极容易伴发肩袖损伤，引起严重疼痛及活动受限，成为影响患者康复的重要因素。肌骨超声可对损伤部位精确评估，并且可以在超声引导下进行精准的干预治疗，从而促进其恢复。

（二）网球肘、高尔夫球肘

肱骨内上髁处为屈肌总腱的附着处，肱骨外上髁处为伸肌总腱的附着处，此处病变的原因多为创伤和劳损，既往称其为肱骨内上髁炎（高尔夫球肘）、肱骨外上髁炎（网球肘），常见于运动员或体力劳动者。伸肌总腱最常累及桡侧腕短伸肌肌腱，超声下受累肌腱表现为肿胀、厚度增大、回声较健侧降低，如伴有钙化可见高信号，如伴有血管增生可见彩色多普勒上较为丰富的血流信号。完全断裂较为少见，当撕裂范围大且合并肘关节桡侧副韧带的损伤时，常提示预后较差。

（三）痉挛肌肉超声评价

可以通过肌肉结构参数对患者的上肢肌张力情况进行评估，肌肉参数包括纤维长度、肌肉厚度及回声强度，随着痉挛程度的增高，患者的肌肉厚度增大，纤维长度变短，回声强度增大。

二、周围神经卡压

由于解剖特点，周围神经在某些特定的解剖部位容易发生卡压，尤其当神经经过一个较为狭窄的解剖结构时。上肢容易发生卡压的部位有：腕管（正中神经卡压－腕管综合征）、腕尺管（尺神经卡压）、肘管（尺神经卡压－肘管综合征）、旋后肌（桡神经深支卡压－骨间后神经卡压综合征或旋后肌综合征）。神经卡压部位超声下表现为肿胀、回声较对侧降低、局部加压可引发患者麻木症状，受累肌肉可表现为回声增高。

（一）腕管综合征

腕管综合征是周围神经卡压综合征中最常见的一种，是由于正中神经在腕管内受到卡压，出现手部运动、感觉功能障碍，长期发展下去会出现大鱼际肌等肌肉萎缩。任何原因导致腕管内容积减少或内容物容积增大均可引起腕管综合征。在高频超声下，腕管综合征表现如下：正中神经在进入腕管处增粗，在腕管内变扁，腕管内神经回声减低，神经束状纤维结构模糊或消失，神经外膜回声增粗、增强。在超声引导下能够精准治疗腕管疾病，防止发生神经损伤。

（二）腕尺管综合征

腕尺管综合征（又名盖恩综合征，Guyon syndrome）是尺神经在腕尺管内发生卡压，出现手部相应区域运动、感觉功能障碍，甚至发生肌肉萎缩。尺神经深支可分为腕尺管段、小鱼际鞘段、中间鞘段、鱼际鞘段，而最易损伤的部位是腕尺管段。尺神经在腕尺管内发生卡压，根据卡压部位分为3型：即深浅支前受压、深支受压、浅支受压。不同部位卡压，症状表现不同。在高频超声下，腕尺管综合征表现与腕管综合征表现类似，神经增粗，回声减低，束状结构模糊或消失。

（三）肘管综合征

尺神经卡压肘管综合征是尺神经在肘管内发生卡压，出现前臂及手部相应区域运动、感觉功能障碍，甚至发生肌肉萎缩。在高频超声下，肘管综合征表现如下：尺神经在进入肘管处增粗，在肘管内变扁，肘管内神经回声减低，神经束状纤维结构模糊或消失，神经外膜回声增粗、增强。

三、血管疾病

在外周血管疾病中，与下肢血管疾病相比，上肢血管疾病的发病率较低。上肢动脉狭窄或闭塞的最常见病因是动脉粥样硬化，其超声图像表现为中－内膜增厚、回声增强、内膜面粗糙隆起的偏心性狭窄。

单侧上肢水肿多与静脉血栓或癌栓形成有关，一般而言，对于有原发性肿瘤病史者，若在静脉内出现团块回声，无论其回声高低，首先应高度怀疑癌栓形成的可能。值得注意的是，游走性浅表静脉血栓的形成往往是癌肿的表现。

四、高频超声成像

高频超声是指中心频率在 10 MHz 以上的超声，通常又将频率 40 MHz 以上的技术称

为高频超声生物显微镜。人类皮肤根据部位不同，厚度也不同，一般在 0.5 ~ 4 mm（不包括皮下脂肪）。中心频率为 50 MHz 时，轴向分辨力为 40 μm，探测深度能达到 4 mm，可以观察到皮肤表皮质、真皮质、真皮质下脂肪层和浅表静脉，目前主要用于皮肤结构和疾病的临床研究。

由于皮神经结构细小，常规高频超声，即使是 18 MHz 高频超声也往往难以清楚显示神经外膜与周围组织的边界，分辨神经内部结构。随着超高频探头的应用，近年来超声在显示皮神经方面获得了重要进展。荷兰鹿特丹伊拉斯谟外科医生 Stokvis 等使用 15.0 ~ 82.5 MHz 高频超声成功显示了上肢的正中神经及其掌侧分支、桡神经感觉支、尺神经背侧支和指神经等，并能够清晰显示其内部结构。皮神经旁的伴行血管可能是超声探测皮神经的重要提示。高频超声对皮肤、皮下组织及皮神经的检测具有实时、准确、清晰、无创的优点，尤其可以清晰显示纤细的皮神经，这将对一些累及皮肤及皮神经的病变具有很高的影像学诊断价值。

随着超高频（超过 50 MHz）探头的应用和探测技术的进步，三维超声和超声造影等新技术的应用可能对于病变的多维显示及细小皮神经和神经修复的评价具有一定意义。

五、超声弹性成像

超声弹性成像是一种新型超声诊断技术，作为一种全新的成像技术，它扩张了超声诊断理论的内涵和超声诊断的范围，弥补了常规超声的不足，能更生动地显示、定位病变及鉴别病变性质。临床上主要是通过测量剪切波速度来评估治疗前后肌肉痉挛状态的组织弹性度的变化。剪切波的速度依赖于组织弹性，组织硬度越大，剪切波速度越高。

第五节　磁共振评估

一、常规 MRI

（一）中枢神经系统

目前，临床上最常用的常规结构 MRI 检查是 T_1 加权（T_1 weighted image，T_1WI）、T_2 加权（T_2 weighted image，T_2WI）成像。还可根据临床需要，加做 FLAIR 等序列，获

取脑脊液抑制像，协助鉴别病变性质。基本方法包括平扫和增强检查。

1.头颅

T_1WI 有较好的组织和空间分辨率，可良好地显示正常脑组织的形态结构，是判断脑组织结构的完整性、脑结构损伤的定位和累及范围，以及局部和整体脑萎缩等情况的基础影像。相比 T_1WI，T_2WI 对显示脑组织中的水肿和液体成分更敏感。由于病变组织常伴随局部水肿，含有较多水分，在 T_2WI 上表现为高信号，故 T_2WI 对病变显示更为明显，常用以观察脑梗死、颅内占位病灶等。结合现有的关于脑功能特化和定位的知识，通过结构像检查，可对患者神经功能缺损的"责任"脑区和机制进行初步判断。例如，判断脑损伤是否累及运动皮质、感觉皮质的手投射区。

MRI 增强一般在静脉注射对比剂后进行检查，目前临床上最常用的是采用静脉团注法静脉注射细胞外顺磁性对比剂二乙三胺五乙酸钆（gadolinium diethyl triamine-pentacetic acid，Gd-DTPA）。对比剂有助于更清晰地显示正常和病变/病损脑组织的血管结构和血供情况、增强组织间信号差异，以提高不同组织间的分辨率，以及显示血-脑脊液屏障的破坏等病理状态。常用于观察脑内病变的血供情况、鉴别颅内占位性病变的性质、检查血-脑脊液屏障的破坏等。

2.脊髓

跟手脑感知有关的脊髓节段为颈髓，当颈髓外伤或炎症损伤时表现为脊髓内长条状 T_2WI 高信号。

（二）臂丛

臂丛神经节前神经损伤表现为脊髓内长条状 T_2WI 高信号。节后神经 MRI 表现与神经受损的时间间隔具有密切关系。急性期或亚急性期损伤可出现神经水肿、增粗，连续性中断及断端回缩，组织学上表现为神经的髓鞘崩解，引起 T_2WI 信号增高；慢性期或退变期，可出现假性神经瘤形成，组织学上表现为大量不成熟的新生髓鞘生成，引起 T_2WI 信号逐渐降低。

（三）关节

脑损伤后出现肩痛、肘痛、腕痛，会影响康复进程，可选择肩、肘、腕等部位的核磁共振检查以明确病因。

1.肩关节

脑卒中后肩痛的发病原因尚未明确，多数学者公认的原因有：粘连性关节囊炎、肩袖损伤、肱二头肌长头腱炎、肩关节半脱位、复合型区域疼痛综合征、痉挛、肌筋膜痛、中枢性神经疼痛、臂丛神经损伤。

通过肩关节 MRI 检查，肩袖损伤、肩峰 – 三角肌下滑囊积液、肩关节腔积液和二头肌腱鞘积液的发病率分别为 63%、52%、75% 和 44%。

肌腱炎和断裂主要表现为病变部位疼痛、压痛，功能障碍，炎症反应。可累及冈上肌、肩胛下肌、冈下肌、小圆肌或二头肌肌腱，最为常见的为冈上肌肌腱损伤。早期肌腱炎表现为肌腱内信号增高；当肌腱明确断裂时，在 T_2 加权图像上表现为撕裂部位的高信号，并可能出现关节渗出。完全撕裂可以最终导致肌肉回缩及继发的萎缩。

股二头肌肌腱炎或肩关节渗出均可引起二头肌肌腱积液，在 T_2WI 上表现为高信号；二头肌肌腱断裂表现为结节间沟间的二头肌肌腱信号缺如和远侧肌肉回缩。

2. 肘关节

MRI 可以用来观察尺骨、桡骨附着的韧带和环状韧带的创伤和退变。扭伤在 MRI 图像上表现为增厚或变薄的韧带周围绕着 T_2 高信号。韧带完全断裂表现为低信号韧带的中断。T_2 加权图像上韧带的断端显示高信号的水肿和出血，并可以扩展至关节间隙和邻近的软组织。部分撕裂表现为未断裂的韧带内部的液体在 T_2 信号增强。

3. 腕关节

MRI 可以评估腕关节内部和外部韧带及三角纤维软骨复合体的完整性，三角纤维软骨复合体、舟月韧带和月骨三角骨韧带最好用 MRI 关节造影来评估。

（四）肌肉

MRI 可以较为准确地反映肌肉的形态，主要用于诊断肌肉急慢性损伤、肿瘤、血肿及脓肿等，可比较准确地确定其位置、大小、范围和邻近结构受累情况。

肌肉在所有序列上都表现为低信号，肌束间、肌肉间为脂肪间隔，T_1WI 上，高信号脂肪间隔可清楚划出呈低信号肌肉的形状、大小及走行。正常肌肉表现为双侧对称、光滑、中间稍凸起的低信号，中间间杂有线形、枝状或羽毛状脂肪信号。肌肉两端往往与低信号的肌腱相延续。严重的肌肉拉伤（例如血肿）常提示有肌纤维断裂，在肌肉及周围 MRI 上表现为团块状水肿信号。血肿在 MRI 上的信号强度取决于出血的时间，血肿于超急性期 T_1WI 为低信号，T_2WI 上均呈高信号，急性期 T_1WI 和 T_2WI 上均呈低信号，亚急性早期 T_1WI 和 T_2WI 上均呈高信号，亚急性晚期血肿出现液液分层，慢性血肿周围出现低信号环。

二、磁共振弥散张量成像

磁共振弥散张量成像（diffusion tensor imaging，DTI）是弥散加权成像（diffusion weighted imaging，DWI）的深化和发展，通过测量水分子的弥散过程来评价生物组织结构和生理状态，可用来获得检测脑白质组织的完整性的量化图，能够辨别脑白质纤维束三维宏观结构，是目前无创性评价白质纤维走行最有效的方法，并能定量分析纤维束的完整性。

（一）成像原理

DTI 成像的物理基础，即人体组织中水分子的自由扩散过程，通过探测对水分子扩散过程敏感的磁共振信号以反映组织的结构或功能特征，而后通过构建扩散张量（diffusion tensor）模型，测量组织中的水分子扩散运动在空间中的偏好方向，以及在不同空间方向上的扩散运动的差异程度（即各向异性）。得到 DTI 数据后，可通过计算相关参数或通过纤维束追踪技术，评估脑结构变化，特别是脑白质纤维的结构变化。目前常用的 DTI 参数主要包括三类。

1. 平均扩散率（mean diffusivity）：是体素内水分子在各方向上扩散速率的平均值，一般认为，平均扩散度反映了组织总体的扩散速率、屏障性结构的存在情况。

2. 扩散的各向异性程度（degree of anisotropy）：是组织内每个体素内的水分子在不同方向上扩散速率的差异程度，来源于有组织的扩散过程，与组织内有向性结构（如脑白质纤维束）的存在和完整度有关。

3. 主要扩散方向：可以提供有向性结构的方向信息，在脑白质内，常反映体素内白质纤维束的空间分布和走行方向。DTI 纤维束追踪（tractography）可以通过选择感兴趣区或全脑分析的方法，构建所感兴趣的脑白质纤维束的三维空间分布、走行模式，可用于评定纤维束结构完整性或受损情况。需要注意的是，由于所采用的扩散张量模型所限，DTI 主要可显示脑内一些较大的主要纤维连接，对交叉的纤维显示不佳。

（二）在手脑感知评估中的应用

DTI 是目前评估脑白质纤维损伤的最常用技术，可对皮质脊髓束、皮质－红核－脊髓束等与手功能相关白质纤维的受损及可塑性改变进行定量评估，分析功能相关病灶及治疗效应相关神经机制。

现有研究结果发现，脑卒中患者存在的脑白质纤维束改变主要表现为两方面：一方面，是与病灶相关的（病灶范围内、病灶周围）白质纤维束损伤，表现为脑卒中后早期纤维束范围内的 FA 值降低、纤维连接减少等，这种变化在脑卒中慢性期可持续存在，并有一定程度的减轻或加重。另一方面，是未直接受损但与受损白质纤维束相关的其他白质纤维的 FA 值升高或 DTI 所示的纤维连接增多，可能提示新的纤维连接生成。因此，DTI 可帮助医生或研究者了解患者的感觉、运动等功能障碍损伤时的脑白质纤维损伤机制，以及脑白质纤维损伤的指标类型和程度，对患者功能恢复或康复疗效的预测价值等。而通过分析康复治疗过程中患者脑白质纤维束的变化，则可对脑损伤后结构重塑的规律进行分析。

三、磁共振 BOLD 功能成像

（一）概述

磁共振 BOLD（blood oxygenation level dependent，BOLD）血氧水平依赖功能成像（以下简称功能性磁共振（functional MRI，fMRI）是通过磁共振快速成像方法、通过检测脑局部血氧水平变化所引起的 BOLD 信号变化，来间接反映脑内神经元功能电活动的成像方法，是目前最常用的一种功能性磁共振成像技术。fMRI 所记录的是一段检测时间内、一系列采样时间点的脑功能图像，因此得到的是四维数据，可以反映一段时间内人脑功能活动的情况。

需要注意的是，由于 fMRI 数据采集时间较长，并且需要受试者保持头部不动，或配合进行任务，因此，对受试者的一般情况、认知水平等要求较高。同时，fMRI 易受多种生理因素的干扰，因此，在进行扫描前要进行受试者教育和准备工作，如嘱受试者在检查前一天尽量保证正常睡眠，不要过量运动或饮用咖啡、浓茶等物质，以得到受各种干扰因素影响较小的脑功能活动信息。

根据采集磁共振信号时是否进行任务或接受刺激，fMRI 又可分为任务态 fMRI 和静息态 fMRI，分别反映脑功能活动在不同状态下的特征及规律。

（二）任务态 fMRI

任务态 fMRI 记录的是受试者在进行某种任务或接受某种刺激时的脑功能变化情况，一般通过对比执行任务和间歇期或对比不同任务状态下的脑功能活动图像，得到特定任务状态下活动升高的脑区（激活区），确定其和该任务的相关关系。例如，比较患者在静息状态和触摸不同表面、不同形状物体时的脑功能变化差异，即可检测出在进行相应感觉或感知觉任务时激活的脑区情况。

由于任务态 fMRI 需要患者能配合进行任务和 fMRI 数据采集，难度较高，目前在日常临床康复工作中的应用还不普及，一般用于科研工作。任务设计是任务态 fMRI 的核心，目前，用于专门研究感知觉功能的任务态 fMRI 范式较少，较经典的与手脑感知相关的任务态 fMRI 常关注各类运动功能（如对指、抓握等动作，以及运动准备、运动观察、运动想象等更为复杂的运动相关过程），以及视觉、听觉等特殊感觉功能。

（三）静息态 fMRI

静息态是指人脑在保持清醒的状态下，不接受任何特定外部刺激，也不执行任何特定任务时的状态。目前，在实际进行 fMRI 记录时，一般要求被试者保持清醒（不要睡着）闭眼状态，或要求被试者注视某一视觉目标（如十字图案），不进行其他任务。人脑在静息状态下，仍然存在复杂的神经功能活动，伴随有 BOLD 信号改变；静息态 fMRI 通过记录该 BOLD 信号，可以探测人脑自发的功能活动特征，以及各脑区、脑网络之间的内在功能联系。

静息态 fMRI 常用的功能参数可大致分为两大类：反映局部脑组织功能活动的参数和反映静息态脑功能连接属性的参数（包括连接强度和脑功能网络的拓扑属性参数）。目前最常用的反映局部脑组织功能活动的参数包括低频振幅（amplitude of low-frequency fluctuations，ALFF）、低频振幅比率（fractional amplitude of low-frequency fluctuations，fALFF）和局部一致性（regional homogeneity，ReHo）等。脑功能连接是指不同的脑结构单元（脑区、体素或神经元）发生功能活动的统计学相关性；静息态 fMRI 探测的脑功能连接，是指不同脑区或体素之间，一段时间内 BOLD 信号变化的统计学相关性。

静息态 fMRI 可探测患者自发脑功能活动的内在规律，实施测试相对简单（不需要设计特殊任务，不需要任务相关装置），且对患者的认知、执行功能要求低，故较容易应用于有脑部疾病或损伤的患者，可对患者脑功能活动变化，以及疾病恢复，乃至康复治疗过程中脑功能的重塑进行分析。

由于静息态 fMRI 不受任务设计的限制，因此可进行分析的脑区范围更广。例如，可分析与 S1 中的手代表区与 M1 区、顶叶后部或前运动皮质等相关脑区的功能连接，还可以在感觉运动网络、注意网络等脑功能网络内进行分析。

参考文献

[1] AGER A L，ROY J S，ROOS M，et al. Shoulder proprioception：How is it measured and is it reliable? A systematic review[J]. J Hand Ther，2017，30（2）：221-231.

[2] MARINI F，SQUERI V，MORASSO P，et al. Robot-aided developmental assessment of wrist proprioception in children[J]. J Neuroeng Rehabil，2017，14（1）：3.

[3] D'ANTONIO E，GALOFARO E，ZENZERI J，et al. Robotic Assessment of Wrist Proprioception During Kinaesthetic Perturbations：A Neuroergonomic Approach[J]. Front Neurorobot，2021（15）：640551.

[4] CONTU S，HUSSAIN A，KAGER S，et al. Proprioceptive assessment in clinical settings：Evaluation of joint position sense in upper limb post-stroke using a robotic manipulator[J]. PLoS One，2017，12（11）：e0183257.

[5] ZBYTNIEWSKA M，KANZLER CM，JORDAN L，et al. Reliable and valid robot-assisted assessments of hand proprioceptive，motor and sensorimotor impairments after stroke[J]. J Neuroeng Rehabil，2021，18（1）：115.

[6] MROTEK L A，BENGTSON M，STOECKMANN T，et al. The Arm Movement Detection（AMD）

test：a fast robotic test of proprioceptive acuity in the arm[J]. J Neuroeng Rehabil，2017，14（1）：64.

[7]　VANDAEL K，STANTON T R，MEULDERS A. Assessing kinesthetic proprioceptive function of the upper limb：a novel dynamic movement reproduction task using a robotic arm[J]. PeerJ，2021（9）：e11301.

[8]　MOCHIZUKI G，CENTEN A，RESNICK M，et al. Movement kinematics and proprioception in post-stroke spasticity：assessment using the KINARM robotic exoskeleton[J]. J Neuroeng Rehabil，2019，16（1）：146.

[9]　MANG C S，WHITTEN T A，COSH M S，Et al. Test-retest reliability of the KINARM end-point robot for assessment of sensory，motor and neurocognitive function in young adult athletes[J]. PLoS One，2018，13（4）：e0196205.

[10]　KENZIE J M，SEMRAU J A，HILL M D，et al. A composite robotic-based measure of upper limb proprioception[J]. J Neuroeng Rehabil，2017，14（1）：114.

[11]　KUCZYNSKI A M，SEMRAU J A，KIRTON A，et al. Kinesthetic deficits after perinatal stroke：robotic measurement in hemiparetic children[J]. J Neuroeng Rehabil，2017，14（1）：13.

[12]　DEBLOCK-BELLAMY A，BATCHO C S，MERCIER C，et al. Quantification of upper limb position sense using an exoskeleton and a virtual reality display[J]. J Neuroeng Rehabil，2018，15（1）：24.

[13]　SEMRAU J A，HERTER T M，SCOTT S H，et al. Inter-rater reliability of kinesthetic measurements with the KINARM robotic exoskeleton[J]. J Neuroeng Rehabil，2017，14（1）：42.

[14]　何洁莹，贾杰. 脑卒中后上肢和手感觉功能评定的研究进展 [J]. 中国康复医学杂志，2021，36（11）：1450-1455.

[15]　BLOCK H J，MIRDAMADI J L，RYCKMAN S，et al. A Tabletbased tool for accurate measurement of hand proprioception after stroke[J]. Journal of Neurologic Physical Therapy，2019，43（2）：106-116.

[16]　LINNERTZ P，PRIETO E J，ROSEN B. Shape- texture- identification- STI- A test for tactile gnosis：Concurrent validity of STI2 [J]. J Hand Ther，2019，32（4）：470-475.

[17]　HOLST-WOLF J，TSENG Y T，KONCZAK J. The Minnesota haptic function test[J]. Front Psychol，2019（10）：818.

[18]　WU C Y，CHUANG I C，MA H I，et al. Validity and Responsiveness of the Revised Nottingham Sensation Assessment for Outcome Evaluation in Stroke Rehabilitation[J]. Am J Occup Ther，2016，70（2）：7002290040p1-8.

[19]　VILLEPINTE C，CATELLA E，MARTIN M et al. Validation of French upper limb Erasmus modified Nottingham Sensory Assessment in stroke[J]. Ann Phys Rehabil Med，2019，62（1）：35-42.

[20]　杨宇琦，山磊，厉含之，等. 中文版改良诺丁汉感觉功能评价量表的建立及信效度检验 [J]. 中国康复医学杂志，2021，36（11）：1378-1383.

[21]　RUSSO C，SPANDRI V，GALLUCCI M，et al. Rivermead assessment of somatosensory performance：Italian normative data[J]. Neurol Sci，2021，42（12）：5149-5156.

[22] 王玉龙 . 康复功能评定学 [M]. 3 版 . 北京：人民卫生出版社，2018.

[23] HERNÁNDEZ E D，GALEANO C P，BARBOSA N E，et al. Intra- and inter-rater reliability of Fugl-Meyer Assessment of Upper Extremity in stroke[J]. J Rehabil Med，2019，51（9）：652-659.

[24] 党静霞 . 肌电图诊断与临床应用 [M]. 2 版 . 北京：人民卫生出版社，2013.

[25] 李建华，王健 . 表面肌电图诊断技术临床应用 [M]. 杭州：浙江大学出版社，2015.

[26] 中华医学会神经病学分会，中华医学会神经病学分会神经肌肉病学组，中华医学会神经病学分会肌电图与临床神经生理学组 . 肌电图规范化检测和临床应用共识修订版 [J]. 中华神经科杂志，2015，48（11）：950-964.

[27] 王心刚 . 神经电生理诊断技术规范 [M]. 郑州：郑州大学出版社，2016.

[28] 潘映辐 . 临床诱发电位学 [M]. 北京：人民卫生出版社，1988.

[29] HAUPT W F，CHOPAN G，SOBESKY J，et al. Prognostic value of somatosensory evoked potentials，neuron-specific enolase，and S100 for short-term outcome in ischemic stroke[J]. J Neurophysiol，2016，115（3）：1273-1278.

[30] 国家卫生健康委员会脑损伤质控评价中心，华医学会神经病学分会神经重症协作组，中国医师协会神经内科医师分会神经重症专业委员会，等 . 中国成人脑死亡判定标准与操作规范（第二版）[J]. 中华医学杂志，2019，99（17）：5.

[31] 国家卫生健康委员会脑损伤质控评价中心，中华医学会神经病学分会神经重症协作组，中国医师协会神经内科医师分会神经重症专业委员会，等 . 脑死亡判定标准与操作规范：专家补充意见（2021）[J]. 中华医学杂志，2021，101（23）：8.

[32] 中国医师协会神经外科分会神经电生理监测专家委员会 . 中国神经外科术中电生理监测规范（2017 版）[J]. 中华医学杂志，2018，98（17）：11.

[33] 殷全喜 . 脑干听觉诱发电位诊断标准 [J]. 现代电生理学杂志，2020，27（4）：256-257.

[34] BROWN A，CORNER M，CREWTHER D，et al. Age Related Decline in Cortical Multifocal Flash VEP：Latency Increases Shown to Be Predominately Magnocellular[J]. Front Aging Neurosci，2018（10）：430.

[35] ZHENG X，XU G，ZHI Y，et al. Objective and quantitative assessment of interocular suppression in strabismic amblyopia based on steady-state motion visual evoked potentials[J]. Vision Res，2019（164）：44-52.

[36] HE S B，LIU C Y，CHEN L D，et al. Meta-Analysis of Visual Evoked Potential and Parkinson's Disease[J]. Parkinsons Dis，2018（2018）：3201308.

[37] GUTZWILLER E M，CABRILO I，RADOVANOVIC I，et al. Intraoperative monitoring with visual evoked potentials for brain surgeries[J]. J Neurosurg，2018，130（2）：654-660.

[38] FENG R，SCHWARTZ J，LOEWENSTERN J，et al. The Predictive Role of Intraoperative Visual Evoked Potentials in Visual Improvement After Endoscopic Pituitary Tumor Resection in Large and Complex Tumors：Description and Validation of a Method[J]. World Neurosurg，2019（126）：e136-e143.

[39] 王琳琳，李晓阳，杨晨，等 . 基于稳态视觉诱发电位脑 - 机接口的卒中后语言障碍辅助交流系统的研发与验证 [J]. 中国卒中杂志，2021，16（11）：1123-1130.

第九章

大脑与手感知环境的对话

第一节　特殊感觉对躯体训练的影响

一、临床感知环境与多通道感知环境

环境因素是 ICF 的一个成分，它是指形成个体生活背景的外部或外在世界的所有方面，并对个人功能发生影响。狭义的环境是指客观存在的事物，即客观世界，其中有我们看得见、听得到、摸得着、闻得出的周围物质，但也有我们感觉不到而客观存在的物质，如超声波、红外线和紫外线等。

临床环境有狭义和广义之分。狭义的"临床环境"是指某一患者或某一类患者就诊期间所处空间的内涵，如房间布置、监督制度、医护人员的服务态度、患者间及医患之间的交往等，这些都是该患者的"临床环境"；广义的"临床环境"是指在一个较大的范围内，为一定数量的患者服务的空间内涵。临床环境是患者康复期间感知环境的基本保障，为患者提供一些必要的感觉条件，在此基础上形成临床感知环境。

临床感知环境就手脑感知觉评估和治疗而言，是指无外界干扰且利于患者捕捉某一特定感觉信息的环境，往往由治疗师为患者提供。

贾杰课题组提出的手脑感知环境是一种多通道感知环境，是指在康复过程中，利用刺激工具或康复手法、听觉环境、可视化或遮蔽的视觉环境，这些多通道感知环境成分能够刺激大脑不同类型的感觉神经元分析感觉环境和信号，选择性地执行手感觉和运动任务。多通道感知环境是临床感知环境的升华，更接近自然感知环境。这之中包含了特殊感觉环境（视觉环境、听觉环境、前庭觉环境、平衡觉环境等）和一般感觉环境（浅感觉环境、本体感觉环境、复合感觉环境）。

二、多感觉环境是手脑感知觉评估的可控开关

感觉功能评估是感觉训练的基础，感觉评估通常主观性较强，易受操作方法、评判标准、环境等其他因素干扰，治疗师在评估过程中需要尽量减少干扰因素，临床上除使用标准化评估工具以外，还可以控制评估时的环境。

多通道感知环境中往往存在各种不同的感觉成分，在外界的多种感觉刺激下，患者会产生多通道感知觉代偿、补偿受损感觉功能的表现，如存在触觉缺陷的患者，可以通过视觉通道的代偿，观察到感觉刺激，弥补触觉缺陷。因此，对于感觉严重减退或感觉缺失的患者，在多通道感知环境下进行手脑感知觉评估，患者会使用其他感觉通道代偿受损感觉功能，导致评估者无法准确判断目标感觉功能的损伤情况，但对于本身感觉损伤程度较轻

或在手脑感知训练中表现较好的患者，治疗师可以考虑在给患者进行康复中期或末期手脑感知觉评估时，设置可控的多感觉通道环境，评估患者在复杂感知环境中的感觉辨别能力。

人在日常生活中的所处环境是自然感知环境，这是一种与多通道感知环境相似的环境，但自然感知环境的组成相比多通道感知环境更复杂，这种环境下产生的行为通常是在多感觉信息整合的基础上完成的。在基于开放式的自然感知环境下进行手脑感知觉评估时，患者往往会受到情绪、心理和认知等多方面的干扰，影响评估时的感觉表现。

临床感知环境是在临床治疗场所中治疗师根据实际情况和目的设置的环境，其中的感觉环境成分可依照评估需求进行调整和控制，如在评估患者触觉功能时，将患者置身于利于感觉信息捕捉的可控临床感知环境中，治疗师对患者进行视觉遮蔽，尽量保持无听觉提醒，排除外界环境干扰因素，避免多通道感知觉代偿，给予特定、单一通道的触觉刺激，激活与该刺激决策相关的脑区及神经元活动，诱发相应的外周感受器产生反应，以此来评估目标感觉的功能情况。对于需要进行感觉初评或感觉严重减退的患者，治疗师可以为患者提供感觉成分简单的临床感知环境，并进行感觉功能评估，掌握患者在特定环境中的感觉反应和识别能力。

因此，环境作为评估的可控开关，可以根据患者不同的功能情况与功能进展进行选择，治疗师营造适合患者的手脑感觉环境，开展针对性评估。

三、不同感觉环境下的手脑感知训练

（一）临床感知环境下的手脑感知训练

上述提到环境是感知觉评估的重要可控开关，在临床感知环境中，治疗师通过控制环境成分给予患者特定、单一刺激，这种类型的感觉刺激既可以用来评估手脑感知觉，也可以作为手脑感知训练的一种方法。临床感知环境下的手脑感知训练主要适用于之前未接受过感觉训练、认知一般或感觉减退明显的患者。

感觉障碍的表现主要分为刺激性症状和抑制性症状，当患者感觉路径受到刺激或兴奋性增高时，会出现刺激性症状，如感觉过敏，这类患者通常表现为对感觉的反应增加、感觉阈值降低，一些正常量的触碰或其他感觉刺激就会引起他们的不适感受，此时需要使用到感觉脱敏技术（desensitization approach）。该技术是通过使用某种材质的物品（棉布、毛巾、毛刷等），在感觉敏感区摩擦或让患者主动抓握，依患者耐受情况进行刺激量的增减，待患者逐渐脱敏后，再改用不同材质或不同类型的物品进行刺激量的升级，通过这样特定、反复的感觉刺激来使患者适应和耐受正常感觉刺激。

当患者感觉路径被破坏、感觉功能受到抑制、出现感觉严重减退，甚至缺失时，患者无法感觉外在环境，治疗师需要为患者创造利于患者感觉识别和反应的单一感觉环境，而多通道感知环境中往往同时存在几种感觉刺激，不适合感觉严重减退或缺失患者进行感觉信息的提取和输入，因此，提供重复、特定感觉刺激的临床感知环境正好符合这类患者的手脑感知训练需求。例如，对于触觉减退的患者，在触觉训练时可遮蔽视觉，将单丝重复作用于相应上肢及手部位置，提高患者触觉识别能力，也可使用重复经颅磁刺激等中枢干预技术；对于温度觉障碍的患者，可以采用冷热水浴交替治疗；复合感觉训练，如实体觉训练，让患者在无外界环境干扰的情况下对实物进行重复的触摸，促进感觉反应和识别。

在临床感知环境中针对某特定区域，进行特定、单一、重复的感觉刺激，能够诱导对应脑区的突触可塑性，促进感觉运动功能的恢复，是复杂手脑感知训练的前提和基础。

（二）多通道感知环境下的手脑感知训练

多通道感知环境下的手脑感知训练主要适用于在简单手脑感知训练中表现良好、认知较好或感觉轻微减退的患者。

1. 不同性质的多通道感知环境对手脑感知训练的影响

在进行感觉评估和宣教后，需要针对患者情况在多通道感知环境中开展手脑感知训练，但并非环境中所有的感觉成分都有利于感觉功能障碍患者进行信息的传导、分析和整合，不同性质的多通道感知环境对患者整合外界感觉信息的能力会产生不同的影响。

（1）良好的多通道感知环境促进大脑对外界信息的整合：当患者处于一种良好的多通道感知环境中时，机体能够有效利用感受到的各种感觉信息（深浅感觉、复合感觉和特殊感觉），在多通道感知觉代偿下，产生多模态感觉与知觉，大脑对多模态感知信息进行分析和整合，最后产生肌肉骨骼的正确运动模式，形成良好的"手脑感知"闭环通路。

在多通道感知环境中，治疗师通过各种提供感觉刺激的工具或康复手法，配合良好的特殊感觉（视、听觉等）刺激，在多个层次给予患者重复感觉刺激训练，多通道感知环境和感知反馈会在患者大脑形成感觉记忆，使得个体在外界环境刺激中和谐有效地运作，增强患者的大脑整合能力和全身协调能力。在良好的多通道感知环境下进行手脑感知训练，更加有利于患者的感知觉再教育，为感知觉功能的实际生活应用做准备。福建中医药大学学者林佳丽等纳入30例脑卒中患者，随机分对照组与干预组，对照组进行常规康复训练，干预组在常规康复训练的基础上增加多感觉刺激训练，包括浅感觉、本体感觉、复合感觉和特殊感觉共四种感觉模块的场景和任务，在进行多种感觉刺激时配合交替的视觉遮蔽 – 开放 – 遮蔽，同时配合治疗时的指令给予听觉刺激。两组康复干预时间均为60分钟/次，5次/周，共4周，干预前后使用盒子和木块测试、徒手肌力测试、Semmes-Weinstein 单丝纤维测试进行评估。研究结果显示，相较于单纯的常规康复训练，患者在接受多种感觉刺激训练后，手部感觉功能有较明显改善，手部灵活性、功能性抓握及肌力得到提高。

（2）不良的多通道感知环境抑制大脑对外界信息的整合：若患者暴露于不良的多通道感知环境中，如光线过亮或微弱、声音过大或过小等极端环境，即使患者自身感觉器官不存在任何问题，但是当外界信息超出了患者本身感觉调整的极限时，可能导致患者出现注意力下降、情绪不稳定、不配合训练等表现，影响大脑对外界感觉信息的分析和整合，造成对外界多感觉刺激的异常感知和识别。

多感觉统合的过程中注意力起着重要作用，在进行促进感觉信息的多感觉输入的整合手脑感知训练时患者需要排除干扰，不断地提取与目标行为有关的感觉信息，然后将这些信息正确地传导、处理并整合。而在不良的多通道感知环境中，患者的注意力易受外界干扰而分散，可能在获取感觉信息的过程中受阻，或是无法正确地通过中枢进行感觉的感知和识别整合，影响感知觉训练效果。

因此，合理的多通道感知环境对于手脑感知训练十分重要。只有在良好的多通道感知环境中进行手脑感知训练，配合应用到运动环境中，将感觉转换为动作，才能够正确以"手脑感知"启动"手脑运动"作业任务态，改善大脑的注意力和提升认知层面，促进多模态手脑感知。

2. 特殊感觉在手脑感知训练中发挥重要作用

特殊感觉（如视觉反馈和听觉刺激）作为多通道感知环境中的重要环境因素，在手脑感知训练中发挥着重要作用。特殊感觉与躯体感觉的神经网络存在紧密的结构和功能连接，能够增强中枢神经系统处理和整合感觉的传入，这些感觉之间相互独立、相互影响又相互代偿。

当在多个层次阶段重复手脑感知训练操作时，感觉环境和感知反馈会在大脑形成感觉记忆，有心理学家提出，人在只听但不看时的记忆能力是60%，只看而不听的记忆能力是70%，既看又听的记忆能力是86%，提示视觉和听觉可能在提高感觉记忆的学习中发挥重要作用。

（1）视觉环境：在视觉参与下，人通过双眼观察动作完成的质量、关节位置等，产生的视觉信号经视觉皮质加工、处理和分析，继而由大脑输出感知信号并引起运动，以调整运动模式和状态。随后，视觉刺激进一步使手部的外周感觉反馈得到强化，"手脑感知"记忆进一步增强。视觉环境在常规感觉训练中较少被提及，然而视觉环境所带来的视觉反馈作用是促进患者感知觉能力恢复的关键。

视觉与其他感觉相互影响。当眼睛观察到被刺激部位时，视觉信息通过丘脑传达至相应大脑皮质，激活刺激感觉中枢和顶叶后侧皮质中的视觉-感觉双向神经元，易化初级感觉中枢的神经元响应，增强初级感觉中枢或丘脑中的侧支抑制，从而提高触觉的敏锐度及辨识度，意味着视觉和触觉之间存在双向关系。另外，视觉反馈支配本体感觉反馈至皮质的信息，储存在皮质的身体心理图式信息不仅通过本体感觉反馈更新，视觉反馈调整也起到重要作用，如手腕本体感觉在视觉作用下，有特定的方向和运动轨迹。有研究发现，不同站立阶段的视觉反馈训练可以有效提高患者的平衡能力，且结果显示，经过康复训练后，视觉参与和本体感觉参与的比例发生变化，提示多感觉训练可以改变感觉整合模式。

近年来 MT 在脑卒中康复患者中常被应用，涉及手的抓握、腕背伸、拇外展、前臂旋后四个运动训练模块，镜像训练基于视错觉的感知觉反馈，提供正常手部运动的视觉输入，配合运动想象诱导患者患侧肢体发生感觉运动，当给予脑卒中患者的健手视错觉大于 3 分钟时，则引起患侧手同样的触觉收缩反应。美国爱荷华大学生物系的 Fritzsch 等的研究发现，受试者的 S1 的激活受镜像视错觉的调控；日本冈崎国立生理科学研究所的 Wasaka 等通过镜像疗法过程中的脑磁图发现，在预测与实际视觉反馈不同，出现视觉冲突时，特别是在运动执行过程中，躯体感觉和视觉在次级躯体感觉皮质存在交互作用。上述研究提示，镜像疗法通过应用视错觉，诱导感觉皮质激活，促进感觉皮质重塑。有一项研究将 31 名手部轻触觉障碍的脑卒中患者分为试验组和对照组，分别在镜像和无镜像环境下接受相同剂量的双侧手部感觉刺激，在干预后用单丝测试、两点辨别觉测试和 Fugl-Meyer 运动功能量表进行评定，发现试验组患者手部触觉的主动回应明显提高。此外，镜像神经元系统的发现佐证了感觉和运动的紧密联系，视错觉对于触觉恢复有一定的疗效。然而传统镜像疗法一般使用简单的平面镜，这样依靠平面镜的镜像设备存在姿势压力，可能引起治疗过程中患者姿势的健侧偏移，且缺乏规范性和统一性。为优化 MT 操作，借助摄像头及电脑成像技术的数字化 MT 逐渐成为研究关注的热点。

除了视错觉的应用，视觉开放与遮蔽交替的应用在手脑感知训练中也十分重要。在进行多感觉刺激时，治疗师可让患者在视觉开放（睁眼）与遮蔽（闭眼）交替状态下体验感觉环境。视觉开放可纠正错误感觉信号，视觉遮蔽可防止视觉代偿和增强，有助于加强感觉、运动功能和脑区联系。

视觉与其他感觉相互代偿。手部指尖的高度精确性和敏感性弥补了视觉缺陷，可能是潜在的感觉皮质可塑性、知觉重组的过程。开发盲人触觉阅读系统的原理就是在基于视觉缺陷下，另一通道触觉的代偿，减少了视觉代偿执行相关运动的可能性。同时，视觉能够在一定程度上弥补触觉、关节位置觉、关节运动觉、两点辨别觉、实体觉等体感辨别能力的缺陷。

（2）听觉环境：人的听觉皮质与初 S1 中的触觉、视觉皮质也发生感觉整合，德国比勒菲尔德大学学者 Kayser 等证实听觉皮质与躯体感觉皮质之间，以及视觉和听觉皮质之间均有单向或双向的直接神经纤维投射，例如，当一个短暂的视觉闪光伴随着"嘟嘟"的听觉刺激时，这个单一的视觉闪光会被认为是多个闪光点。同时，有研究表明，针对患者特定活动表现给予的听觉反馈，能够激活大脑知觉运动表征和增强患者活动表现。例如，本体促进技术（proprioceptive neuromuscular facilitation，PNF）可以通过本体感受器的刺激，达到促进相关神经肌肉反应的作用，同时还能够调整感觉神经的异常兴奋性，改变肌肉的张力。该技术实施过程中的技术要点就是配合视听觉刺激，通过指令（听觉刺激）明确告知患者运动方向、鼓励患者感受运动过程并提醒患者主动纠正错误动作，提高患者主动的感觉运动参与，除了听觉刺激以外，还会通过视觉反馈引导正确的运动方向和更有力的肌肉收缩。

各类感觉之间相互独立、相互影响又相互代偿，听觉也不例外。有心理学研究表明，人在某种程度上可以仅通过声音而不通过触觉来识别不同材质的物品，提示听觉反馈能弥补触觉等的缺失。

（三）自然感知环境下的手脑感知训练

日常生活活动是指人们在家居环境和户外环境中自我照料时的活动，这类活动发生于自然感知环境中。在感觉功能受损后，患者日常生活活动能力受限，功能的限制导致患者在自然感知环境中的活动体验减少，从而进一步影响生活自理能力及生活质量。一项研究观察了手脑感知训练结合作业治疗对慢性期脑卒中患者上肢及手部感觉运动功能和日常生活活动能力（activities of daily living，ADL）的影响。研究纳入 66 例慢性期脑卒中患者，随机分为试验组和对照组，在常规康复治疗的基础上，试验组进行手部浅感觉、深感觉、复合感觉及感觉统合训练，期间配合视听觉反馈性交替刺激，再结合作业治疗（即 20 分钟手脑感知训练加 20 分钟作业治疗），对照组进行 40 分钟的各类任务导向性作业治疗。研究观察指标为：触觉评估采用 SWME、2PD；上肢运动功能评估采用 Fugl-Meyer 上肢运动障碍评估量表、积木障碍盒测试、九孔柱试验；日常生活活动能力评估采用改良 Barthel 指数。研究结果显示，相较于常规作业治疗，手脑感知训练对改善触觉、两点辨别觉、上肢功能、主动抓握和精细运动具有优效性，常规作业治疗与手脑感知训练均能改善患者的 ADL 表现，提示在患者感觉运动康复过程中，应以强调手脑感知为先导，开启以功能为导向的作业治疗，打破单一的作业治疗思路，通过丰富多样的感官体验，促进患者功能恢复。

对于患者来说，除了在治疗师提供的临床和多通道感觉环境中进行训练以外，更重要的是以"手脑感知"启动"手脑运动"作业任务态，将手脑感知训练成果运用到实际日常生活中，实现生活自理。因此，当患者在治疗室内的手脑感知训练表现良好时，治疗师可以将自理活动与感觉训练结合，在教会患者拾物、穿衣、梳头、穿刺衣物等日常活动技巧的基础上，让患者回到病房或家庭等自然环境中练习这些活动，在练习过程中治疗师还可以针对患者不同功能情况，将听、说、读、写与触摸、辨别等联合训练，不仅能够提高患者的日常生活参与能力，还对大脑感知功能的恢复有所帮助。

自然感知环境的本质是多通道感知环境，由于自然感知环境是以真实生活环境为背景，所以它也是多通道感知环境的升华。在自然感知环境中进行手脑感知训练，能够使手脑感知训练后提高的感觉运动能力泛化到生活场景中，帮助患者提高生活参与能力。

在进行手脑感知训练的过程中，除了不同的训练环境值得注意外，还需关注训练中患者注意力的保持。在临床训练中，患者常会由于外界因素的干扰出现注意力下降或转移的情况，此时需要治疗师给予听觉刺激，如口头指令，指令的难度从简单至复杂，循序渐进，指令的音调可以适当提高，以引起患者注意。除了听觉刺激以外，还可以通过随机出现的感觉假刺激来使患者的注意力保持集中。另外，在一次手脑感知训练中可以穿插不同类型的感觉训练，训练方式和类型过于单一也可能造成患者的注意力转移。

环境对手脑感知的影响体现在评估、治疗和日常生活活动中，临床实践上应将环境驱动、注意力机制和任务机制联合作用，贯穿于手脑感知的始终。

第二节　感觉与知觉评估流程

手脑感知评估作为手脑感知训练五步法中的第一步，对于整个训练过程十分重要，进行感觉与知觉的评估是手脑感知训练过程的基础，有利于了解患者的感觉功能情况，为接下来的训练做好准备。

一、感觉与知觉评估的意义

（一）从患者的角度看

通过评估可以加深患者对自身疾病的了解，帮助患者制定合适的治疗目标，有利于增强患者的自信心，提高对治疗的积极性，促使患者更加努力地帮助自己、主动地参与治疗。

（二）从治疗师和康复医师角度看

制定全面、系统、准确的评估方法可以更加具体地了解到患者的哪些感觉方面不足。临床人员收集病史，掌握患者除感觉障碍外其他疾病的信息，最终根据评估的结果，制定出合理的感觉训练方案。

（三）从社会角度看

通过对患者的评估，可以掌握患者为何出现感觉障碍、感觉障碍轻重如何，且进行分门别类，可以建立患者资料数据库为社会所用。

二、评估前引导语

首先，治疗师安排患者坐下，让他身体处于最舒适的位置，在这个过程中可以询问患者的姓名、病史和其他的信息，以消除治疗师和患者的距离；接下来，治疗师要大体介绍下整个评估流程和需要注意的事项，让患者充分了解治疗师和自身需要做什么和怎么做；在患者充分了解整个评估流程后，在每个评估项目正式进行前，治疗师要让患者预先感受下评估项目以消除患者的紧张心理，同时治疗师也要耐心回答患者的提问，尽可能地帮他们答疑。

三、评估总体原则

（1）选择一个相对较安静、尽量不被打扰的环境。

（2）确保患者是舒适且放松的状态。

（3）确保患者能够充分地理解和配合，并做出准确回答。当言语功能受限时，可以修改一下评估反馈的方式（用手势、文字代替语言反馈），确保可以从患者处获得可靠的信息。

（4）确定需要评估的肢体部位。

（5）确定好部位后，在评估之前，如果需要则应固定好这些部位，防止肢体移动而干扰评估过程。

（6）实施评估前注意观察皮肤，如果发现皮肤增厚、硬结等，则会减少感觉信号的输入。

（7）在正式评估开始前，可以在患者的观察下，在完好感觉功能的皮肤或肢体上示范一次评估项目，让患者更好地理解和配合。

（8）评估时，确保患者充分理解了你提供的信息和问题，并做出最正确的反馈。

（9）评估时会要求患者关闭视觉反馈，除了让患者闭上眼睛，还可以用文件夹、挡板等来挡住患者视线。

（10）提供感觉刺激信号时以一种随机乱序的方式进行，防止记忆代偿，优化评估结果。

（11）评估人员用平和声音来指导评估，控制面部表情变化，防止因这两个因素给了患者侧面提示而影响真实评估结果。

（12）仔细观察患者回答时的正确率、自信度和敏捷程度。

（13）观察患者在整个评估过程中会不会出现不适，尤其是当接收到感觉刺激信号后，有不适感或刺痛感，则表明可能存在感觉过敏（将正常感觉放大成不适的感觉）。

（14）确保初评、再评和末评都是由同一位评估人员来执行，以保障评估的可信度和准确性。

四、手脑感知觉评估注意事项

（1）评估感觉功能时，患者必须能够保持意识清醒状态。如患者意识欠佳又必须检查时，则只粗略地观察患者对刺激引起的反应，以评估患者感觉功能的状态。

（2）评估前要向患者说明检查目的和方法以获得患者的充分信任。

（3）检查时应注意两侧对称部位的比较，先检查正常的一侧，让患者知道什么是"正常"，然后请患者闭上眼，或用东西遮上，再检查患侧。

（4）先检查浅感觉，再检查深感觉和复合感觉。一旦浅感觉受到影响，那么深感觉和复合感觉也会受到影响。

（5）根据感觉神经和它们所支配和分布的区域检查。

（6）如有感觉障碍，应注意感觉障碍的类型。

（7）评估时保持环境安静，避免过多的吵闹，给患者一个舒适的环境，让患者投入其中。

（8）评估手和脚的时候应注意避开身体的老茧部位，避免出现误差。

参考文献

[1] 王玉龙. 康复功能评定学 [M]. 北京：人民卫生出版社，2013.

[2] 李红玉，江育原. 试论"临床环境"的医学价值 [J]. 中国医院管理，1987（9）：10-13.

[3] DRAHOTA A，WARD D，MACKENZIE H，et al. Sensory environment on health-related outcomes of hospital patients[J]. Cochrane Database Syst Rev，2012，2012（3）：CD005315.

[4] SHAMS L，SEITZ A R. Benefits of multisensory learning[J]. Trends Cogn Sci，2008，12（11）：411-417.

[5] 林佳丽，贾杰. 基于"左右制衡"机制探讨多感觉刺激疗法对脑卒中后患者手部运动和感觉的影响 [J]. 按摩与康复医学，2020，11（24）：47-50.

[6] TALSMA D，SENKOWSKI D，SOTO-FARACO S，et al. The multifaceted interplay between attention and multisensory integration[J]. Trends Cogn Sci，2010，14（9）：400-410.

[7] 贾杰. 脑卒中上肢康复：手脑感知与手脑运动 [J]. 中国康复医学杂志，2020，35（4）：385-389.

[8] FRITZSCH C，WANG J，DOS S L，et al. Different effects of the mirror illusion on motor and somatosensory processing[J]. Restor Neurol Neurosci，2014，32（2）：269-280.

[9] WASAKA T，KAKIGI R. The effect of unpredicted visual feedback on activation in the secondary somatosensory cortex during movement execution[J]. BMC Neurosci，2012，13：138.

[10] ARYA K N，PANDIAN S，VIKAS，et al. Mirror Illusion for Sensori-Motor Training in Stroke：A Randomized Controlled Trial[J]. J Stroke Cerebrovasc Dis，2018，27（11）：3236-3246.

[11] 张彪，刘鸿宇，武俊英，等 . 感觉整合模式对偏瘫患者维持平衡的作用 [J]. 中国康复医学杂志，2016，31（9）：973-978.

[12] KAYSER C，PETKOV C I，AUGATH M，et al. Integration of touch and sound in auditory cortex[J]. Neuron，2005，48（2）：373-384.

[13] 林佳丽 . 手脑感知训练对脑卒中后上肢感觉运动功能及日常生活活动能力的影响 [D]. 福州：福建中医药大学，2021.

[14] 贾杰 . 手功能康复概论 [M]. 北京：电子工业出版社，2019：72-82.

[15] 王玉龙 . 康复功能评定学 [M]. 北京：人民卫生出版社，2013：149.

[16] 周俊明，黄锦文，劳杰，等 . 临床实用手功能康复学 [M]. 上海：世界图书出版公司，2012.

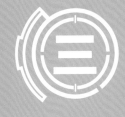

手脑感知设备篇

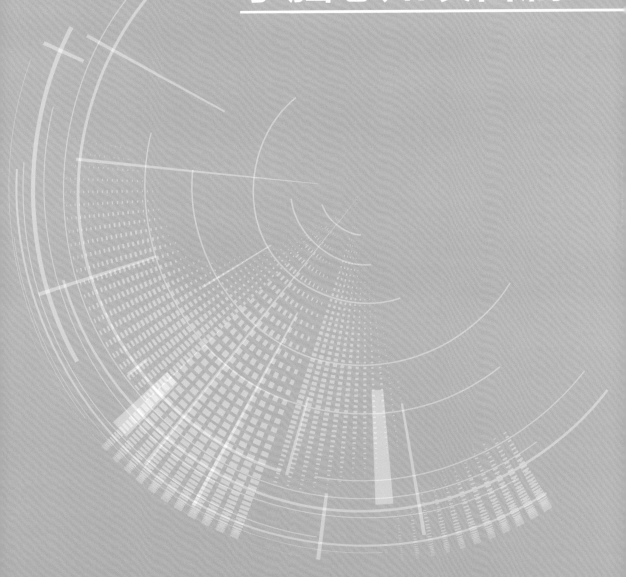

基于临床被忽略的感知障碍，复旦大学附属华山医院康复医学科老年康复团队提出脑卒中第四大康复理论"手脑感知"与"手脑运动"。本篇将系统地介绍手脑感知的评估、训练系统和相应设备。

　　手脑感知第一代产品由复旦大学附属华山医院康复医学科老年康复团队与上海电气智能康复医疗科技有限公司联合开发，该产品同时具备评定和训练的功能。临床研究也证明基于该设备的康复评定和训练，以促进老年脑卒中患者上肢感觉功能的改善，并改善患者的运动、认知等功能。目前该设备已获得1项外观专利和2项实用新型专利，并在全国数十家医院进行了推广应用。

第十章

手脑感知设备

第一节 手脑感知设备样机

结合手脑感知理论的感觉综合干预技术实验室样机由贾杰教授带领的手功能康复团队和上海电气智能康复医疗科技有限公司合作开发。

（一）手脑感知设备样机

设备会通过雾化玻璃挡住患者视线，视觉屏蔽状态（雾化玻璃不通电）下，医生通过选择不同的训练配件对患者进行触觉训练、刷擦觉训练、温度觉训练、运动觉训练、振动觉训练、皮肤定位觉训练、两点辨别觉训练、质地觉训练、实体觉训练、重量觉训练等感知训练。当患者感知错误时，医生通过脚踏开关使雾化玻璃透明，让患者通过视觉了解感知情况后视觉屏蔽继续训练。感知康复训练可根据患者的感知情况由医生进行针对性训练，通过感知康复训练，使用者可有效地修复中枢和周围神经损伤。

（二）样机结构组成

设备由训练桌和训练配件组成。其中训练桌由底座支架、桌体、雾化玻璃、雾化玻璃控制电路、抽屉、脚踏开关组成；训练配件由单丝、软刷、凉温感觉器、音叉、两点辨别觉测试工具、摩擦棒、实体觉训练配件、重量觉训练配件组成（图3-10-1）。

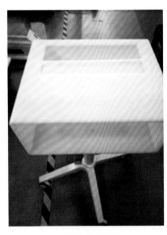 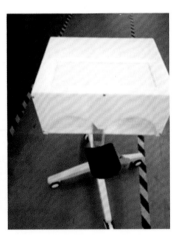 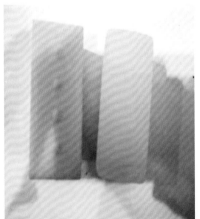

A 医生操作端　　　　　　　B 患者训练段　　　　　　　C 视觉切换器

图3-10-1　手脑感知设备样机

第二节　手脑感知设备一代产品

一、产品概述

（一）产品用途

该设备主要对中枢、周围神经损伤引起的上肢感觉功能障碍患者进行感知训练。

（二）产品结构组成

感知康复训练设备由训练桌和训练配件（图 3-10-2）组成。其中训练桌由底座支架、桌体、雾化玻璃、雾化玻璃控制电路、抽屉、脚踏开关组成；训练配件由单丝、软刷、凉温感觉器、音叉、两点辨别觉测试工具、摩擦棒、实体觉训练配件、重量觉训练配件组成。

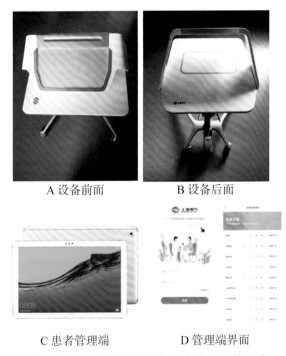

A 设备前面　　　　　B 设备后面

C 患者管理端　　　　D 管理端界面

图 3-10-2　手脑感知设备一代产品结构组成

（三）环境保护

该设备在损坏后或达到使用期限时，随意处置可能会对环境造成污染，请按照当地法律法规进行回收或报废处理。

（四）注意事项

（1）搬动、安装及维护感知康复训练设备时均应轻拿轻放，并做好相应的安全防护措施，避免任何形式的碰撞、摩擦。

（2）安装维护时要注意保护感知康复训练设备免受划伤或磕碰。

（3）在感知康复训练设备工作过程中，不得进行任何与本次工作无关的操作。

（4）维修只可以由授权的专业人士进行。若感知康复训练设备有任何损坏、噪声或气味异常，立即停止训练，把电源切断，联系公司售后。

二、产品功能介绍

（一）技术参数（表 3-10-1）

表 3-10-1　手脑感知设备技术参数

名称	技术参数	准确性误差
整体尺寸（长 × 宽 × 高）	70 cm × 80 cm × 105 cm	± 5%
电源条件	220 VAC，50 Hz	/
训练设备重量	20 kg	± 5%
桌体高度可调范围	80 ~ 105 cm	± 5%
训练时间	30 分钟	/
训练模式	主动训练	/
工作噪声	不大于 60 dB（A 计权）	/
设备可移动性	设备可移动	/
感知训练类别	触觉训练、刷擦觉训练、温度觉训练、运动觉训练、振动觉训练、皮肤定位觉训练、两点辨别觉训练、质地觉训练、实体觉训练、重量觉训练	/

（二）功能

（1）视觉屏蔽切换：通过操作脚踏开关控制雾化玻璃的透明状态，实现患者的视觉屏蔽切换功能。

（2）感知训练：在视觉屏蔽（雾化玻璃不透明）状态下，医生通过选择不同的训练配件对患者进行触觉训练、刷擦觉训练、温度觉训练、运动觉训练、振动觉训练、皮肤定位觉训练、两点辨别觉训练、质地觉训练、实体觉训练、重量觉训练等感知训练。

（3）平板电脑辅助训练：平板电脑用于患者信息管理及感知康复训练记录管理，记录患者每天的训练情况。

（三）操作说明

如图 3-10-3 所示，设备使用前需根据患者的实际情况，调整设备高度，感知康复训练设备会有雾化玻璃挡住患者视线，视觉屏蔽状态，医生开始对患者进行感知训练。

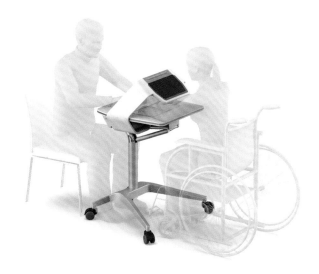

图 3-10-3　手脑感知设备操作

第十一章

基于手脑感知设备的规范化技术方案

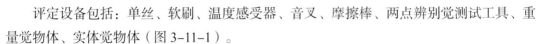

第一节　基于手脑感知设备的评定方案

一、评定设备

评定设备包括：单丝、软刷、温度感受器、音叉、摩擦棒、两点辨别觉测试工具、重量觉物体、实体觉物体（图 3-11-1）。

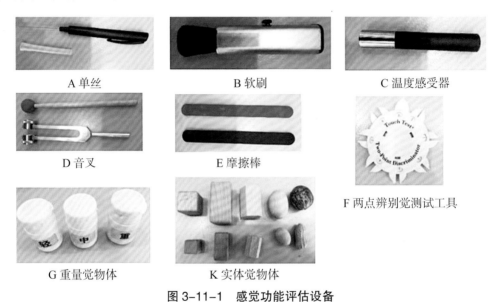

A 单丝　　　　　　　　　B 软刷　　　　　　　　C 温度感受器

D 音叉　　　　　　　　E 摩擦棒

F 两点辨别觉测试工具

G 重量觉物体　　　　K 实体觉物体

图 3-11-1　感觉功能评估设备

二、评定前导语

某某患者你好，我现在要为你进行感觉功能的评定，这个评定主要是检查上肢的感觉功能，看一看这个疾病是否对你的感觉功能有损害。这个检查的项目比较多，时间可能比较长，如果中间觉得累，可以告诉我，我们可以停下休息一会儿。检查的过程中，对我的问题请你如实回答，感觉到的话就是有感觉，没感觉到就是没感觉，不要猜测，猜结果会导致检查结果不准确。你还有什么问题吗？（如有，解答患者疑问。）如果没有问题，我们就开始进行检查。

三、评定实施方法

1.触觉评估

（1）评估工具：单丝。

（2）评估方法：受试者把双手放置在感知康复训练设备桌面上，挡板处于视觉屏蔽状态；用单丝触碰皮肤 1~2 秒、提起 1~2 秒为 1 次，进行 3 次。当单丝已弯而受试者仍然没有感觉时，记下结果。如 3 次中，患者有 1~2 次为有感觉，可适当增加测试次数；测试患者指尖、手心、手背等位置，先在患者健手上演示，再在患手上测试，记录下结果并评分（图 3-11-2，表 3-11-1）。

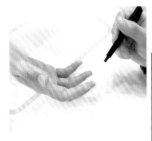

图 3-11-2　触觉评估

表 3-11-1　触觉评分

项目	评分标准	评估结论	各项分值							单项总分
触觉	有感觉：手指 0.5 分，手心 1.5 分，手背 1 分；感觉均正常得满分（10 分）	评估位置	大拇指（1分）	食指（1分）	中指（1分）	无名指（1分）	小拇指（1分）	手心（3分）	手背（2分）	
		是否有感觉								
		感觉是否正确								

2. 刷擦觉评估

（1）评估工具：软刷（第二档长毛刷）。

（2）评估方法：受试者把双手放置在感知康复训练设备桌面上，挡板处于视觉屏蔽状态；把毛刷调至第二档长毛刷状态，用软刷刷擦皮肤 1~2 秒为 1 次，进行 3 次，记下结果。如 3 次中患者有 1~2 次为有感觉，可适当增加测试次数；测试患者指尖、手心、手背等位置，先在患者健手上演示，再在患手上测试，记录下结果并评分（图 3-11-3，表 3-11-2）。

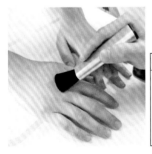

图 3-11-3　刷擦觉评估

表 3-11-2　刷擦觉评分

项目	评分标准	评估结论	各项分值							单项总分
刷擦觉	有感觉：手指 0.5 分，手心 1.5 分，手背 1 分；感觉均正常得满分（10 分）	评估位置	大拇指（1分）	食指（1分）	中指（1分）	无名指（1分）	小拇指（1分）	手心（3分）	手背（2分）	
		是否有感觉								
		感觉是否正确								

3. 温度觉评估

（1）评估工具：凉温感觉器。

（2）评估方法：受试者把双手放置在感知康复训练设备桌面上，挡板处于视觉屏蔽状态；金属端与塑料端交替、随意地接触皮肤 2~3 秒，嘱受试者说出"凉"或"温"的感觉，进行 3 次，记下结果。如 3 次中患者有 1~2 次为有感觉，可适当增加测试次数；测试患者指尖、手心、手背等位置，先在患者健手上演示，再在患手上测试，记录下结果并评分；如患者需进行"热"感觉测试，可把凉温感觉器金属端浸泡在温水中，30秒后擦干水进行测试；有条件的情况下建议进行"冷""温"感觉评估（图3-11-4，表3-11-3）。

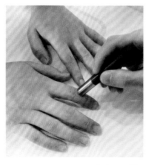

图 3-11-4　温度觉评估

表 3-11-3　温度觉评分

项目	评分标准	评估结论		各项分值							单项总分
温度觉	有感觉：手指0.2分，手心0.5分，手背0.5分；感觉正确：手指0.5分，手心1.5分，手背1分；凉、温感觉满分各5分，都正确为10分	评估位置		大拇指（1分）	食指（1分）	中指（1分）	无名指（1分）	小拇指（1分）	手心（3分）	手背（2分）	
		凉感觉	是否有感觉								
			感觉是否正确								
		温感觉	是否有感觉								
			感觉是否正确								

4. 运动觉

（1）评估工具：无。

（2）评估方法：受试者把双手放置在感知康复训练设备桌面上，挡板处于视觉屏蔽状态；轻轻握住受试者手指，上下移动5º左右，让患者辨别移动的方向，先在患者健手上演示，再在患手上测试，记录下结果并评分（图3-11-5，表3-11-4）。

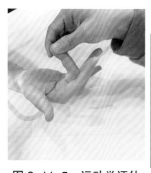

图 3-11-5　运动觉评估

表 3-11-4　运动觉评分

项目	评分标准	评估结论		各项分值					单项总分
运动觉	每根手指有感觉：0.5分；每根手指感觉正确：1分；上下移动感觉正确满分各5分，都正确为10分	评估位置		大拇指（2分）	食指（2分）	中指（2分）	无名指（2分）	小拇指（2分）	
		上移	是否有感觉						
			感觉是否正确						
		下移	是否有感觉						
			感觉是否正确						

5. 振动觉

（1）评估工具：音叉。

（2）评估方法：受试者把双手放置在感知康复训练设备桌面上，挡板处于视觉屏蔽状态；音叉锤敲击音叉，将振动的音叉放置于患者指骨关节处，询问患者有无振动感，记录下结果并评分（图3-11-6，表3-11-5）。

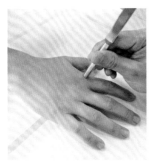

图 3-11-6　振动觉评估

表 3-11-5　振动觉评分

项目	评分标准	评估结论	各项分值					单项总分
振动觉	每根手指有感觉：1分；每根手指感觉正确：2分；满分10分	评估位置	大拇指（2分）	食指（2分）	中指（2分）	无名指（2分）	小拇指（2分）	
		是否有感觉						
		感觉是否正确						

6. 皮肤定位觉

（1）评估工具：无。

（2）评估方法：受试者把双手放置在感知康复训练设备桌面上，挡板处于视觉屏蔽状态；用手指轻触受试者皮肤，由受试者指出刺激部位，记录下结果并评分（图 3-11-7，表 3-11-6）。

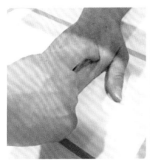

图 3-11-7　皮肤定位觉评估

表 3-11-6　皮肤定位觉评分

项目	评分标准	评估结论	各项分值							单项总分
皮肤定位觉	有感觉：手指0.5分，手心1.5分，手背1分；感觉均正常得满分（10分）	评估位置	大拇指（1分）	食指（1分）	中指（1分）	无名指（1分）	小拇指（1分）	手心（3分）	手背（2分）	
		是否有感觉								
		感觉是否正确								

7. 两点辨别觉

（1）评估工具：两点辨别觉测试工具。

（2）评估方法：受试者把双手放置在感知康复训练设备桌面上，挡板处于视觉屏蔽状态；用测试工具的一组尖端同时轻触皮肤，距离由大到小，测定能区别两点的最小距离，记录下刻度值结果并评分；从测试工具刻度值25开始评估，逐步减少刻度值，直到患者无感觉为止（图 3-11-8，表 3-11-7）。

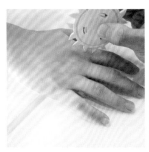

表 3-11-7　两点辨别觉评分

项目	评分标准	评估结论	各项分值		单项总分
两点辨别觉	刻度值 6 为满分，刻度值每加 1 减 0.5 分，手心、手背各 5 分，满分 10 分	评估位置	手心（5 分）	手背（5 分）	
		是否有感觉			
		刻度值			
		分数			

图 3-11-8　两点辨别觉评估

8. 质地觉

（1）评估工具：摩擦棒。

（2）评估方法：受试者把双手放置在感知康复训练设备桌面上，挡板处于视觉屏蔽状态；用摩擦棒轻轻刷擦皮肤，由患者判断摩擦程度；测试患者指尖、手心、手背等位置，先在患者健手上演示，再在患手上测试，记录下结果并评分；用力不要过大，不要在同一部位反复刷擦（图 3-11-9，表 3-11-8）。

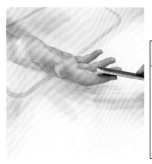

表 3-11-8　质地觉评分

项目	评分标准	评估结论	各项分值							单项总分
质地觉	有感觉：手指 0.5 分，手心 1.5 分，手背 1 分；感觉均正常得满分（10 分）	评估位置	大拇指（1分）	食指（1分）	中指（1分）	无名指（1分）	小拇指（1分）	手心（3分）	手背（2分）	
		是否有感觉								
		感觉是否正确								

图 3-11-9　质地觉评估

9. 实体觉

（1）评估工具：实体觉测试配件。

（2）评估方法：受试者把双手放置在感知康复训练设备桌面上，挡板处于视觉屏蔽状态；用手触摸实体觉配件，判断物体形状与大小，先在患者健手上演示，再在患手上测试，记录下结果并评分；先进行形状评估，评估顺序为正方形、长方形、椭圆形、六棱柱形物体，以及核桃、花生配件；再进行大小评估（这四个物体都有一大一小两种），评估顺序为正方形、长方形、椭圆形、六棱柱形（图 3-11-10，表 3-11-9）。

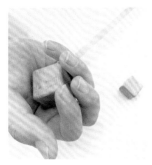

表 3-11-9　实体觉评分

项目	评分标准	评估结论	各项分值						单项总分
实体觉	形状判断正确：1分；大小判断正确：1分；核桃、花生配件形状判断正确：1分；判断均正常得满分（10分）	评估位置	正方形（2分）	长方形（2分）	椭圆形（2分）	六棱柱形（2分）	核桃（1分）	花生（1分）	
		形状							
		大小							

图 3-11-10　实体觉评估

10. 重量觉

（1）评估工具：重量觉测试配件。

（2）评估方法：受试者把双手放置在感知康复训练设备桌面上，挡板处于视觉屏蔽状态；用手感觉重量觉配件，判断重量，先在患者健手上演示，再在患手上测试，记录下结果并评分（图 3-11-11，表 3-11-10）。

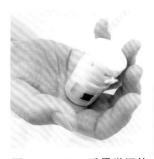

表 3-11-10　重量觉评分

项目	评分标准	评估结论	各项分值			单项总分
重量觉	"轻""重"配件感觉正确各得3分，"中"配件感觉正确得4分；判断均正确得满分（10分）	评估位置	轻（3分）	中（4分）	重（3分）	
		感觉是否正确				

图 3-11-11　重量觉评估

11. 分数汇总

根据分数值判断患者的手部感知功能状态。10 项感觉评估的总分数，满分为 100 分，代表全部功能正常；0 分代表手部感知功能完全丧失；80 分以下患者建议进行每日 10～30 分钟感知训练。

第二节　基于手脑感知设备的治疗方案

一、训练原则

（一）治疗师

应给予患者特定感觉的重复刺激；为患者设定有激励效果的训练任务、视觉遮蔽及视觉反馈、不断矫正患者的感知结果；根据评估结果，设置循序渐进、足够强度的感知训练，如果配合感知想象，效果更好。

（二）患者

需集中注意力，主动感知；在训练过程中进行准确且简要的反馈。

二、触觉训练

训练工具：单丝。

训练方法：①用单丝轻触手部皮肤，尤其是软瘫期对患肢进行轻拍、扣打、轻微触摸、快速刷拂等（Rood 技术）；②用单丝笔帽部位压在治疗部位并来回移动，要求患者注视压点以判断压点的位置，再利用视觉遮挡设备起到闭眼作用，以同样方式训练；③先恢复移动性触觉，再恢复固定性触觉；④反复练习直到患者能够分辨移动性触觉后再训练固定性触觉，方法一样。患者适应单丝笔帽感觉后使用单丝进行训练。

重复①～④，每日训练 3～5 分钟，直到患者在视觉遮蔽状态下能进行分辨。

三、刷擦觉训练

训练工具：毛刷。

训练方法：①用软刷轻触手部皮肤，尤其是软瘫期对患肢进行轻微触摸、快速刷拂等（Rood 技术）；②（先恢复移动性触觉，再恢复固定性触觉）用软刷压在治疗部位并来回移动，要求患者注视压点以判断刷擦点的位置，再利用视觉遮挡设备起到闭眼作用，以同样方式训练；③反复练习直到患者能够分辨移动性触觉后再训练固定性触觉，方法一样；④先用短毛刷（第一档）训练，再用长毛刷（第二档）训练。

重复①～③，每日训练 3～5 分钟，直到患者在视觉遮蔽状态下能进行分辨。

四、温度觉训练

训练工具：凉温感觉器。

训练方法：①用凉温感觉器进行接触，以训练温度觉，金属端为凉，塑料端为温；②如患者对凉温感觉不敏感可进行温热训练；③把凉温感觉器金属部位浸入40℃热水中，30秒后擦干水分，接触患者皮肤进行热感觉训练，配合塑料端进行温热感觉训练；④要求患者注视皮肤接触点，再利用视觉遮挡设备起到闭眼作用，以同样方式训练。反复练习直到患者能够分辨不同温度。

重复①~④，每日训练3~5分钟，直到患者在视觉遮蔽状态下能进行分辨。

五、运动觉训练

训练工具：无。

训练方法：①轻轻握住受试者手指，移动至上下5°左右的位置，让患者辨别移动的方向；②要求患者注视移动方向，再利用视觉遮挡设备起到闭眼作用，以同样方式训练；③反复练习直到患者能够分辨移动方向。

重复①~③，每日训练2~3分钟，直到患者在视觉遮蔽状态下能进行分辨。

六、振动觉训练

训练工具：音叉。

训练方法：①音叉锤敲击音叉，将振动的音叉放置于患者指骨关节处，让患者感知振动点；②要求患者注视振动点，再利用视觉遮挡设备起到闭眼作用，以同样方式训练；③反复练习直到患者能够分辨振动觉。

重复①~③，每日训练3~5分钟，直到患者在视觉遮蔽状态下能进行分辨。

七、皮肤定位觉训练

训练工具：无。

训练方法：①用手指轻触受试者皮肤，由受试者指出刺激部位，要求患者注视刺激点，再利用视觉遮挡设备起到闭眼作用，以同样方式训练；②反复练习直到患者能够分辨不同皮肤定位。

重复①~②，每日训练2~3分钟，直到患者在视觉遮蔽状态下能进行分辨。

八、两点辨别觉训练

训练工具：两点辨别觉测试工具。

训练方法：①用两点辨别觉测试工具轻触受试者皮肤，由受试者感受一个点还是两个点，要求患者注视刺激点，再利用视觉遮挡设备起到闭眼作用，以同样方式训练；②先从患者可以感应到的最大位置开始，反复练习直到患者两点辨别觉数值达到6；③两点辨别觉测试工具数值2~7为正常人水平。

重复①~②，每日训练2~3分钟，直到患者在视觉遮蔽状态下能进行分辨。

九、质地觉训练

训练工具：摩擦棒。

训练方法：①先恢复移动性触觉，再恢复固定性触觉；②用不同质地的摩擦棒在治疗部位轻擦，要求患者注视压点以判断摩擦点的位置，再利用视觉遮挡设备起到闭眼作用，以同样方式训练。反复练习直到患者能够分辨不同摩擦棒的质地。

重复①~②，每日训练2~3分钟，直到患者在视觉遮蔽状态下能进行分辨。

十、实体觉训练

训练工具：实体觉测试配件。

训练方法：①关闭视窗触摸辨认实体觉训练配件，若无法辨别也可睁眼触摸或由健手触摸，然后视觉遮蔽继续训练；②反复练习直到患者能够分辨实体觉配件的形状与大小。

重复①~②，每日训练3~5分钟，直到患者在视觉遮蔽状态下能进行分辨。

十一、重量觉训练

训练工具：重量觉测试配件。

训练方法：①关闭视窗感觉重量觉配件的重量，若无法辨别也可睁眼触摸或由健手感觉，然后视觉遮蔽继续训练；②反复练习直到患者能够分辨重量觉配件的重量；③先进行"轻""重"配件训练，后进行"轻""中""重"配件训练。

重复①~③，每日训练2~3分钟，直到患者在视觉遮蔽状态下能进行分辨（图3-11-12）。

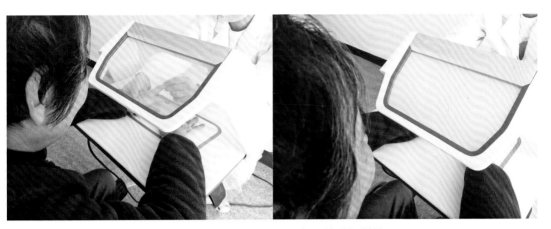

图 3-11-12 手脑感知设备下的感知训练

第十二章

基于手脑感知设备的临床研究应用

第一节　基于手脑感知的多感觉训练
对慢性期脑卒中患者的感觉运动功能的疗效研究

（一）研究背景

脑卒中又名中风和脑血管意外，它是指突然发生的由脑血管病变引起的局限性或全脑功能受损，持续时间大于 24 小时可导致死亡的临床症候群。在中国，越来越多的年轻人发生脑卒中，且发病率、死亡率呈逐年升高的趋势，同时也是造成躯体功能障碍和精神心理问题的主要原因。

感觉功能异常包括轻触觉障碍、痛觉过敏、温度觉失调、针刺觉受损、本体感觉错乱、两点辨别觉障碍、图形觉模糊、实体觉受损等。在大脑中央后回、中央前回等脑区，均有大面积手部感觉功能投射区域。脑卒中发生后，感觉功能投射区受损，手部出现不同的感觉障碍。感觉受损是不容忽略的，上肢的感觉康复需引起重视，因为它是上肢整体康复中重要的环节。一般来说，上肢及手部的感觉异常导致各类型运动功能受损，如上肢运动控制障碍、双手敏捷性受损。国外研究报道显示，慢性期脑卒中幸存者遗留上肢运动功能障碍大概占 40%。研究表明，手的运动障碍与感知觉受损，以及感觉信号传入至中枢的处理信号减少有关。在感知探索过程中，正常手部的轻触觉、痛觉和纹理感觉对指尖的高度敏感性和精确度具有决定性作用。慢性期脑卒中患者中有 80% 轻触觉障碍，导致上肢及手的精细运动控制能力不足，患者完成左右手协同运动的能力下降，例如，系鞋带、编织物品、穿衣裤和做家务等日常活动障碍。

大于 69% 的脑卒中患者遗留上肢及手的关节运动觉和关节位置觉障碍，造成患者本体运动功能受损。据报道，上肢本体感觉和运动功能具有一定的关联性，特别是关节位置觉紊乱，引起上肢及手臂的运动轨迹混乱，无法完成既定方向的运动活动。并且，运动方向的控制需要脑皮质与周围的感知环境之间的双向作用联系。脑卒中后，若患者无本体感觉和视觉的反馈性输入，则会加重关节位置觉障碍对肢体运动活动轨迹和方向的消极影响。

"手脑感知"训练作为一种新兴的感觉干预方法，弥补了手功能康复领域对感觉研究的空白。它指上肢接受外界各种感觉信号刺激（如触觉感知、本体感知、复合感知和特殊感知等），感觉信号通过上行传导通路，激活特定的感觉运动脑区后，再经过脑区信号的加工、整合和分析等感知过程，继而将处理过的中枢感觉信息下行，传导至外周肌肉、骨骼等效应器，最终引起上肢及手部关键肌肉的运动反应。这一过程被称为"手脑感知"中枢外周的闭环通路。在中枢和外周的上行或下行的传导过程中，若其中一个闭环通路的环节出现受损，都会出现不同类型的感觉功能障碍。

与作业疗法不同，该技术范式不仅强调多元感知觉的训练，而且提倡以"手脑感知"训练为先导，开启功能导向的作业疗法，这可能是作业治疗所欠缺的。在基于手脑感知理论上，本课题组设计出新的手脑感知范式，它基于躯体一般感觉（浅感觉、深感觉和复合感觉）和特殊感觉（视听觉）等多感官反馈，探索该范式对改善上肢感觉、运动功能和日常生活活动能力的临床优效性，以期为长期遭受上肢功能感觉、运动障碍和 ADL 困难等的慢性期患者，提供科学、有效、可行的上肢整体功能恢复的治疗模式。

（二）研究方法

1. 研究对象

慢性期脑卒中患者。

2. 纳入标准

（1）患者首次发生单侧脑卒中（脑梗死或脑出血）。

（2）头颅 CT 或 MRI 显示脑梗死或脑出血。

（3）脑梗死患者：符合《中国急性期缺血性脑卒中诊治指南 2014》。

（4）脑出血患者：符合《中国急性期出血性脑卒中诊治指南 2014》。

（5）年龄和性别：25 岁 ≤ 年龄 ≤ 80 岁，男女不限。

（6）发病病程：发病时间 > 6 个月。

（7）患侧上肢运动功能状态：本研究纳入所有运动障碍的慢性期患者，患侧运动功能状态必须达到改良 Ashworth 痉挛评定标准的 0～II 级。

（8）SWME 评定标准：1.65～6.65（号）。

（9）疼痛功能状态：视觉模拟法 VAS 划线法标准为 0～6 分。

（10）认知功能状态：MMSE 标准为 ≥ 21 分。

3. 干预措施

研究分为两组，两组患者均接受常规的康复训练。在此基础上，对照组为作业治疗组：患者接受 40 分钟作业训练。干预组为手脑感知组：手脑感知设备为上海电气智能康复医疗科技有限公司和贾杰教授共同研发，型号 Sensi Touch 2。在此设备下，患者接受 20 分钟手脑感知训练（各个感知训练：训练时，3 次 / 组，3 组 / 次，1 次 / 天，5 天 / 周），同时结合 20 分钟作业治疗。两组干预时间：5 天 / 周，共 4 周，保证干预时间的统一。

（1）手脑感知组。

1）手触觉 – 脑感知训练（图 3-12-1）：部位为手部。方法是康复治疗师使用单丝、刷子或摩擦板，在触觉薄弱的部位进行触觉反馈强化训练。在手脑感知设备中可以进行视觉反馈性交替刺激。

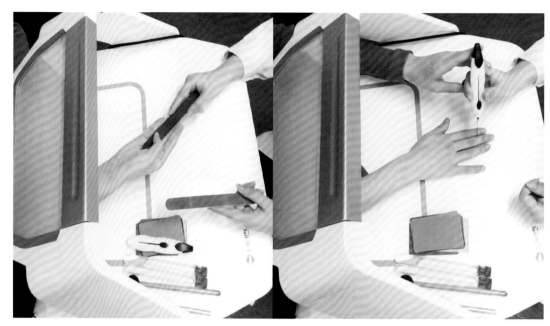

图 3-12-1　手触觉 – 脑感知训练

2）手关节位置觉 – 脑感知训练（图 3-12-2）：部位为手指关节、腕关节和肘关节。方法是嘱患者闭目，康复治疗师将健侧上肢摆放在特定方向，嘱咐患者将患侧的上肢摆放在同样的位置。同时，可嘱患者睁眼，进行视觉反馈性交替刺激。

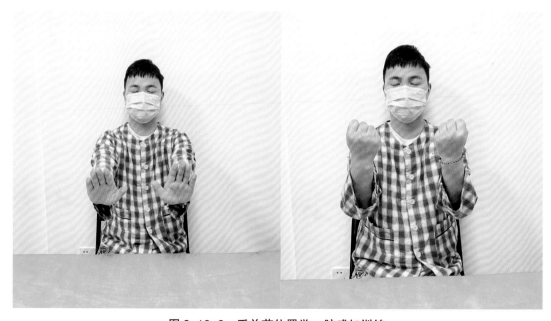

图 3-12-2　手关节位置觉 – 脑感知训练

3）手关节运动觉 – 脑感知训练（图 3-12-3）：部位为手指关节、腕关节和肘关节。方法是患者闭目，感知手指关节的向上、向下运动。若患者功能较差，可睁眼完成特定动作，观察手部的关节运动的方向。再闭眼，完成视觉反馈性交替刺激。

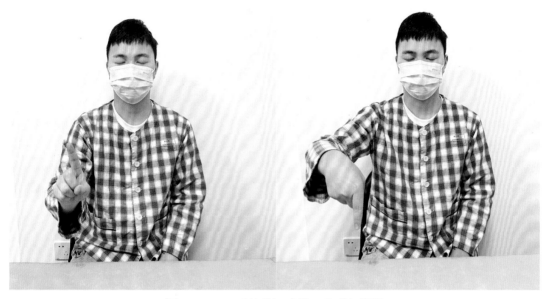

图 3-12-3　手关节运动觉 – 脑感知训练

4）手定位觉 – 脑感知训练（图 3-12-4）：部位为手部、前臂部和上肢部位。方法是在干预中，康复治疗师在患者手部定位，让患者准确说出其部位。若患者无法定位，则打开手脑感知视觉遮蔽板，患者可看到定位方向。再进行视觉遮蔽，进行视觉反馈性交替刺激。

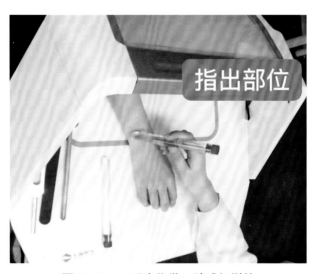

图 3-12-4　手定位觉 – 脑感知训练

5）手实体觉－脑感知训练（图 3-12-5）：部位为手掌。方法是在患者手上放置日常熟悉的物体，比如核桃、花生、鸡蛋，使患者感知并说出物体名称。在手脑感知设备下，进行视觉反馈性交替刺激。

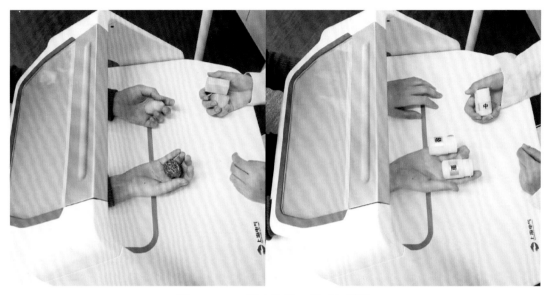

图 3-12-5　手实体觉－脑感知训练

6）手两点辨别觉－脑感知训练（图 3-12-6）：部位为手部、前臂、上臂等。方法是使用两点辨别觉训练器，进行复合感觉训练。在手脑感知设备下，进行视觉反馈性交替刺激。

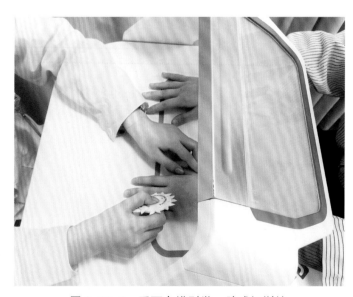

图 3-12-6　手两点辨别觉－脑感知训练

（2）作业治疗组。

1）主被动活动：根据慢性期患者的能力，设计主被动的作业活动。提供作业环境，主被动进行功能性导向的作业活动，如主被动下辅助进食、目标导向性诱导抓握。

2）作业性双手动作（图3-12-7）：健侧手作为辅助手，患侧手作为主动手，双手共同协调将球等物品放在杯子（或其他物体）上，并停留5秒的伸展时间。此动作可以促进患侧上肢肩胛骨上抬、肩膀抬高和手肘伸直。这样双侧对称的动作，可促进大脑连接。

3）双手过中线的特定任务导向性作业活动：患侧手需要完成物体匹配任务，强调健侧手或患侧手完成匹配动作时，动作必须能横跨身体中线，促进肩关节外展与内收。

4）功能性躯干稳定性作业动作：将韵律球放在地板上，双手伸直放在球上后，身体向前弯曲，让双手与躯干支撑前倾的身体并停留一段时间。此动作不仅能够改善患侧肢体承重的能力，还可以提高平衡力，这是训练由坐到站的重要能力之一。

5）功能导向性伸手抓握、够物运动：拿触觉或复合感觉训练器做目标物，可先向健侧边伸直，练习向健侧边、向上、向下、向患侧边伸直，距离逐渐增加，头部尽量保持直立的状态，在练习的过程中慢慢找回控制上肢运动的能力。

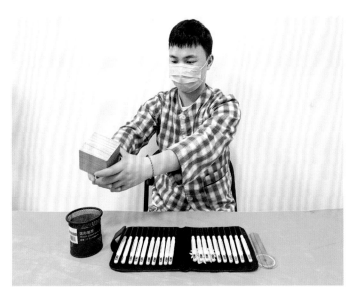

图 3-12-7　作业性双手活动

4.观察指标

（1）触觉 Semmes-Weinstein 单丝检查（Semmes-Weinstein monofilaments examination，SWME）：触觉评估采用 Semmes-Weinstein 单纤维感觉测定，测定器由一组 20 根粗细不同的尼龙丝组成，不同色彩代表了不同的感觉功能（浅感觉、深压觉）。评估时，环境安静，视觉遮蔽。用不同编号的单丝触碰检查部位，当受试者有触觉感知时应告诉评估人员。

单丝号越小，代表触觉功能越好。

（2）两点辨别觉测试盘：其作为一种定量检查感觉能力的方法，用以测试复合感觉分辨能力，代表感觉功能的恢复水平。该测试盘由两片耐磨塑料片组成，具有可旋转、结构稳定、距离调节灵活等特点，它是进行两点感觉分辨测试的理想客观工具。评估时，环境安静，视觉遮蔽，用尖端轻触皮肤，距离由大到小，直到能区分两点间的最小距离。两点辨别的距离越近，说明复合感觉功能越好，代表感觉神经功能的恢复越佳。

（3）积木障碍盒测试（Box and Blocks Test，BBT）：积木障碍盒测试用于评定上肢的粗大抓握功能能力。该测试箱有 150 个色彩不同的立体小方块，它的尺寸为长 25 cm、宽 25 cm、高 25 cm，是测定受试者粗大运动的评估方法。评估步骤：嘱受试者尽可能在 1 分钟内，拿出更多的小木块，一次一个木块，依次放进盒子中（两个盒子中间有一木板隔开，受试者必须抬高手臂，方可完成任务）。

（4）九孔柱试验（Nine-Hole Peg Test，NHPT）：九孔柱试验可以用来监测患侧、健侧的手的精细运动和灵活性。比较两侧肢体将九孔插满和取下的完整性动作时间。

（5）改良的 Barthel 指数（Modified Barthel Index，MBI）：采用 MBI 进行 ADL 评定，ADL 评估包括 11 个分项目。标准：①生活完全依赖：≤ 20 分；②重度功能障碍，生活依赖明显：21～40 分；③中度功能障碍，生活需要帮助：41～59 分；④生活基本自理：≥ 60 分；⑤正常：100 分。MBI 分数越高，代表 ADL 水平越佳。

（三）主要结果

治疗 4 周后，两组 SWME 的差异具有统计学意义（$P < 0.05$），手脑感知组 SWME 的改善情况优于作业治疗组。

经组间比较分析可知，在治疗 2 周、4 周后，两组复合感觉的差异具有统计学意义（$P < 0.05$），手脑感知组复合感觉的改善情况优于作业治疗组。

（四）结论

该研究采用手脑感知训练与作业治疗训练两种方法，治疗上肢感觉和运动障碍的慢性期脑卒中患者。通过客观比较二者的临床疗效差异，以期设计科学、系统、安全和最佳的任务范式，最大限度地恢复慢性期脑卒中患者的上肢整体功能和 ADL。

本次临床研究试验表明：①与作业治疗相比，手脑感知训练对改善触觉、两点辨别觉、上肢功能、主动抓握和精细运动，具有优效性，但二者均可改善慢性期脑卒中患者 ADL，二者无明显疗效差异；②手脑感知训练后，感觉与运动和 ADL 存在紧密关联，手脑感知对老年人和非老年人的疗效不一致，其机制有待进一步探索；③手脑感知强调以手脑感知为先导，开启功能导向的作业治疗，它打破了以往单一的作业治疗，实现丰富多样化的感官体验，具有创新性，为慢性期脑卒中患者上肢功能的恢复提供新思路。

第二节　基于手脑感知的本体感觉训练
对亚急性期脑卒中患者的本体感觉功能的疗效研究

（一）背景

脑卒中后，脑功能及神经传导通路受损，患者可表现出各种功能障碍。传统的神经发育学疗法、Bobath 技术、Rood 技术、PNF 技术均强调了感觉在患者康复中的重要性，提出通过适当、正确的感觉刺激可以帮助诱发肌肉收缩和正常的运动模式。国内贾杰教授提出了"手脑感知"理论，通过给予患者多种感觉刺激，提高中枢神经系统兴奋性，大脑对传入的感觉信息进行编码、加工、形成反馈，产生知觉，促进各脑区之间神经通路的重组，最终达到运动功能的改善。

基于患者是否主动参与和做出反应，感觉训练可分为主动感觉训练和被动感觉训练。主动感觉训练也称为感觉再学习训练，主要包括对触觉、本体感觉和实体觉的重复性辨别训练。训练原则为用视觉或健侧手帮助患侧手进行感觉学习，在感觉训练时集中注意力，及时给予患者反馈，逐渐增加训练的难度，重点训练有目的的任务。澳大利亚拉筹伯大学的 Carey 等对脑卒中患者进行了纹理觉、位置觉和实体觉的感觉再学习训练，患者在训练后感觉功能得到了改善，在后期的随访中也表现出较好的维持。在被动感觉训练中，患者仅需接受和感知外部施加在肢体的感觉刺激，而不需要做出动作。训练形式有轻触、叩击、刷擦、快速肌肉拉伸、冷热刺激、经皮神经电刺激、功能性电刺激等。研究发现，外周神经电刺激结合任务导向性训练能够提高慢性期脑卒中患者的运动功能。然而，这些研究目前仍处于初步探索阶段。Cochrane 系统综述和荟萃分析表明，由于感觉研究的数量较少，评估和干预手段异质性较高，目前主动和被动感觉训练对于改善患者上肢感觉、运动功能及参与的证据水平都较低。

本体感觉是指对身体的位置、运动、牵拉等的感知，其感受器分布于关节囊、韧带、肌腱、肌肉内。本体感觉分为意识性和非意识性。意识性本体感觉将来自外周感受器的感觉信息传递到大脑皮质，主要负责感知肢体或关节的位置和运动方向。非意识性本体感觉的经脊髓小脑束传入小脑，主要负责维持躯干和四肢的姿势和平衡。研究发现，除了初级感觉皮质和小脑，运动前区、缘上回、颞上回、岛叶、后顶叶皮质等脑区的损伤也可能会导致患者出现本体感觉障碍。

脑卒中后，患者上肢本体感觉障碍常表现在闭眼状态下不能确定自己关节或肢体所处的位置和运动的方向，无法在抓握物体时使用合适的力量等。患者常用视觉来代偿失去的感觉功能，给生活带来了不便和安全隐患。

一些学者设计了用于辅助本体感觉训练的机器，这些机器有预先设计好的训练程序能够帮助患者进行运动觉、位置觉的训练，并能实时提供触觉、视觉等反馈。但大多数研究样本量较小，且价格高昂，目前还处于研究阶段，未应用到临床。课题组前期研发了基于视觉反馈的感觉训练设备，该设备提供了可调节的视窗，由治疗师控制患者的视觉。在前期的研究中，在该设备下进行患者的浅感觉、本体感觉和复合感觉训练，脑卒中患者的手部感觉功能、肌力和灵活性在训练4周后得到了改善。

本研究基于课题组提出的手脑感知理论，设计视觉反馈下主动和被动训练相结合的本体感觉训练方案，分析其对脑卒中后患者上肢本体感觉、运动功能和日常生活活动的临床疗效。

（二）研究方法

1. 研究对象

脑卒中患者。

2. 纳入标准

（1）符合脑梗死或脑出血的诊断标准。

（2）18 岁 ≤ 年龄 ≤ 85。

（3）初次发病，单侧上肢功能障碍。

（4）无明显认知功能障碍，简易精神状态检查量表（mini-mental state examination，MMSE）≥ 24 分。

（5）患者或家属签署知情同意书，自愿参加。

3. 干预方法

实验组进行基于手脑感知设备的本体感觉训练（图 3-12-8），对照组进行常规本体感觉训练，两组每天各训练 30 分钟，5 天 / 周，共训练 4 周。

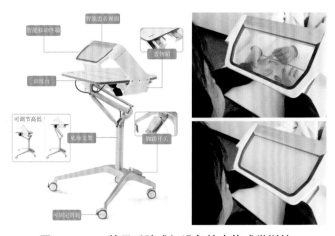

图 3-12-8　基于手脑感知设备的本体感觉训练

4. 结局指标

两组在治疗前后采用 SWME、FMA–UE、BBT 对患者进行评定。

（三）主要结果

干预 4 周后，两组研究对象分别进行干预前后的组内比较。结果显示，本体感觉训练组和对照组 FMA–UE 得分均得到提高，差异均有统计学意义（$P < 0.001$）。

干预 4 周后，两组研究对象分别进行干预前后的组内比较。结果显示，本体感觉训练组干预前后 BBT 得分差异有统计学意义（$P=0.027$），干预前后对照组 BBT 得分组内比较差异无统计学意义（$P=0.107$）。

（四）结论

本研究以脑卒中患者为研究对象，采用手脑感知设备，设计了基于视觉反馈的本体感觉训练范式。通过随机对照实验，以本体感觉训练为实验组，非特异性感觉刺激为对照组进行研究。研究结果显示，4 周本体感觉训练可以提高脑卒中患者的上肢运动功能和手部协调性，改善上肢本体感觉功能。

参考文献

[1] 贾杰 . "中枢 - 外周 - 中枢"闭环康复：脑卒中后手功能康复新理念 [J]. 中国康复医学杂志，2016，31（11）：1180-1182.

[2] 贾杰 . "上下肢一体化"整体康复：脑卒中后手功能康复新理念 [J]. 中国康复理论与实践，2017，23（1）：1-3.

[3] 贾杰 . 脑卒中后左右制衡机制及其对上肢手功能康复的意义 [J]. 中国康复理论与实践，2018，24（12）：1365-1370.

[4] BERTI A. From embodying tool to embodying alien limb：sensory-motor modulation of personal and extrapersonal space[J]. Cogn Process，2021，22（Suppl 1）：121-126.

[5] WANG F，ZHOU T，WANG P，Et al. Study of extravisual resting-state networks in pituitary adenoma patients with vision restoration[J]. BMC Neurosci，2022，23（1）：15.

[6] BUARD I，LATTANZIO L，STEWART R，et al. Randomized controlled trial of neurologic music therapy in Parkinson's disease：research rehabilitation protocols for mechanistic and clinical investigations[J]. Trials，2021，22（1）：577.

[7] KAYSER C，PETKOV C I，AUGATH M，et al. Integration of touch and sound in auditory cortex[J]. Neuron，2005，48（2）：373-384.

[8] 贾杰 . 脑卒中上肢康复：手脑感知与手脑运动 [J]. 中国康复医学杂志，2020，35（4）：385-389.

[9] 林佳丽. 手脑感知训练对脑卒中后上肢感觉运动功能及日常生活活动能力的影响 [D]. 福州：福建中医药大学，2021.

[10] HE J，LI C，LIN J，et al. Proprioceptive Training with Visual Feedback Improves Upper Limb Function in Stroke Patients：A Pilot Study[J]. Neural Plasticity，2022，2022：1588090.

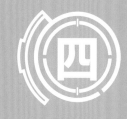

手脑感知治疗篇

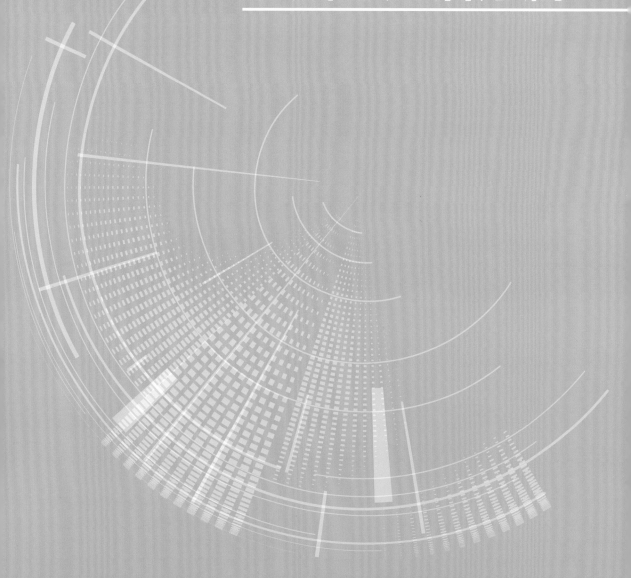

本篇从多维度视角带领大家走进手脑感知训练，认识手脑感知训练与环境的关系。在本书前述的手脑感知理论基础上，贾杰教授课题组提出了手脑感知训练五步法：手脑感知评估、手脑感知宣教、手脑感知训练、任务导向性训练、感觉认知再训练，并对各步骤的理论知识和临床应用进行了详细描述。此外，本篇还基于四大理论（"中枢－外周－中枢"闭环康复理论、上下肢一体化理论、左右制衡理论、手脑感知理论），对手脑感知训练的原理进行剖析并提出范式，为临床感觉训练提供思路和可行途径。

第十三章

认识手脑感知训练

第一节 不一样的手脑感知训练

一、手脑感知训练的基本概述

俗话说得好，"人有两个宝，双手和大脑；双手会运动，大脑会思考。"这寥寥数语其实向我们阐述了并不简单的医学联系，那就是大脑中枢与我们双手之间的联系。

我们的双手用来触碰感知世界，这些信息通过一些传导通路传入大脑，然后我们的大脑就会处理这些通过双手感知到的信息，再由各种递质传递兴奋从而产生各种表现形式。这样的一个闭环结构就是手脑感知训练的理论基石，我们基于这样的一种理念，致力于解决临床上被忽略的以感觉输入为靶点能够诱发并提高运动功能的训练方法。

展开来说，我们的适应证不仅仅是脑卒中或周围神经受损等导致的部分或完全感觉障碍，我们还将着眼于认知功能障碍的一些老年人或脑血管疾病患者，或者是那些感觉功能正常但存在运动功能障碍的患者等。我们遵循感觉训练的原则，进行健患侧的对比治疗，并强化视觉反馈的输入，必要时我们还会从治疗环境，比如一些特殊环境（听觉、嗅觉等）入手，积极为病患营造最适宜的治疗环境，达到事半功倍的治疗效果。

我们从评估入手，除了选取最合适的感觉功能和运动功能的评估量表外，我们还将思考如何将这两类评估有效地结合在一起，从中探讨感觉与运动的客观联系。对于训练而言，我们将会以手为靶点，并作为感觉输入的激发点，我们希望感觉的通路从手部的刺激由下而上传至中枢系统，我们的大脑相关脑区进行信息的处理与中枢调控，再由上而下传至手部，由此形成一个"闭环通路"，在运动信号到达手部之后，我们辅以针对性的任务导向训练，从而强化感觉输入带来的运动诱发，以此提高运动功能，让患者能更好地参与生活，回归社会。在整个训练的最后，我们还会回归到感觉认知的再训练中去，为的就是巩固之前的"闭环"所带来的治疗效果，我们会将之前所做的感觉训练的内容再重复巩固一次，即在感觉和运动通路都打开的情况下再一次进行感知的再教育。希望通过这样的治疗思路，更好地去突破目前临床中存在的疑难点，为康复事业尽自己的绵薄之力，为患者减轻疾病所带来的功能障碍，帮助他们回归美好生活。

以上的内容是对手脑感知训练所做的简单概述，指出了一个大概的内容轮廓，包括它的适应证、训练原则及训练步骤等，在此没有展开大量描述，在之后的章节中，我们会详细介绍每一个步骤中所包含的具体技术及内容等。手脑感知训练乍一看是由五步法构成，但事实上，它的理论背景包括比较复杂的运动想象、镜像神经元等，以及一些循证基础，比如，手功能康复中的闭环康复理论、上下肢一体化理论和左右制衡理论，因此，手脑感知训练是多个理论研究的产物，当然，也需要我们在此基础上不断进行研究和思考，使之越来越成熟。

目前，手脑感知训练的进展以及由此所引出来的一些治疗思路还停留在提出阶段，我们希望在未来的日子里能有更多的同道中人同我们一起在此方向上做更多的循证及临床科研的探究，使我们的手脑感知训练能真正成为我们每个治疗师都掌握的康复治疗手段。

二、手脑感知训练与躯体感觉治疗的区别

"手既是脑之母，又是脑之子"，无不说明了大脑和双手的密切关系，深刻地阐释了动手能力和认知发展之间的相互关系。手和脑是相互作用、相互促进的一对好搭档。右脑控制形象思维，左脑控制逻辑思维，而双手神经传导通路交叉上行至左右脑（右手连左脑，左手连右脑）。我们身处于多种感觉环境下，作为一个协调的整体，我们的上下肢在一定程度上相辅相成，如行走时的摆臂；执行目的性运动（如绘画）时的制衡，促使我们充分发挥感觉功能（包括痛温觉、粗触觉、精细触觉、实体觉等）与运动的制衡，从而保证人体完成各类功能活动；我们在视觉帮助下，确定方位与自身的关系，稳定姿势，控制动态平衡；平衡觉感知直线加速度和旋转加速度，供给大脑调控姿势与运动的信息；躯体感觉感知关节运动，调节肌张力、定位、运动方向及力量大小等。良好的感觉环境促进患者对外界信息的整合，增强患者的全身协调能力和大脑整合能力，最终达到"上下肢一体化"整体康复、"中枢－外周－中枢"闭环康复及左右制衡机制的理念和训练模式，使其肩手不分家，这些与脑紧密相连的多方位、系统、科学的方法就是手脑感知训练。

"躯体"即身体。躯体治疗是利用各种治疗用具，对身体进行触觉刺激、温度刺激、轻叩、挤压及特殊感觉刺激等，促进或抑制脊髓神经和某些脑神经的皮肤、肌肉分支所传导的浅层感觉、深部感觉及复合感觉。感受器接受来自机体内外环境的各种刺激，并将其转变成神经冲动，沿着传入神经元传递至脊髓、脑干、间脑，最终至大脑皮质高级中枢整合。躯体感觉治疗即外周感觉刺激到中枢整合的治疗。

第二节　手脑多感知训练与环境的关系

一、多感觉刺激对手脑感知训练的影响

（一）什么是感觉环境？

感觉是机体对内外环境刺激的一种反馈，通过刺激反馈到大脑中枢，然后整合，整合后的信息通过我们的手进行外界能量和物质的交换。我们可通过机体内在感觉（如躯体感觉、特殊感觉、内脏感觉等）和外在感觉（如个人因素、家庭环境、工作环境、训练环境等）相互交融，合二为一，在大脑皮质对应中枢形成相应的感觉。机体内在感觉与外在感觉之间相互依存，相互联系，互相渗透，但是不可避免的是，它们又是相互对立的。为了更好地服务于我们自身需要的正确感觉环境，二者求同存异，在作用力与反作用力下，形成相互平衡的感觉训练环境。

（二）感觉环境对手脑感知训练的影响

人类大脑处理感觉刺激时的运作是极其复杂的，特定的感觉信息沿特定解剖学通路传递到皮质，形成特定的感觉系统。

感觉环境基于"上下肢一体化"整体康复、"中枢–外周–中枢"闭环康复、脑卒中后左右制衡机制训练下使其肩手不分家，与脑紧密相连，并诱发出正常的手部肌肉反应。

良好的感觉环境促进患者对外界信息的整合并掌握运动。环境因素是ICF的一个成分，多种感觉参与的感觉训练会增强患者的全身协调能力和大脑整合能力，机体在环境中有效利用自己的感觉（如视觉、听觉、味觉、嗅觉、触觉、前庭觉等），从而完成日常生活中需要的各项动作。

激活脑功能特定部位，然后进行手部指腹区、掌腹及大小鱼际肌区的感觉刺激，引起特定感受器的特定反应，从而有目的地完成手部动作。

二、中枢环境对手脑感知训练的影响

大脑是人体最复杂的器官，也可能是宇宙空间最复杂的物体。在过去的 200 年里，我们的脑科学有一定的进展，比如大脑如何处理信息、神经细胞怎样编码和传导信息、信息如何从一个神经元传导到另一个神经元等。但是我们只清楚神经细胞如何处理信息，对整个大脑复杂的网络结构了解得不多。到底是什么原理使神经细胞在某种情况下发生某种反应，我们并不是很清楚，我们也不了解各个功能的脑区是如何激活并相互联系的。不管外

界的事物对我们的机体进行何种刺激，比如手的触摸、耳朵的听觉、鼻子的嗅觉刺激等，我们的大脑相关区域都会产生神经兴奋，这些脑区的兴奋不是单一而是联合的。因此，我们把机体受到外界的刺激后大脑所特有的功能区兴奋情况称为中枢环境。

手脑感知训练是一个融合多层次感官刺激的康复训练方法，以感觉刺激为主。一般来说，感觉的训练需要患者长时间的注意力集中及反馈表达，所以患者可能会觉得疲劳，因此，怎样能将感觉的训练效率大大提高是我们治疗师应该去深思的问题。在训练前提高大脑的中枢环境就是一个不错的方法，在每次正式开始治疗前，给予患者触觉、听觉，甚至是嗅觉的刺激，一开始就让我们的大脑处于兴奋状态，让大脑提前适应训练的中枢环境，这样可能会大大提高我们的治疗效果。

首先，我们的治疗环境应在一个宽敞明亮的房间，让患者能够处于放松状态，也有利于肌张力高的患者降低肌张力，更专注地参与之后的训练。其次，我们可以给予听觉的刺激，先是一些比较柔和的声音，为的是让患者放松机体，然后可以较集中地给予比较刺激的声音，让患者的听觉中枢兴奋起来。接着，我们可以给患者提供一些室内香薰，刺激患者的嗅觉中枢。最后，我们给患者进行运动想象训练，可以先是静态的想象训练，比如口述让患者想象此刻自己正在参与一项日常生活活动等，当然，是想象患手能主动参与的；然后是动态的运动想象，比如，可以让患者做传统镜像的训练或多模态镜像训练等，充分调动患者的运动功能脑区，为之后的感觉训练做好充分的中枢环境准备。

我们从视觉、听觉、嗅觉和运动想象方面，多维度、多角度地给患者提供手脑感知训练前的中枢环境准备，让大脑的各个脑区处于兴奋状态，让患者以最好的机体状态去适应接下来的手脑感知训练，从而提高治疗效果。良好的中枢环境创造对手脑感知训练是非常重要的，它是基石，更是关键，是必不可缺的治疗部分。

三、运动环境对手脑感知训练的影响

这里我们所说的运动环境包括机体内在环境和外在环境。

1. 机体内在环境

机体内在环境指机体内环境和稳态、机体生理功能的调节，以及人体内存在的反馈和前馈两大类控制系统。

（1）机体内环境和稳态：体液包含 2/3 细胞内液和 1/3 细胞外液，细胞外液包含 1/4 血浆、3/4 组织液和其他。内环境是指细胞外液。稳态是指内环境的各种物理的和化学的因素保持相对稳定。稳态的维持是机体自我调节的结果，需要全身各系统和器官的共同参与和相互协调，它是维持机体正常生命活动的必要条件。

（2）机体生理功能的调节：有神经调节（最重要）、体液调节和自身调节 3 种调节方式。

1）神经调节：反射是神经系统活动的基本方式，反射弧是反射的结构基础。反射弧由感受器、传入神经、神经中枢、传出神经和效应器五个部分组成。神经调节是人体最主要的调节方式，它的特点是作用迅速、精确、局限、短暂。

2）体液调节：是机体某些细胞能生成并分泌某些特殊的化学物质，经各种体液途径而影响生理功能的一种调节方式。它具有调节代谢、生长发育与生殖等基本功能。它的特点是作用缓慢、广泛、持久。

3）自身调节：是组织、细胞不依赖于外来的神经或体液调节的情况下，自身对刺激发生适应性反应的过程。它的生理意义是协助维持生理功能的稳定，特点是调节幅度较小。

（3）人体内存在的负反馈和正反馈两大类控制系统。

1）负反馈（negative feedback）：反馈信息调整控制部分的活动，最终使受控部分的活动朝着与它原先活动相反的方向改变，作用是维持内环境的稳定。体内大部分的反馈都是负反馈。

2）正反馈（positive feedback）：反馈信息能促进与加强控制部分的活动，最终使受控部分的活动朝着与它原先活动相同的方向改变，如排尿反射、排便反射、分娩、血液凝固等。

2. 机体外在环境

机体外在环境主要是指机体的结构和功能、活动、参与。

（1）机体结构指各系统生理功能，包括心理功能；身体结构指身体解剖部位及其组成。

（2）活动则指进行一项行动或执行一项任务。

（3）参与受限指个人投入到生活情境中可能遇到的问题，包括社会人文环境、社区环境、居住环境及生存质量。参与建立在一种社会模式基础上，它从残疾人融入社会的角度出发，确认残疾不仅是个人特性，也是由社会环境形成的一种复合状态，将残疾作为一种社会性问题，对其残疾问题的管理要求有社会集体行动，要求通过改造环境使残疾人充分参与社会生活的各个方面。

3. 机体内外环境

在机体内外环境稳定的情况下，机体功能发挥最好，当某一部位出现问题，都会牵连相关功能，所以以内外环境的稳定对手脑感知训练具有重大意义。

四、心理环境对手脑感知训练的影响

高等动物的行为不仅取决于个体运动和感觉功能水平，还要受到许多环境条件和心理因素的影响。动物的种属越高，其感觉和运动活动就越受高级心理活动和环境条件的制约。

就人类而言，主观和客观处理某一件事情的行为都更多地取决于处理事情的主观心理环境、生活环境及社会环境。主观心理环境是生活环境及社会环境的基础，生活环境和社会环境对个体主观心理环境具有促进和抑制作用。

心理环境是指某一时刻与个体有关的所有心理上的环境因素。行为主义者认为，其特征基本上是物理的、客观的。格式塔理论家认为，它包括意象、想象和记忆方面的因素，我们称之为主观心理环境。个体在积极的主观心理环境、参与活动所需要的积极生活环境和社会环境下，能将事情做到最好，也就是我们通常说的，拥有乐观的心态，可以促使个体在短时间内定位本身的角色，与新的氛围、人际关系有效融合，减少消极情绪，能够为事情的有效进行提供重要的保障。积极的心态让生病的个体能有效规避或减弱消极情绪的出现，激发积极的因素，促进疾病和功能障碍的有效缓解，提升社会适应能力，此外也可以促使个体主动配合医护人员进行各项治疗和训练，尽早恢复健康。而患者每天活动的空间、接触的人群及物理环境都成为他的生活环境和社会环境。比如，构成一位患者的心理环境包括如下内容。

（1）入院时介绍病区环境及各功能区域，如心灵驿站、阳光房等，鼓励患者对其充分利用，帮助患者尽快熟悉环境。

（2）创造舒适的康复环境，在公共区域建立心灵驿站，摆放休闲书籍。

（3）严格病区管理，病房内整洁，物品摆放有序，窗台布置花草，楼外布景禁止胡乱晾晒。

（4）制定适合每个患者的康复方案，及时评估治疗效果，让患者树立康复的信心，使康复治疗顺利进行。

（5）定期开展健康教育课堂，为患者讲解饮食、生活等注意事项，增进健康意识。

（6）开展阅读疗法、音乐疗法、手工制作等活动，鼓励患者多与他人交流，能够尽早回归家庭，回归社会。

（7）护士查房时随时注意患者的心理状态，如有异常由专业心理治疗师进行治疗。

（8）定期与家属、陪护交流，了解患者思想和生活状态、不良情绪产生的原因，及时消除。

以上这些都构成患者的心理环境，糟糕的心理环境会使病患的致死率、致残率等升高，不但会对患者的生活造成严重的影响，而且会在较大程度上拉低家庭整体的生活水平。而在临床领域中，大家对于心理环境的关注度依然不够，且患者的心理问题不易被发现，所以，假如患者可以在常规的治疗条件下得到较好的心理支持，抑或高效的心理护理，在某种水平上就能够提升治疗的质量，为其尽早恢复健康、延长生命期限、提升生活水平带来积极的影响。

心理护理联合康复锻炼对脑卒中恢复期患者具有重要意义，可以有效提高患者自理能力，提高患者生活质量，帮助患者尽快恢复正常生活。由此可见，心理环境对患者的疾病治疗和功能康复具有重要意义。在给患者做手脑感知训练时，首先，康复治疗师要积极与患者进行沟通交流，减轻其心理负担，增加患者对治疗师工作的依从性。康复治疗师从心理干预入手，增强患者康复自信心，使患者以积极乐观的态度配合治疗，从而提高康复治疗效果。其次，康复治疗师要根据患者实际情况引导其进行手脑感知训练，合理控制手脑感知训练时间，提升患者日常自理能力，保证患者运动锻炼是在家属或相关医护人员陪同下进行。另外，康复治疗师可以定期为患者进行功能评定和康复治疗方案调整。此外手脑感知训练可以融入物理治疗、作业治疗、康复工程及义肢矫形等涉及手功能康复的所有内容中，它们都归属于"脑卒中后手功能康复"这一大框架下，其核心理念是中枢干预和外周干预的统筹，即"中枢－外周－中枢"干预模式。

通过中枢干预促进功能脑区激活，提高神经可塑性，通过外周干预强化感觉与运动控制模式对中枢的正性反馈与输入，从而促进脑功能的重塑。基于"中枢－外周－中枢"干预模式，有效利用中枢与外周干预之间的有机融合，形成"闭环"式信息反馈，最终作用于患者特定脑区或功能相关脑区。该理论对"外周干预"与"中枢干预"的功能进行互补，使之针对脑损伤后皮质功能改变的本质问题，以大脑的可塑性及神经通路的重塑为基础，促进中枢重塑和外周控制，进而促进功能恢复。积极的心理环境促进手脑感知训练的进程，在核心理念下加速患者整体康复治疗疗效，缩短患者住院时间，减轻患者家庭负担，帮助恢复最大功能状态，回归家庭和社会。

参考文献

[1] 刘青. 心理疏导在大学生思想政治教育中的应用研究 [D]. 兰州：兰州财经大学，2016.

[2] 曹若兰. 早期康复护理干预在脑卒中偏瘫患者中的应用 [J]. 世界最新医学信息文摘，2016，16（92）：256-257.

[3] 张通. 中国脑卒中康复治疗指南（2011 完全版）[J]. 中国康复理论与实践，2012，18（4）：301-318.

[4] 黄红，丁琳，刘文露，等. 四肢联动联合心理护理对恢复期脑卒中偏瘫患者步行及焦虑抑郁的影响 [J]. 国际精神病学杂志，2017，44（6）：1114-1117.

[5] 唐朝正，丁政，张晓莉，等. 经皮神经电刺激在脑卒中后肩手综合征的应用 [J]. 中国疼痛医学杂志，2015，21（6）：458-460.

[6] 贾杰. "中枢－外周－中枢"闭环康复：脑卒中后手功能康复新理念 [J]. 中国康复医学杂志，2016，31（11）：1180-1182.

第十四章

手脑感知训练五步法

第一节　手脑感知觉评估

一、评估概述

什么是评估？评估是指医师或治疗师等对患者身体各系统初步检查，并选择合适的测量工具收集病患其他相关功能信息。一个系统、科学的评估有助于诊断时作为病例分类的依据，并且找出个案可能的问题以便作为咨询，或者作为转介其他科室的参考，是让我们的治疗事半功倍的有力工具。

在进行任何康复治疗之前，都应该进行相应的评估，没有评估的治疗是不准确、不高效的，甚至是错误、危险的。作为一名康复医学工作者，我们应该了解的不仅是患者的临床病史，还包括患者目前所处的功能状态和康复需求。通过科学量表评估得来的数据，既是我们对于患者病情进行进一步了解、诊断的循证依据，也是对我们进行预后判断和方案制定的基础，以及治疗后方案疗效的评估和修改的证据。

临床康复治疗的评估主要包括：运动评估、感知觉评估、心理评估、作业评估、言语吞咽评估，以及环境和职业评估等。这里我们主要讨论了感知觉与运动觉评估之间的关系，以及如何将评估的内容过渡到日常训练中去。

当患者具有感知觉功能障碍时，他的运动功能常常也会受到影响。感觉功能障碍可能表现为感觉丧失、感觉迟钝、感觉过敏等现象，严重影响了肢体运动功能的康复和日常生活能力的恢复。同时，感觉也是运动的前提，对躯体的协调、平衡及运动控制功能有着明显的影响，例如：

（1）当患者出现触觉减退时，常常无法使用正确的力量拿起物体，导致持物不稳、无法拿起，或持物姿势异常。

（2）患者若有痛觉过敏，当肌肉稍受牵拉时，造成剧烈疼痛，肌张力升高，肌肉挛缩更加剧烈，会造成姿势的异常和无法持物。

（3）患者在视觉出现障碍，或前庭功能受到损害时，会出现平衡功能和协调功能受损的现象。

这些都在指出一个事实——感觉功能与运动功能是紧密联系着的，忽略感觉而只着重于运动评估是错误的。

二、常用的评估量表及评估方法

（一）运动功能常用量表

运动功能评估主要包括了肢体外观检查、关节活动度、肌力、肌张力、步态、平衡与协调、姿势与原始反射、日常活动能力评估等。通过这些评估，我们可以观察到患者主要的运动障碍类型、功能的障碍程度，推测造成障碍的主要原因，从而确定康复的目标和康复治疗中治疗措施的实施顺序。

常见的运动评估有：①肢体长度及周径测量；②关节活动度评定（ROM）；③肌力评定（MMT 或器械检查）；④步态分析；⑤肌张力评定（改良 Ashworth 量表）；⑥平衡功能评定（Berg 平衡量表）；⑦协调能力评定（指鼻试验、跟－膝胫试验）；⑧步行能力评定（Holden 分级）；⑨日常生活能力评估（Bathel 指数）；⑩ FMA（Fugl-Meyer）分级等。

在运动评估中，FMA 分级是国际上较为认可的运动评估量表，它根据人体发育规律，分为上肢和下肢两个部分，同时将动作分为协同运动、半协同运动的活动（出现部分分离运动）、脱离协同运动（分离运动）、反射、精细活动、协同能力与速度，是临床工作中应用最为广泛的运动功能评估量表。

（二）感觉功能评估

感觉评估分为躯体感知觉评估和特殊感知觉评估，前者主要评估内容包括了浅感觉（痛觉、温度觉、触觉）、深感觉（位置觉、运动觉、振动觉）、复合感觉（两点辨别、实体辨别觉、图形觉及重量觉）等功能；后者主要评估了视觉感知器官和听觉感知器官对于外界光线、声音等刺激感知及产生信号输入中枢的能力。

之前评估篇对于感觉的评估方法已经进行了详细的讲述，这里我们不再赘述，但需要注意的是，以上所有的测试，评估者都应该注意避免出现任何暗示性的话语，以确保获取准确的临床资料。

三、感觉评估与运动功能的关联与结合

（一）躯体感觉与运动功能的关联与结合

1. 浅感觉（皮质感觉）

（1）痛觉：作为躯干和四肢最主要的保护觉，当痛觉过于敏感时，会造成患者关节活动度减少、肌张力升高、肢体姿势的异常或失用，例如，C_7 术后围手术期，患者常常

面临健侧手缺乏 C_7 神经控制，从而导致手部痛觉异常敏感，无法持物、自主活动、支持体重等。而痛觉减退或丧失时，则会造成患者关节过伸而不自知，反射活动敏感性降低，从另一个方面思考，可以认为是患者运动的灵活度下降，造成患者肢体或躯干活动笨拙、反应迟钝，容易受到损伤。

（2）触觉：触压觉是感觉刺激中最广泛和最频繁提到的，在日常生活中，我们都在不断接受触压觉刺激。想象一下，一个人失去了触压觉，当他走路时，他感觉不到自己的脚是否已经踩到了地面上，如同漂浮在半空中，这也是引起偏瘫患者跌倒的原因之一。此外，当偏瘫患者想要用手端起一杯水时，他往往不知道自己是否已经拿住了杯子，而造成了患者柱状抓握姿势的异常，或者根本端不到杯子，甚至将杯子碰倒。

（3）温度觉：偏瘫患者往往会出现烫伤的情况，这是由于患者四肢的温度觉异常，患者无法判断水的温度是否过高而导致的。

2. 深感觉（本体感觉）

前面说过，人体的深感觉包括运动觉、位置觉、振动觉，这些感觉影响着我们大脑对于运动肌群的选择性控制，是人的躯体对于外界所处位置和所受的运动刺激的认知及向上传导。当这些感觉出现障碍的时候，人往往不能做出正确的运动控制，导致动作姿势方面的异常，如患者常常表示自己像失去了自己的另一侧，不能感觉到它的方向、状态，也不知道它正在怎样运动着。

3. 复合感觉（皮质感觉）

复合感觉对于正常人的日常活动产生很大的作用。两点辨别觉、图形觉、实物觉是人体对于外界事物一个精细触觉及空间想象能力的综合，通过多感官多途径对外界的事物进行感知、认知、呈递、分析、记忆，最终应用在活动中。而重量觉则是在人们日常搬重物时，物体重量评估的重要感官通过对物体重量的感知，从而协调各肌群进行收缩和放松，确定肌群产生多大力量、产生力的方向，维持关节的稳定与灵巧。这在许多偏瘫患者身上是能观察到的。偏瘫患者在举起重物时，姿势常常呈现出异常，除了考虑患者的肌力下降、肌张力升高、触压觉感知异常、低位中枢失去高位中枢的控制等问题。还可以考虑是患者对于重量觉的感知能力下降，导致患者不知道应该用多大力、不知道力的方向应该朝向哪里，造成主动肌、拮抗肌，以及协同肌肌力不平衡，最终产生异常的姿势。

4. 总结

现在，我们提出了一个崭新的想法，在感知功能对于运动功能如此重要的情况下，是否可以认为患者的异常功能状态受到异常感觉功能的影响是不可忽略的？当一个患者躯体得到更多、更合适的外界感觉刺激，并且可以将这种刺激上传，甚至直接刺激相应的大脑感觉皮质，可以减小这种躯体感知觉的影响，从而可以更好地进行手功能、上肢功能，甚至是全身运动功能的恢复，抑制患者的异常模式。这里我们举一个例子：

患者感知觉检查发现触压觉减退，痛觉、温度觉保留，在 FMA 检查中，发现患者侧捏评分 1 分，并不能抗阻，患者表示自己并不知道自己是否已经夹住了纸。所以我们首先对患者进行触压觉的训练，再将测试用的纸换成一片温度较高的导热板或一片砂纸后进行外周的侧捏训练。这种训练，首先运用手脑感知理论，通过一些感觉激活了对应脑区的感觉区域兴奋，而这些区域又与运动皮质相互联络，兴奋运动神经，提高了运动系统的可塑性，此时通过中枢系统的控制，患者完成了外周的动作（侧捏）。在患者完成侧捏动作时，患者手部的痛觉和温觉将代替触觉对中枢输入感觉的反馈，帮助大脑对于参与完成侧捏这个动作的运动神经通路的重塑，从而形成闭环，对患者的手部侧捏功能进行恢复。

（二）特殊感知评估与运动评估的结合

视觉、听觉和嗅觉等感觉的输入，可以激活大脑相关感觉皮质，大脑皮质发出有关运动指令和调节运动的信号，外周的运动也会通过神经实时将信息传回大脑，对大脑的神经轴突产生重塑作用。由于产生了运动，患侧脑区通过周围健康神经代偿，减轻健侧大脑对于患侧大脑的抑制作用，抑制上肢的痉挛模式，而由于大脑的各个脑区可能是相互影响、相互促进的内在网络联系，故上肢痉挛模式的控制对下肢痉挛模式的控制也有一定作用，这也可以从步行节律中看出。

根据贾杰教授等的研究，多维视觉手功能康复定量评估——通过视觉和听觉输入（视觉和听觉）同时进行运动评估。这种评估方法的优点在于，它可以在一定程度上避免患者双侧肢体不平衡造成的影响，并且在理论上是可行的，未来还需要更多的临床数据去证明。

特殊感觉的改善是可以对患者整体运动功能的改善产生作用的。在训练中我们加入了视觉和听觉输入以加强患者的运动训练，比如运用镜像训练，通过视错觉刺激激活视觉脑区，从而进行运动诱发；伴随运动指令的纠正，改善患者的异常运动模式等。

目前感觉与运动训练的结合还在不断发展与完善中，未来也期待更多的学者可以共同研究，取得更大进展。

第二节　手脑感知的宣教

宣教是康复治疗常规流程中重要的一个步骤，也是必不可少的内容，它是联系患者和治疗师的桥梁。在我们初次评估完患者的功能情况后，我们需要为患者制定治疗方案，如何让患者对自己的治疗有清晰的认识就是宣教的内容，患者对病情恢复及预后的理解都与治疗师宣教的能力有关，所以它不仅对治疗师的临床专业能力有要求，也非常考验治疗师与人沟通交流的表达能力。

人们大多关注脑卒中后患者上肢运动功能障碍的症状及干预治疗，常常忽视了感觉功能障碍的诊断与治疗。究其原因，可能是因为运动功能障碍暴露明显，表现较为客观，而且对患者生活影响更大，所以运动功能障碍很容易被发现并引起重视，感觉功能障碍则趋向隐蔽，必须通过细致繁琐的评定才能够确认。而发生神经系统、骨科系统疾病后，患者身体功能缺失较多，非常痛苦，迫切希望通过治疗，尽快出现直观可见的症状缓解，因此不愿意在评定上花费时间。这种心态导致患者拒绝接受系统的感觉功能评定，发现感觉功能障碍更为困难。然而，各种疾病引起的感觉障碍，对患者存在很大潜在危害，它会降低患者自身对外周环境中有害刺激的反应，导致对伤害反应迟钝，容易受伤而不自知，不利于康复恢复进程。此外，由于对伤害刺激不能给予正常的反应，感觉功能障碍是多种物理因子治疗的应用禁忌证，不利于患者的恢复。因此，我们需要重视感觉障碍的康复。除此之外，我们还将从以下两方面讲述患者对手脑感知训练应该需要知晓的一些基本概念和训练原则等。

一、镜像神经元与手脑感知的融合

之前的内容我们有提及手脑感知训练是一个融合多方训练理念和手段的综合训练，它不仅关乎我们的躯体感觉，还跟视觉、听觉、嗅觉、运动想象，还与周围的环境有着密不可分的关系。这里我们主要提及的是运动想象跟手脑感知的结合，这个训练需要患者在治疗的过程中，努力配合运动，想象刺激的部位。

提到运动想象，自然而然就联想到镜像神经元。研究表明，镜像神经元具有运动理解的功能，但依赖"有目的性"的动作，也就是说，当知晓物体的存在时，即使没有完整的视觉反馈，在后续的过程中，镜像神经元仍兴奋，但没有物体时，并不能引起兴奋。这提示我们治疗师，在给患者做手脑感知训练时，应该结合"有目的性"的动作来训练患者，我们也应该提前跟患者说明做训练的要求，在无视觉反馈的情况下，回忆之前看到的情形，然后再在治疗师的带领下做视觉遮蔽下的任务导向运动，这样能够使镜像神经元一直保持在兴奋状态。

二、视觉反馈在手脑感知训练中的运用

之前提到的镜像神经元是要结合"有目的性"的动作，这样即使是在没有视觉反馈的情况下也能引起大脑相关脑区的兴奋，因此，在整合手脑感知训练的过程中，视觉反馈也

是很重要的一个因素，当然，也是因为视觉是特殊的感觉，视觉可以强化感觉的输入，从而兴奋脑区。

前面部分章节也提到了感觉与视觉的关系，任何治疗也都是从理论中而来，因为我们在此基础之上，也就是在治疗前的宣教中会提前跟患者强调视觉的重要性，要求患者的配合和积极反馈。我们在治疗的过程中，会不断切换视觉反馈器，通过患者被动的睁眼和闭眼分别感受感觉输入对患者肢体带来的不同感觉，并重新认识这个感觉，再进行大脑的习得，以此来强化感觉通路对大脑的影响，为运动功能的提高做基础。

第三节 多感觉下的手脑感知训练

一、联合视觉反馈下的躯体感知训练

在手脑感知理论的基石下，我们设计了一款集感知训练与任务导向训练相结合的康复训练器械，该产品的亮点就在于视觉反馈的加入，治疗师可以一秒切换视觉反馈模式，患者就可以被动地接受视觉刺激以防患者闭眼配合程度不高的情况发生，可以更好地提高治疗效果。

之前的内容有提及，手脑感知训练是融合多感官的康复治疗方法，在感知训练之前，我们的机体应处于一个准备完成期，也就是说，患者的整个机体功能应处于激活状态，是已经进行过听觉、嗅觉等特殊感觉的刺激，我们大脑的相关皮质已处于兴奋状态，这时再开始我们正式的手脑感知训练。除此之外，在训练前，我们应从治疗师和患者的角度上，提及我们的训练原则。对治疗师而言，我们应掌握感觉恢复的基本顺序：痛觉→温度觉→ 32 Hz 振动觉→移动性触压觉→恒定性触压觉→ 256 Hz 振动觉→两点辨别觉。在感觉评估之后，我们应针对性给予患者相关感觉障碍的重复刺激，我们先给予健手的感觉刺激，让患者感受正常的感觉输入，再在无视觉反馈的情况下，在相同部位给予患侧同等程度的感觉刺激并询问患者感受，矫正患者的感知结果；再在有视觉反馈的情况下，重复以上步骤，再次让患者感受在有无视觉反馈情况下的感觉刺激并不断比较，直到患者能够准确辨别正常的感觉刺激，以此类推，重复每一项感觉训练。对患者而言，他们需集中注意力，主动感知，进行准确而简要的反馈。接下来我们将以感觉分类的方式，依次介绍具体的训练方法。

（一）浅感觉训练

1. 轻触觉

用棉签或刷子轻触皮肤和黏膜，来回触碰，在偏瘫早期，尤其是软瘫期也可对患侧肢体进行轻拍、扣打、轻微触摸、快速刷拂等。

2. 痛觉

使用产生痛觉的硬纤维或大头针，轻刺患者皮肤，与健侧对比。

3. 温度觉

用浸过热水（40~50℃）和冷水（5~10℃）的训练器相继接触患手相关部位，交替进行，每个部位停留2~3秒以让患者辨别温度觉。

4. 触压觉

先恢复移动性触觉，再恢复固定性触觉。用触压训练器压在治疗部位并来回移动，要求患者注视压点以判断压点的位置，再利用视觉反馈，以同样方式训练，反复练习直到患者能够分别移动性触觉后再训练固定性触觉。

（二）深感觉训练

1. 放置训练

轻轻握住受试者手指，沿手指屈伸方向移动手指，要求患者注视并辨别移动的方向，再利用视觉反馈作用，以同样方式训练，直到患者能准确辨别手指方向。治疗师可由拇指到小指的顺序依次训练。

2. 振动觉

将音叉放置于患者骨性突出处，如尺骨茎突或各个掌指关节和指尖关节处，放置一定时间让患者感受振动程度和持续时间，再利用视觉反馈，强化视觉带来的影响，再不断与健侧进行比较感受。

（三）复合感觉训练

此项训练要求患者的手具有一定的运动功能，手指能自主进行伸展。

1. 实体辨别觉

先让患者用健手尽可能通过触摸来识别和描述物品的特征，如形状、大小、名称，然后再用患手训练，利用视觉遮挡设备起到闭眼作用，以同样方式训练，直到患者能准确描述物品，关闭视窗触摸辨认常见物品（钥匙、笔、牙刷、纽扣等），或者让患者看图片，在手脑感知训练系统中找出相似物体。

2. 质地觉

将塑料片、纸张、布料、毛皮等混在一起，让患者触摸辨别，若辨别错误可健手辅助。

对于运动能力差的患者，可用不同质地的材料接触患者的手部，患者进行被动感知。

3.两点辨别觉

先在健手相关部位让患者感受正常的两点辨别，区分两点还是一点，或者两点间的间距大小，然后在无视觉反馈下进行患侧手的感知并给予反馈，再在有视觉反馈情况下进行强化，重复刺激直至患者能进行准确判断。

二、联合感知诱导下的躯体运动训练

在进行过以上联合视觉反馈的躯体感知训练后，我们应及时进行运动功能的训练，也就是说，在感觉通路打开后，我们要进行运动通路的训练以完善我们的上下行通路感知闭环流程，从而能强化运动功能的改善。我们遵循由近端到远端的训练顺序，以任务导向训练为基础，再给予适量的感觉输入，纠正患者的异常运动模式，实现最大化的手功能康复。以下是我们设计的一套完整的配合手脑感知训练的运动疗法，从肩关节到手部的所有训练动作，为的是强化在感知训练后的运动功能的提高。当然，它也并不是固定不变的，我们需要结合患者的具体情况进行训练以践行针对性。

（一）肩关节运动

1.滚轴放松

患者位于桌前坐下，双手以 Bobath 握手姿势放于滚轴上，主动或在治疗师助动下做伸肘运动，以带动肩关节前屈至牵伸位，每 10 个为一组，每次 2 组。

2.肩胛骨活动

患者位于桌前坐下，两肩一起做肩胛骨的上提、下沉、前伸、后撤运动，每组各 10 下，每次 2 组。

3.向前够物

患者坐位或站位，肩前屈去触碰置于身体正前方 50 cm、高 60 cm 的物体，每 10 下为一组，每次 2 组。

（二）肘关节运动

1.Bobath 握手套圈训练

患者坐位于桌前，以 Bobath 握手姿势将散布在桌面上的塑料圈放于套圈杆上，一个一拿，每 20 个圈为一组，每次 2 组。

2.模拟倒水训练

患者位于桌前坐下，双手各握一个塑料杯或纸杯（有视觉反馈作用），里面放置小木块模拟水，主动或在治疗师助动下完成双手配合轮替倒木块运动，注意姿势控制，每 10

轮为一组，每次 2 组。

（三）手腕及其以下关节运动

1. 拿钥匙开关门训练（或侧捏卡片）

患者站立于门前，患手侧捏钥匙，插入门锁，前臂旋前或旋后完成开关门活动（或患者坐位于桌前，主动或在治疗师助动下侧捏置于身前的卡片），每 10 次为一组，每次 2 组。

2. 指捏铅笔

患者位于桌前坐下，用患手手指捏放置于桌面的铅笔，再转移至健手为一轮回，每 10 次为一组，每天 2 组。

3. 拿插木块训练

患者位于桌前坐下，在身体正前方 20 cm 处放置木插板，患者主动或在治疗师助动下进行拿插木块训练，每 10 个木块为一组，每次 2 组。

4. 双手握杯并松开训练

患者位于桌前坐下，在身体正前方 30 cm 处放置一个水杯，结合运动想象和治疗师的助力，嘱患者双手打开并抓握杯身再打开，每 10 次为一组，每次 2 组。

第四节　任务导向性训练

一、以手为"靶点"的感知训练

手作为人体重要的器官之一，承载着许多任务。它不仅具有捏、抓、握等功能，也是人表达情感、进行社交等的重要途径。以手为"靶点"的训练，不仅要求我们关注手的感知觉恢复，还要提高手部的运动功能。

我们既要以手为中心，又不能只关注手。以喝水这个动作为例：①如果患者存在知觉障碍，例如失认症、失用症，患者拿到装满水的杯子后不知道接下来要做什么，或者根本不知道他需要拿起这个杯子；②如果患者存在空间关系综合征，他每次拿起杯子喝水时，总是无法准确到达杯子所在的位置；③如果患者存在前臂旋前旋后障碍，他每次喝水时总是要靠肩部运动代偿；④如果患者患有帕金森病，他每次总会因颤抖而无法喝水；⑤如果患者存在平衡协调功能障碍，可能一个取杯子的动作都会让他摔倒……无论是从局部到整体，还是从整体到局部，两种思维方式均无对错之分，但综合全面的临床思维会帮助我们更好地为患者制定详细长远的康复方案。

感觉的分类包括浅感觉、深感觉和复合感觉。其中，浅感觉包含触觉、温度觉、痛觉和压觉；深感觉即本体感觉，包含运动觉、振动觉和位置觉；复合感觉即皮质感觉，包括皮肤定位觉、两点辨别觉、实体觉和图形觉。人的运动离不开感觉，根据"闭环"理论，感觉在一定程度上是运动的基础，所以我们接下来将针对不同的感觉类型进行不同方面的训练。当训练以任务为导向时，需将目的性、趣味性融入训练当中，有针对性地对不同的患者设计不同的训练任务，能够更好地使患者融入其中。

二、触觉、温度觉、实体觉、图形觉的相关综合训练

"寻宝活动"，即在不同容器中放置不同质地大小的东西，如沙子、小米、黄豆、玻璃珠等，将需要进行感觉输入的部位放入其中进行刺激。在这些介质中，放入不同形状的积木块、生活用品或患者感兴趣的物品，嘱咐患者先将患侧放置其中进行探索未知物品，摸到后不要拿出来，用手去感知这个物品或图形是什么，然后用健侧重复上述活动，患者描述正常感觉，再用患侧去感受，从而自我感知、自我输入正确的感觉信息。患者可以通过不同的介质获得不同的感觉输入，同时分辨"宝物"的形状，判断它的用途。患者在充满未知的寻宝游戏中，可以既有意思又有意义地进行训练。

除此之外，还可以通过现在流行的方式进行活动，如史莱姆水晶泥。水晶泥颜色多样且触感舒适，受年轻人喜爱。患者可以在其中添加任何色彩任何质地的东西，可根据自己的兴趣和喜好进行添加，能够得到多样的感觉输入。温度觉训练可以在不烫伤患者的基础上，通过感触冷水、热水、剥开热的煮鸡蛋等，增强其手部对温度的敏感性。

（一）痛觉、压觉、运动觉、位置觉、振动觉的相关训练

部分患者对痛觉、压觉极其不敏感时，可以考虑用尖锐物或指甲掐其背侧指甲盖和手指皮肤连接处，该处痛觉较手部其他地方更敏感，在患者长时间无痛觉输入的情况下，可尝试该方法。还可以通过让患者手部接触指压板，或用尖锐但不会刺破皮肤的小钉子等摆成图案或小动物等，然后将手按压上去完成这幅图，该方法也可对患者的手部进行一定的压觉、位置觉输入。也可以通过按手印、捏泥塑的方式，输入压觉信息。振动觉可以通过音叉、共鸣振动的乐器，甚至是三维悬镜产生的振动来输入。我们也可以举办音乐会等活动，让患者击鼓、打镲等，乐器演奏中产生振动不仅训练了患者的振动觉，也能作为让患者参与其中的有意义的活动。

关于位置觉，我们可以让患者进行蒙眼模仿动作的游戏，将其患侧移动一个位置，嘱其健侧进行模仿。患者之间以两两对战的方式进行比赛，得总分高的进行奖励，既可以激

发患者的训练动机，也可以提高趣味性。运动觉也可以用此种比赛的方式进行，将其关节上下移动 5º 左右，嘱其判断是向上还是向下，同样注意健侧和患侧的感觉输入和对比。

（二）皮肤定位觉和两点辨别觉的训练

皮肤定位觉可以通过"打地鼠"来进行训练。大家可以设计一个手形的木板，木板上有孔，孔洞均匀分布在手相应的位置，所谓地鼠就可以从空洞里出来，顶住个案的手，嘱咐患者描述手掌内哪个部位有地鼠。我们也可以通过仪器设备进行操作，需要注意健侧和患侧都要进行感觉输入。两点辨别觉的训练，可以以反复的正反馈输入，在健侧和患侧，以及视觉的刺激下进行。

三、感知诱导后的任务导向训练

除对以上感觉进行针对性的训练外，我们还应对其日常生活中的活动进行相关训练，从而将患者的功能真正应用于生活、应用于实际，为患者早日回归家庭、重返社会打下良好的基础。以任务为导向的训练，可以让患者带着目的与兴趣进行训练，根据人类作业活动模式，下面我们将通过以下三个方面进行训练。

（一）日常生活活动

1. 自我照顾

可以针对患者的进食活动、洗漱、洗澡、自我修饰、更衣和基本的起居转移这几个方面进行有意义的训练。手在自我照顾中起重要的作用，女士梳头化妆、男士剃须这些看似微不足道的活动，一旦失去相应手功能的配合都将无法完成。

2. 家务活动

对于成年人来说，家务活动是日常生活中必不可少的一项任务，失去做家务活动的能力也意味着丧失作为家务劳动者的角色。拧毛巾、叠衣服这样的小事，也需要我们的手灵活配合。我们可以通过烹饪、打扫、花园管理等项目，在医院内举办美食节、大扫除、衣柜整理小能手比赛、开心农场等集体活动，增强患者的自信心，提高参与度，为未来承担家庭责任增添信心。

3. 睡眠

睡眠是人一生中重要的一项活动。那手功能训练与睡眠又有什么关系呢？我们不妨看看手功能哪些部分出现问题时会影响睡眠。首先，疼痛和感觉障碍。以 C_7 移植术后的个案为例，疼痛、麻木、针刺感等感觉障碍将会伴随这些患者很长一段时间。其次，随着时间的延长，患者难免出现焦虑抑郁等情绪，影响正常睡眠，造成心理问题。关于消除或减弱异常觉的方式，除药物治疗外，心理干预、作业活动也是转移患者注意力、缓解紧张情绪的重要途径。我们可以提高患者对于疼痛的耐受程度，或用传统中医疗法等缓解症状。通过同类型患者间的沟通交流，让患者知道并不是只有他一个人这样，从而减小其心理压力，形成积极的心理暗示反馈。

（二）学习、工作

1.学习

对于处于学习阶段的个案而言，手功能的不完善会影响写字、打字、学习实用性操作技术等，这对于患者来说无疑是残忍的。我们可以通过让患者每日手写日记、用键盘打字、拼装零件、组装乐高等方式进行训练。注意，这些活动的难度都是循序渐进的。例如，我们可以先让患者用粗的马克笔或荧光笔在白板上写日记，之后手功能逐渐提高，我们将鼓励患者用粗杆签字笔，再之后升级为用普通中性笔在白纸上写字。这一过程也可以转化为其他方面的学习，个案不仅可以看到自己的进步，也可以给生活添加乐趣。

2.工作

对于脑力劳动者和体力劳动者而言，手功能情况的好坏都会影响工作效率和职业选择。患者们作为家里的经济来源、家庭未来的希望、家中照顾者等角色，工作对他们来说至关重要。我们可以让患者们在医院或社区内，继续承担原有的工作或尝试新的工作，比如，让机械修理工负责医院内维修的工作，支付其一定的工资，患者既可以重操旧业并获得一定经济来源，也可以获得自豪感，也可以鼓励脑力劳动者选择不同的职业方向，如外科医生虽然因为手功能问题无法再次拿起手术刀，但可以转行做医疗相关的其他行业。

（三）休闲娱乐

1.娱乐活动

娱乐活动多种多样，既有需要我们主动参与的太极、逛街、打球、画画等活动，也有所谓被动参与的看电视、听音乐等。我们完全可以针对患者之前的爱好、习惯、能力，甚至其潜力等方面进行训练任务的设计。还可以以兴趣和动力为基础，更好地提高患者的主观能动性。也可以通过举办运动会、画展、摄影展等团体活动，给患者展示自身才艺的机会，同时训练并提高其手部的功能。

2.交际活动

手传达非常重要的非语言信息，比如，聋哑残障人士的手功能受限，他们进行手语交流、简单的握手、做"OK"的手势可能都会变得难上加难。除了在训练中注意患者的心理情况外，消除其自卑情绪，鼓励其参与社交活动也不容忽视。由于医院环境单一，住院时间长的患者在未来步入社会后会不适应，甚至产生希望永远待在医院的消极想法，这都不利于患者未来人生的规划与发展。我们需要将宣教逐渐渗透在个案的训练当中。

通过以任务为导向的感知和功能训练，我们向患者大脑输入积极的信号，将重复的练习和有意义、有目的、有乐趣的活动结合在一起，将手脑感知训练一体化。任务为导向的训练是用多样、简单的生活用品，结合患者的兴趣等都可以组织一个训练项目或活动。治疗师在充分利用环境中的资源的同时，也要记得自己本身也是训练的方式和工具。

第五节　感觉认知再训练

一、感－知上下行通路的闭环训练

前面内容从评估、宣教到感知训练再到任务导向训练，基本完成了从手"感"出发，大脑"知"的整合，躯体"动"的呼应的一个闭环模式，但这并不代表我们手脑感知理论的完整性，我们在训练的最后，仍然强调回归手"感"的过程，真正意义上形成了感－知上下行通路的闭环训练。

值得一提的是，在最后感觉认知再训练的部分中，我们将更多地强调认知的训练。我们先让患者回忆一次治疗的过程，包括前期的环境的准备、特殊感觉的刺激，到感知训练的具体内容，再到躯体的运动训练，回忆在此过程中所做过的具体的训练内容，看看患者能回忆的内容有多少；对于那些回忆困难或根本回忆不起来的患者，我们需要进行认知的训练，判断患者是哪一方面的认知障碍，再集中进行针对训练，这个过程非常重要，它是在"感知"过程结束后大脑的再次感知，再次兴奋大脑皮质相关脑区，使感觉与运动的脑区联系再次得到改善，从而提高患者的手功能。

二、手脑感知与 Rood 技术融合下的感知再训练

经典四大理论之一的 Rood 技术源于 19 世纪发育学和神经生理学理论的发展，其主要观点是：①感觉输入决定运动输出；②运动反应按一定的发育顺序出现；③身、心、智是相互作用的。其技术强调有控制的感觉刺激，按人体个体的发育顺序，利用运动以诱发出有目的的反应。这和我们手脑感知提出的理论思想有相似的观点。所以，在这里我们也可以利用 Rood 技术中的相关理论基础来强化我们手脑感知的感觉认知再训练过程。

其中的促进技术和抑制技术可以借鉴使用。对于一些手部软瘫或感觉障碍明显的患者，我们可以使用促进技术来再次强化感觉的输入。我们还是以手为靶点，对手部的皮肤、本

体感觉等刺激来诱发肌肉反应，包括刷子的快速刷擦、轻轻触摸手指或背侧皮肤、用冰快速地擦过皮肤 1 次、轻扣手背指间和掌心、快速牵伸手的固定肌群、用力挤压关节来刺激高阈值感受器等。对于一些手部肌张力高或感觉过敏的患者，我们采用抑制技术，包括在手部肌腱附着点加压、持续的肌肉牵张或挤压关节缓解痉挛等。

我们想结合 Rood 技术中的一些治疗手法来强化手脑感知的最后感觉认知再训练过程，利用这种外周的干预方式来再次兴奋脑区皮质，让患者在接受感觉输入的同时回忆手脑感知的感觉训练，起到外周中枢同时治疗的闭环训练模式，更有利于肢体功能的康复。

参考文献

[1] 贾杰 . "中枢 - 外周 - 中枢"闭环康复：脑卒中后手功能康复新理念 [J]. 中国康复医学杂志，2016，31（11）：1180-1182.

[2] 毕胜，纪树荣，顾越，等 .Fugl-Meyer 上肢运动功能评分与上肢运动功能状态评分的响应性研究 [J]. 中国康复医学杂志，2006，21（2）：118-120.

[3] 付江红，陈树耿，钱叶叶，等 . 多维视觉手功能康复定量评估系统在脑卒中患者手功能评估中的可行性研究 [J]. 中国康复理论与实践，2018，24（12）：1380-1383.

[4] 王瑞米 . 本体感觉在体育运动训练中的应用研究及其进展 [J]. 当代体育科技，2014，4（5）：12，114.

[5] 司秀梅 . 手外伤神经修复病人的感觉评估与感觉再训练 [J]. 护理研究，2003，17（18）：1074.

第十五章

基于四大理论下的手脑感知训练

第一节 闭环康复理论下的手脑感知训练

一、闭环康复理论概述

随着脑科学的不断发展，经颅磁刺激、经颅直流电刺激、脑－机接口技术、镜像疗法、运动想象训练等各种中枢康复技术不断更新，这些技术旨在对大脑相关脑区进行直接干预，激活脑区功能，提高脑区的兴奋性，提高大脑神经突触的可塑性；外周干预主要基于脑卒中康复自然病理过程，遵循神经发育一般规律，根据患者所处的功能状态制定康复治疗方案。外周干预的最终目标在于通过强化运动控制训练，反馈于中枢，促进脑功能重塑和神经再支配。因此，中枢干预与外周干预相辅相成，即为贾杰教授提出的"中枢－外周－中枢"闭环康复理论。

基于"中枢－外周－中枢"闭环康复理论的手脑感知训练的基本理念，首先激活患者大脑与感觉相关的脑区，在相关脑区的兴奋性与神经突触可塑性得到辅助性提高后，配合各种外周感觉训练方法，如 Rood 疗法、振动疗法等对患者有感觉障碍的患手进行外周训练，手部经过各种外周训练获得的感觉，通过感觉传导通路传回已经兴奋的大脑，促进大脑对因中枢疾病影响的手部感觉功能进行再学习，最终恢复患者正常手脑感知能力（图 4-15-1）。

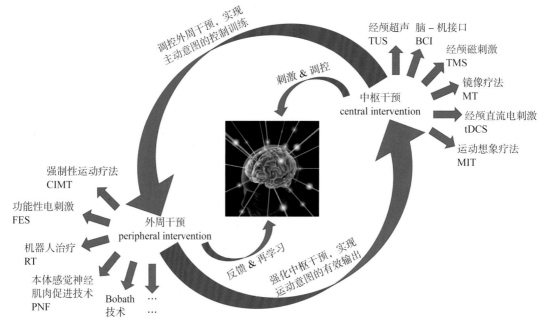

图 4-15-1　"中枢－外周－中枢"闭环康复干预模式

二、闭环康复理论下的手脑感知训练治疗

（一）经颅直流电刺激结合外周感觉训练的手脑感知训练

tDCS 作为一种新型的无创大脑调控技术，尽管作用机制尚未十分明确，但其能阈下调节神经元细胞的静息电位、增强神经突触可塑性、增强目标脑区兴奋性、增强各脑区之间的神经网络联系的作用机制已被广泛接受。

以 10~20 脑电图为定位标准，选取代表初级感觉运动皮质的 C3、C4 两个位置为刺激靶点，tDCS 有阳极刺激、阴极刺激、双侧刺激三种刺激模式。刺激参数目前尚未一致：刺激强度为 1~2 mA，刺激时间为 10~20 分钟。tDCS 对大脑皮质的兴奋性调控具有明显的时间 "后效应" 现象，即 tDCS 对大脑皮质干预后大脑的兴奋状态将会持续一段时间。

系列研究表明，tDCS 对脑卒中后感觉功能障碍患者有积极的作用效果：① 20 分钟 2 mA 的阳极 tDCS 可以缓解脑卒中后遗症期患者的中枢疼痛，同时对脑卒中患者的温度觉与温度感觉阈有改善作用；② 20 分钟 1 mA 的阳极 tDCS 可以提高脑卒中亚急性期患者的本体感觉功能，并改善脑卒中患者的日常生活活动能力；③ 15 分钟 2 mA 的双侧 tDCS 干预对脑卒中后遗症期患者的空间辨别觉有提高作用。

以上研究尚未形成一个完整的闭环干预，若在科研与临床治疗中先以 tDCS 激活患者的感觉大脑皮质，在大脑感觉相关皮质兴奋的 "后效应" 期间结合手脑感知训练，将各种外周训练的治疗效果沿感觉传导通路最优化地传回中枢系统，经过反复的训练，最终实现患者的感觉功能再学习，达到重新掌握中枢对手部感觉功能控制能力的目的。

（二）重复经颅磁刺激结合外周感觉训练的手脑感知训练

rTMS 同样作为一种新型无创大脑调控技术，在康复治疗领域已经获得较普遍的应用。rTMS 的作用部位同样可以参考 10-20 脑电图系统来定位相关感觉中枢脑区，与 tDCS 作用原理不同的是，rTMS 是通过电流经过线圈产生的一过性电流所产生的磁场对中枢系统进行干预，但 rTMS 产生的磁场作用部位更深，因此，rTMS 不仅能改变大脑相关皮质的兴奋性，还能对中枢活动产生一定的影响。

研究表明，不同刺激参数的 rTMS 对大脑调节效果不同：低频 rTMS（≤ 1 Hz）降低神经细胞的兴奋性，对大脑皮质有抑制性作用；高频 rTMS（> 1 Hz）增加神经细胞的兴奋性，可以对大脑皮质产生兴奋性作用。根据此现象，临床上可以针对不同感觉功能障碍的患者选择不同的治疗频率参数进行治疗：经过感觉评定后，若发现患者为感觉缺失或感觉减退，则可以采用高频 rTMS 刺激患者患侧 M1 区；若患者有感觉过敏或中枢疼痛的问题，可以使用低频 rTMS 刺激方案进行干预。rTMS 中枢干预之后结合各类外周感觉训练，

形成一个"感觉闭环"，从而改善患者的感觉问题。

　　贾杰教授课题组使用高频 rTMS 对患者的中枢感觉运动皮质进行干预后，结合外周神经肌肉磁刺激，使用"闭环"训练模式成功改善了一名脑卒中后遗症患者的手功能障碍。广东省干部保健中心的梁绮婷等使用高频 rTMS 结合常规康复治疗改善患者的感觉阈值与两点辨别觉也取得一定的治疗效果。因此，以 rTMS 作为中枢干预手段再结合适宜患者病情的各类外周感觉训练形成的"手脑感知闭环"理论，对治疗手功能感觉障碍有极大的临床价值和发展空间。

（三）镜像疗法结合外周感觉训练的手脑感知训练

　　镜像疗法是指利用平面镜成像原理，把健侧活动的画面倒映在患侧，让患者想象画面中是患侧在运动，通过运动想象及视错觉、视觉反馈等，结合康复训练项目而形成的治疗手段，于 1995 年由美国加州大学圣地亚哥分校大脑和感知实验室的 Ramachandran 等首次提出并应用于幻肢痛患者的疼痛治疗，之后又逐渐应用于脑卒中后运动功能障碍的研究治疗中，并取得一定的治疗效果。

　　基于镜像疗法的作用原理，贾杰教授课题组利用"中枢镜像治疗仪"聚焦于各类患者的手部运动与感觉功能障碍，以镜像治疗仪为依托，创新性地提出了"闭环手脑感知疗法"，在该设备的镜盒中进行的感觉功能训练均可通过治疗仪的大屏幕以实时图像的形式通过视觉传输回中枢，形成一个完整的手脑感知闭环训练（图 4-15-2）。在此理论指导下，手功能康复团队通过镜像疗法对乳腺癌术后疼痛的患者进行了 4 周的干预，结果发现镜像疗法可以对疼痛这一感觉功能问题有较好的改善；而浙江省绍兴市中医院的彭辰等用镜像疗法联合多感觉刺激治疗偏瘫患者，发现对脑卒中后早期上肢功能恢复也有较好的疗效。因此，针对各种病因引起的手功能障碍，"中枢镜像治疗仪"所提供的手脑感知闭环训练也是一种可供选择的临床治疗方案。

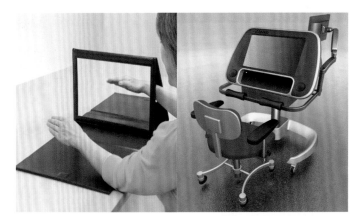

图 4-15-2　传统镜像治疗（左）和多模态 M 镜像治疗（右）

三、脑-机接口结合外周感觉训练的手脑感知训练

近年来，BCI技术正在迅速发展并成为促进神经修复的模式，该技术通过将皮质活动与外部效应器的控制联系起来，为患者与环境互动的能力提供切实的改善。BCI电路的传感器组件决定了大脑模式识别的分辨率，因此在该技术中起着不可或缺的作用，而具有多模感官输入的混合BCI系统是允许功能互补的领域中一个非常有前途的发展方向（图4-15-3）。

运动神经生理学研究中使用的大多数行为任务都要求灵长类动物做短暂、刻板的运动，而不需要感官反馈，为了提高我们对感觉运动整合的理解，并为大脑-计算机接口设计有意义的人工感觉反馈系统，有一个任务需要感觉反馈来进行良好的控制是至关重要的，而这恰好就建立起一个由BCI技术结合感觉反馈的"BCI-手脑感知"闭环训练模式。研究发现，基于运动想象的BCI可以选择性地抑制相关肌肉的皮质运动输出，使运动障碍患者能够进行特异性训练，同时贾杰教授课题组地陈树耿等发现，基于运动想象的闭环式脑-机接口康复训练可促进脑卒中患者大脑的脑区激活，从而有利于其皮质重塑，促进上肢及手功能能康复疗效的提高。因此在临床上，若找到一种基于感觉输入BCI技术结合特定手脑感知的运动想象训练范式治疗手感觉功能障碍，可能会成为一种全新的手脑感知闭环干预模式。

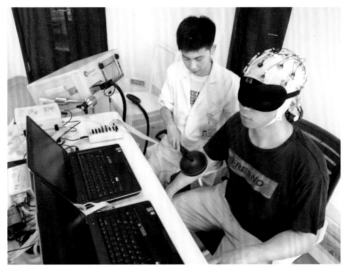

图4-15-3　BCI结合外周TMS闭环训练

四、其他"中枢-外周-中枢"闭环模式下的手脑感知训练

综上所述，通过激活大脑的感觉控制中枢的调控技术再结合特定的具有个性化的手脑

感知训练形成一个完整的"中枢 – 外周 – 中枢"闭环，即为闭环康复理论下的手脑感知训练。除上述提到的四项技术外，脑深部电刺激（deep brain stimulation，DBS）技术、经颅交流电刺激（transcranial alternating current stimulation，tACS）技术等中枢调控技术均可以建立完整的"中枢 – 外周 – 中枢"闭环，因此，在科研与临床干预的时候可以根据患者的病情结合本身掌握的技术，为患者制定一项最适宜的"中枢 – 外周 – 中枢"闭环模式下的手脑感知训练。

第二节 上下肢一体化理论下的手脑感知训练

一、上下肢一体化理论概述

随着康复理念的深入研究，手功能障碍的康复训练不仅仅局限于上肢与手。以贾杰教授为首的课题组提出"中枢 – 外周 – 中枢"闭环康复理论后，基于整体观念及临床观察、研究，又提出了"上下肢一体化"的整体康复理念，它的核心内容是以"手功能"为导向，研究人整体的功能康复、上下肢之间的大脑联系，以寻求更好的脑卒中康复治疗方法。临床上以上肢与手为康复切入点，将上下肢康复训练有机结合，在下肢康复训练时佩戴"手功能支具"，避免上肢痉挛模式的加重，使患者获得正常的本体感觉输入，建立正常的运动模式。通过各种体位下良肢位摆放，体现上肢干预中手功能支具的临床价值，诱导步态改善，提高平衡能力；通过对上肢等关键点的控制，提高患者整体康复效果。

而在一些步态研究中亦发现当患者出现步态异常时，使用下肢辅具，如踝足矫形器，在改善步态的同时，也可以有所改善上肢屈肌痉挛模式，提示下肢干预对上肢及手产生影响。这在某种程度上说明上下肢是相互影响的，但其背后可能具有的复杂脑网络机制，需更多研究揭示。

二、上下肢一体化的临床应用

上下肢一体化理论由手功能支具、良肢位摆放发展而来，故其临床应用也与这二者紧密相连，治疗师在给患者训练的同时，进行宣教，教导患者及其家属学会卧位、坐位、站立位、行走位下的体位摆放并了解其重要性。此外，也可以给患者定制合适的日间、夜间辅具，改善异常的上肢屈曲痉挛模式，输入正确的本体感觉。

三、手脑感知训练与上下肢一体化的联系

上下肢一体化与手脑感知的联系需要更多的临床证据支持，在此仅做浅析。手脑感知训练涉及浅感觉、深感觉、复合感觉，不断进行感知训练，重建脑区对这些感知觉的连接。而上下肢一体化理论下的手脑感知训练侧重于患者对本体感觉的感知，即运动感觉的输入，在进行上肢功能训练过程中，让患者感知上肢（尤其是手）某个动作的运动方向，通过重复的训练，获得正确的本体感觉输入。训练结束后，根据患者的情况佩戴辅具，改善患者的痉挛状态，在一定程度上也促进了下肢功能的恢复。

从中央前回与中央后回的感觉运动皮质可看出，上肢、躯干、下肢紧密相连，手功能支具改善了上肢的异常模式，同时也调整了躯干，进而改善下肢的步态。那么对上肢进行感知觉训练，是否在某种程度上也能改善患者整体对感觉环境的感知与运动的诱发呢？

四、基于上下肢一体化理论的手脑感知训练范式

（一）良肢位摆放下的手脑感知训练

在给患者进行手脑感知训练时，所使用的系统平台设计需让患者上肢放松，将上肢置于良肢位，在抑制屈曲痉挛模式下进行感知觉训练。

（二）佩戴手功能支具下的手脑感知训练

在手脑感知训练前后，嘱患者佩戴适合的手功能支具，可佩戴 2 小时后卸下支具，休息 1 小时，再行佩戴，或选择其他模式。

第三节 左右制衡理论下的手脑感知训练

一、左右制衡理论概述

左右制衡理论是手功能康复领军人物之一贾杰教授率先在国内提出的主要针对脑卒中手功能康复的理论。该理论是以贾杰教授为首的课题组长期聚焦脑卒中后手功能康复临床与科研，在不断发现与总结后归纳出的脑卒中后手功能康复的临床现象与规律之一。上肢（尤其是手）的左右制衡主要表现为非目的性运动与目的性运动的制衡。前者表现，如脑

卒中患者在坐站转移训练时，双手作为一个整体的协调性启动；后者一般表现为完成复杂的任务导向性运动时的双手配合，如叠毛巾。双侧手与上肢存在着平衡、协调与制约的关系，这也是"左右制衡"理论所要阐述和着眼的核心。

（一）双侧大脑的左右制衡

由现象到本质，双侧上肢的协调与制衡离不开人体的司令部——左右大脑的功能整合。正常大脑虽然存在着左右侧的功能侧化，但这并不影响二者之间的交互作用。在正常大脑中，上肢的活动离不开众多脑网络的协调运作，包括了初级感觉和运动皮质（S1 区和 M1 区）、次级感觉和运动皮质等，同时包括 S1 区与 M1 区在内存在的双侧交叉控制。由此可见，正常的大脑存在交互性的半球抑制，二者相互制约，达到了结构和功能上的平衡。绝大多数的脑卒中病变在单侧，由此打破了正常双侧大脑相互制衡的关系，且常常表现为健侧大脑对于患侧大脑的过度抑制与代偿。根据空间定位理论，临床上与此有关的，比如脑卒中后的单侧空间忽略患者，其左右大脑便存在这种抑制平衡失调的现象。

与双侧大脑的左右制衡的现象相契合的是，学者们提出了半球竞争模型（interhemispheric competition model），其理论核心在于脑卒中后患者感觉与运动功能障碍，即在于患侧大脑半球的输出减少，以及健侧大脑对于患侧大脑过多的皮质间的抑制。基于此，无创的脑神经干预技术（non-invasive brain stimulation）应运而生，如 TMS 等。而除了半球竞争模型外，脑损伤后，大脑本身也存在代偿效应，包含了病灶周围残留功能脑区的激活，以及健侧大脑半球的功能代偿，典型的如前些年受到普遍关注的"半脑人"，以及听觉对于视觉功能的失代偿，即体现了中枢损伤后的自适应过程。此外，在脑卒中后，近些年有学者提出了双峰平衡恢复模型（bimodal balance–recovery model），将半球间平衡和功能恢复与病变相关的结构储备联系起来。该模型旨在通过判断脑卒中后患者残留的患侧神经通路等结构的储备，以解释脑卒中后患者康复是适应于半球竞争，还是中枢代偿。

通过梳理脑卒中后的损伤修复模型，可以看出双侧大脑存在着左右制衡现象。基于双侧大脑的左右制衡理论，可以指导临床康复，特别是脑卒中下的手与上肢感觉与运动功能的恢复。

（二）双侧肢体协同活动

脑卒中后手与上肢的康复已经成为时下的热点之一，而这也反映出了脑损伤后恢复手与上肢的功能仍然存在着巨大的困难，目前仍没有绝对有效的方法可以解决这一难题。现今大多数临床康复方法聚焦于患侧肢体的康复，忽略了真实世界中患者的功能活动的恢复，造成了从临床环境到回归家庭社会之间的转化需求矛盾。有研究指出，脑卒中 6 个月后，仍有 30%～60% 的患者不能使用患侧上肢去完成日常功能活动。脱离临床这个环境来说，健康人在日常生活中进行的大部分活动都需要双手进行协调性的操作，比如，写作这一高级的功能任务，在利手进行书写的同时，需要非利手进行适当的稳定以更好、更快地完成写作。基础日常生活活动，比如穿衣、洗脸、刷牙等，工具性的日常生活活动，许多都需要双侧上肢进行协调性操作。这些日常现象表明了正常的双侧手与上肢就存在制衡的关系，而这也启发我们，应关注脑卒中患者的双侧肢体的功能活动，而不是只简单促进患者肢体动作康复。

脑损伤后造成的肢体功能障碍打破了双侧肢体协调活动的关系。此外，患者本身由于过度依赖健侧手，忽略了患侧手，而导致了"习得性废用"，也加剧了这一趋势。临床上治疗师聚焦于患侧肢体的康复，往往忽略了在这一基础上，对于患者日常功能活动的功能转化。健侧上肢与患侧上肢存在着微妙的关系，许多研究表明，通过健侧肢体功能活动可以促进患侧肢体的功能恢复，具体的机制目前仍不清楚，这也表明了双侧肢体的协同关系。同时研究指出，脑卒中后健侧肢体功能也存在退化现象，主要表现为整体的协调和灵巧性的减退。研究者发现，通过促进健侧肢体整体功能的恢复也有利于患侧肢体的恢复，说明双侧肢体彼此间的相互影响。

左右制衡理论指出，脑卒中后健侧和患侧肢体存在着相互制衡的关系，应该将二者视为完整的功能活动整体，以促进患者康复真正达到质的突破。日本奈良庆应义乌大学的 Osumi 等研究发现，健侧肢体和患侧肢体的感觉运动信息存在相互影响的过程，即正确的"感觉信息"输入可以提高患侧肢体感觉与运动的恢复。反之，"错误感觉"信息输入也会干扰健侧肢体的感觉与运动的表现，由此研究者提出双侧肢体互动的感觉运动模型（sensorimotor model of bilateral limb interference）的假说，这也与双侧肢体左右制衡的理念不谋而合，值得研究员和临床工作者深思。

二、外周与中枢左右制衡与手脑感知的关系

从上文可以看出，无论是外周或中枢感觉运动处理过程，人体都存在着左右制衡的现象，这可能是由其先天结构所决定的。因此，左右制衡理论从本质上包含了"从下到上"的外周左右制衡，和"由上到下"的中枢左右制衡，并且二者存在着复杂且密不可分的关系。

（一）促进手脑感知的整合

人体绝大部分的感觉的通道需要双侧大脑的协调与整合。如视觉处理，每只眼睛的视神经约一半的神经元交叉到对侧的半球，约一半不会交叉到对侧的半球。听觉处理中，来自一只耳朵的约90%的听神经神经元交叉到对侧半球的听觉皮质。而在最常见的触觉处理中，来自皮肤的大多数神经元交叉投射到对侧半球的体感皮质。可见人体在从外周感觉

反馈到中枢知觉的过程中，需要双侧大脑的共同处理。反之，由中枢知觉反映到外周感觉的执行中，亦需要左右大脑的制衡，才能达到最佳的反应和目的，从而满足人体的功能需求。因此，手脑感知的整合离不开双侧大脑的左右制衡。

脑卒中后，患侧肢体感觉与运动的康复，除了患侧大脑本身残余的神经通路的自我修复外，有很大一部分是基于偏瘫同侧大脑皮质的部分神经通路的强化和代偿，这些神经通路不经过锥体交叉而直接作用于偏瘫侧躯体，促进了偏瘫侧躯体的感觉与运动功能的恢复。双侧上肢训练（bilateral arm training，BAT）和 MT 等康复手段已经被证明可能是基于该神经机制而发挥临床疗效。此外，从脑网络角度分析，正常情况下，人体具有完整且多通道的感觉运动环路，而脑卒中后大脑皮质间有效的连接和增效代偿也显著减少，这不仅表现在同侧大脑半球，也体现在不同侧大脑半球的交互影响。因此，通过恢复左右侧大脑的制衡关系有利于手脑感知功能的整合恢复。

（二）促进手脑感知的自发恢复

左右侧肢体的制衡，有利于促进患侧肢体功能的自发恢复，包括手脑感知。脑卒中后，患者一般存在偏身感觉功能的减退或消失，包括手与上肢的温度觉、轻触觉、本体感觉等，这时候往往需要健侧肢体正确的感觉功能的代偿，从而起到安全保护的作用。而在训练中，为了给患者正确的感觉输入，治疗师一般强调先给患者健侧相应的感觉刺激，而后给予患侧相应的刺激，从而不断激活患者的感觉体验。此外，有研究者指出，应将双侧上肢连接作为一个协调性活动结构。双侧肢体在完成同一个任务时，需要具有相同的感觉信息代表输入，从而精确完成同一动作任务。而与此同时，双侧上肢训练通过健侧肢体带动患侧肢体进行运动，被认为有利于患侧肢体感觉与运动功能的自发恢复。同时研究表明，患侧肢体的感觉运动的下降会影响健侧肢体的正常表现，通过二者之间的协同制衡，特别是发挥健侧肢体本身正确的手脑感知的能力，有利于整体功能的康复。

三、基于左右制衡理论的手脑感知训练

手与上肢功能障碍的康复作为世界性难题，严重影响了脑卒中患者的生活自理能力。可喜的是，当下越来越多的学者和临床工作者注意到了这个问题，并提出了许多创新的治疗方法，呈现多模态创新发展趋势。其中较为明显的是，更多人开始关注患者双侧肢体的感觉与运动功能恢复，而不仅仅局限于以往单纯的患侧肢体的动作恢复。双侧肢体的感觉与运动功能恢复，也辩证地体现了上文提出的左右制衡的理论。以下将介绍当前临床较常用的几种基于左右制衡理论下的手脑感知训练。

（一）镜像疗法

镜像疗法（MT）在 1999 年被提出用于脑卒中后偏瘫肢体功能康复后，已经广泛应用于脑卒中后的上肢感觉与运动功能的康复。MT 通过镜子反映健侧肢体运动画面以代替患侧肢体的活动，从而实现了"双侧肢体同步运动"现象，因此也被认为是一种"双侧疗法"。MT 通过健侧肢体的活动的映像，建立视错觉，从而激活相关脑区，诱发和加强患侧肢体的活动，体现了双手协调康复的关系。当前有许多研究表明，MT 通过重建双手对称性的感觉与运动关系，可以促进脑卒中后上肢感觉功能的恢复（图 4-15-4）。

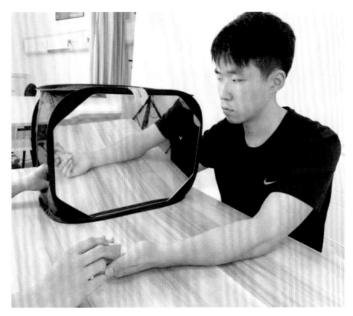

图 4-15-4　镜像下的手脑感知训练

MT 最早被应用于治疗幻肢痛，并取得了较好的临床疗效。在此之后，MT 在手脑感知的应用方面，主要侧重于脑卒中后的躯体感觉障碍，包括轻触觉、本体感觉及痛觉。美国佐治亚州亚特兰大埃默里大学的 Sathian 等在 2000 年即关注了 MT 对于慢性卒中患者由于严重躯体感觉障碍所导致的上肢实用性障碍，研究发现，MT 改善了患者的运动功能表现。针对伴有感觉功能障碍的严重偏瘫患者，德国萨克森第一欧洲物理治疗、职业治疗和言语治疗学校的 Dohle 等研究也发现，MT 可以在早期提高脑卒中患者的上肢感觉、运动，改善注意力缺陷问题。

以上均体现了利用 MT 治疗原理可以促进脑卒中后手脑感知功能的恢复。此外，研究者也发现，MT 可以改善脑卒中后上肢的温度觉、轻触觉，以及慢性肢体麻木，这些为手脑感知训练提供了较好的实践依据。此外，MT 被证明可以改善脑卒中后慢性疼痛区域综合征的症状，主要表现为，经 MT 治疗后，患者疼痛和运动功能得到改善。在手脑感知方面，MT 可能通过视错觉，调整了双侧大脑感觉与运动之间的不协调关系（图 4-15-5）。

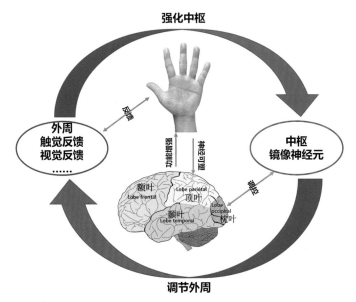

图 4-15-5　镜像疗法通过调控外周感觉 - 运动功能促进手与大脑恢复

（二）双侧训练

左右制衡理论考虑将双侧肢体活动作为一个整体，强调了康复训练过程中不能忽略健侧上肢的辅助训练，从而最大限度地促进患者日常实用性功能的恢复，如拧毛巾、穿衣服等。与此理念相契合的，除了上述的 MT，典型的如双侧训练（bimanual training，BT），也更多地强调了左右侧肢体间的关系，而非单侧肢体的活动。BT 根据训练内容形式的差异，又分为 3 种类型，包括功能性任务训练、节奏性听觉提示的双边训练（bilateral training with rhythmic auditory cues，BATRAC）以及机器人辅助疗法（robot-assisted training，RAT）。当前系统评价研究指出，BT 相对于传统康复疗法，在疗效方面差别不大，具体疗效取决于干预时上肢偏瘫的严重程度及脑卒中后恢复的时期。然而如上文提到的，Osumi 等学者提出双侧肢体互动的感觉运动模型，双侧肢体存在感觉与运动的交互影响。当前，相对运动功能，关注 BT 对于感觉功能的影响的研究较少，这导致了 BT 的具体作用机制以及临床应用都存在较大的局限。因此，BT 对于手脑感知的具体作用效果也是未来应关注的一项内容。

（三）改良强制性诱导疗法

强制性诱导疗法（constraint-induced movement therapy，CIMT）是一类基于"习得性

废用"的现象，强调通过增加患侧上肢的使用，来促进脑卒中后肢体功能恢复的技术。在 CIMT 治疗时，一般通过限制患者健侧肢体的活动来充分调动患侧肢体活动的主动性，反复进行，可促进患侧肢体的使用和双侧肢体活动的平衡，符合左右制衡的康复理论。许多研究表明，通过 CIMT 干预可以有效促进脑卒中后上肢运动功能的恢复，改善生活自理能力。然而，与此同时，由于 CIMT 治疗持续时间长，已经发现将其应用于临床经常是不可行的，并且会对患者的依从性和安全性造成一定程度的影响。考虑到这种情况，改良强制性诱导疗法（modified constraint-induced movement therapy，mCIMT）被提出，并且被证实同 CIMT 具有相似的临床疗效。经典的 mCIMT 强调在患者健侧上肢佩戴手套，针对患侧肢体进行每天持续半小时的目标导向治疗，每周 3 天，为期 10 周。同上述 BT 一样，虽然研究已经指出了二者均有利于脑卒中后上肢运动功能的恢复，但当前 CIMT、mCIMT 在手脑感知领域的研究仍较少。没有感觉输入就没有运动输出，感觉功能障碍被证明可以影响脑卒中后患者自发运动功能的恢复、活动参与及生活质量的改善。关于 CIMT 和 mCIMT 对于手脑感知的促进作用，有待进一步研究。

此外，基于 mCIMT 的治疗理念，国内贾杰教授课题组研发了手功能支具手套，通过在健侧上肢佩戴该手套，可以促进患侧上肢的使用，从而激发患侧上肢与外界环境的接触，增加触觉、温度觉等感觉的输入，进而更好地发挥患侧的运动功能（图 4-15-6，图 4-15-7）。

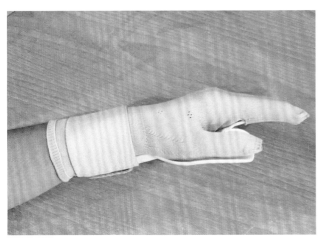

图 4-15-6　手功能支具手套

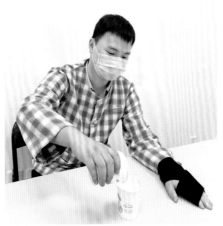

图 4-15-7　手功能支具手套应用于改良强制性诱导疗法

左右制衡理论强调了在左右侧肢体与大脑间的相互平衡、协调与制约的关系，并在保持和促进这种"制衡"关系的前提下，促进感觉与运动功能的康复。当前与此理论相契合的临床治疗方法，如 MT、BT 和 mCIMT，均在脑卒中后上肢（尤其是手）的科研和临床治疗中被广为使用。值得注意的是，当前这些疗法普遍关注上肢的运动功能，直接应用于手脑感知领域的仍较少，这是当前急需解决的临床问题。

第四节 手脑感知理论下的手脑感知训练

长期以来，临床上的康复训练针对的主要都是患者的运动功能障碍，感觉训练因训练时间长、见效慢和难度大等原因常常被临床工作者忽视，关于感觉功能障碍的研究也相对较少，但其实感觉功能障碍在脑卒中患者中并不少见。那么，我们应该对患者进行感觉训练吗？进行感觉训练就只是为了改善患者的感觉功能吗？外周的感觉刺激和中枢神经系统是否存在某种联系？不知道在阅读本书之前你是否思考过这些问题，或是思考过却摸不清其中的关系。近年来，手功能团队发现只进行运动干预在某些患者身上不一定能产生很好的效果。因此，手功能团队将目光转向了通常被人们忽视的感觉功能，转换了治疗思路，提出了新的理论——手脑感知理论，即通过给予患者多种感觉刺激使中枢神经系统兴奋性提高，经过对感觉信息的编码和加工，产生知觉和神经通路的重组，最终达到运动功能的改善。

手脑感知训练包括 5 个步骤：感觉评估、感觉宣教、感觉训练、任务导向性运动功能训练和感觉认知。康复训练始于评估，终于评估，因此手脑感知训练从感觉评估开始，最后在感觉认知中又会回到评估。在感觉宣教中，针对患者存在的感觉问题，告知其在日常生活中应注意的事项，如注意对患侧上肢的保护，避免用患侧上肢触碰过冷或过热的物品。对患者进行简单的感觉知识科普，令其理解感觉训练的重要性，配合训练。

在感觉训练中，一提到感觉的分类，大多数人的回答都是浅感觉、深感觉和复合感觉。然而，除了这些常见的躯体感觉，感觉实际上还包括感觉环境中的其他感觉，即视觉、听觉和平衡感觉等。以往的感觉训练只关注了对躯体感觉训练本身，却忽视了感觉环境在训练中的作用。手脑感知强调了感觉环境的重要性，并将感觉环境运用在感觉训练过程中以达到更好的恢复效果。

视觉方面，利用可调控的视窗，使患者产生视觉反馈，产生对运动的理解。具体的操作过程为：打开视窗，患者注视治疗师给予刺激的过程，并体会这一刺激带来的感觉；关闭视窗进行训练，如果患者回答错误或者考虑时间过长，可再次打开视窗让其在视觉反馈下重新感受这一刺激的过程。待进步后再关闭视窗训练，如此反复练习，最终达到患者在视窗关闭时，也能感受到感觉的刺激，同时还应注意与健手感受刺激的感觉强度对比。

听觉刺激主要从以下两个方面输入：在训练时播放欢快、积极的音乐，令患者感到心情愉悦，提高患者对训练的注意力。根据训练情况，治疗师调整自己的音量和语调，调动患者训练的积极性，同时不断与患者进行言语互动，给予患者听觉反馈，激活相关脑区，提高中枢神经系统对感觉传入信息处理的兴奋性。

手脑感知训练也不只是单纯的感觉训练，它还结合了任务导向性运动功能训练，根据患者的功能情况，设计符合患者的运动功能训练，如 Bobath 握手套圈训练、模拟倒水训练和拿插木块训练等。在经过感觉评估、感觉宣教和感觉训练后，大脑的兴奋性提高，处于活跃状态，此时让患者完成任务导向性的运动功能训练，能提高患者在训练时的表现，增强患者的训练信心，积极配合训练。同时，在进行任务导向性运动功能训练时，患者在拿水杯、木块和套圈等训练工具时也是一种感觉输入，各种神经冲动信号传入中枢神经系统，在大脑中形成对物体的感知觉，指导手更好地完成功能活动。

最后，不同于其他训练方法，手脑感知训练五步法中每个步骤都不是独立分开的，而是相互交融的。经过前面 4 个步骤的训练，各种感觉刺激通过不同的感觉传导通路在中枢神经系统形成了对感觉的认知。在最后一步感觉认知中，治疗师再快速将前面几个步骤重复一遍，以此加强患者的学习记忆，巩固治疗效果。整个训练过程实际上是一个循环反复的过程。

手脑感知理论从感觉功能出发，提出了感觉环境这一新概念，但它又不仅是感觉训练。通过感觉评估、宣教、训练和任务导向性功能训练一系列训练来提高大脑的兴奋性，增加神经通路的连接，最后再用感觉认知训练将所有前面所有训练步骤串起来，形成从手部感觉到大脑感知再到手的功能性动作这一环状通路，给临床治疗提高了一种新思路、新方法。

参考文献

[1] KOO W R，JANG B H，KIM C R. Effects of anodal transcranial direct current stimulation on somatosensory recovery after stroke：a randomized controlled trial[J]. American Journal of Physical Medicine & Rehabilitation，2018，97（7）：507-513.

[2] XIANG H F，SUN J，TANG X，et al. The effect and optimal parameters of repetitive transcranial magnetic stimulation on motor recovery in stroke patients：a systematic review and meta-analysis of randomized controlled trials[J]. Clinical Rehabilitation，2019，35（5）：847-864.

[3] DIONISIO A，DUARTE I C，PATRICIO M，et al. The use of repetitive transcranial magnetic stimulation for stroke rehabilitation：a systematic review[J]. Journal of Stroke & Cerebrovascular Diseases the Official Journal of National Stroke Association，2018，27（1）：1-31.

[4] 杨青、陈树耿、邓盼墨、等 . 周围神经肌肉磁刺激联合重复经颅磁刺激治疗脑卒中慢性期手功

能障碍 1 例报道 [J]. 中国康复理论与实践，2018，24（12）：1384-1387.

[5] 梁绮婷，钟燕桃，施晓耕，等 . 高频重复经颅磁刺激对脑卒中患者上肢运动及感觉功能的影响 [J].中华老年心脑血管病杂志，2018，20（11）：1187-1190.

[6] 谢娜，阮祥梅，陈旦，等 . 镜像疗法对乳腺癌术后持续性疼痛的效果 [J]. 中国康复理论与实践，2018，24（2）：134-137.

[7] BOCKBRADER M A，FRANCISCO G，LEE R，et al. Brain computer interfaces in rehabilitation medicine.[J]. PM & R：the journal of injury，function，and rehabilitation，2018，10（9 Suppl 2）：S233-S243.

[8] MARTINI M L，OERMANN E K，OPIE N L，et al. Sensor modalities for brain-computer interface technology：a comprehensive literature review[J]. Neurosurgery，2020，86（2）：E108-E117.

[9] KRAMER D R，KELLIS S，BARBARO M，et al. Technical considerations for generating somatosensation via cortical stimulation in a closed-loop sensory/motor brain-computer interface system in humans[J]. Journal of clinical neuroscience：official journal of the Neurosurgical Society of Australasia，2019.

[10] QUICK K M，MISCHEL J L，LOUGHLIN P J，et al. The critical stability task：quantifying sensory-motor control during ongoing movement in non-human primates[J]. Journal of Neurophysiology，2018，120（5）：2164-2181.

[11] TAKEMI M，MAEDA T，MASAKADO Y，et al. Muscle-selective disinhibition of corticomotor representations using a motor imagery-based brain-computer interface[J]. NeuroImage，2018，183：597-605.

[12] 贾杰 . 脑卒中后左右制衡机制及其对上肢手功能康复的意义 [J]. 中国康复理论与实践，2018，24（12）：1365-1370.

[13] OSUMI M，SUMITANI M，OTAKE Y，et al. A hypothetical explanatory sensorimotor model of bilateral limb interference[J]. Medical Hypotheses，2019，122：89-91.

[14] XIAOWEI，CHEN，FUQIAN，et al. Therapeutic effects of sensory input training on motor function rehabilitation after stroke[J]. Medicine，2018，97（48）：e13387.

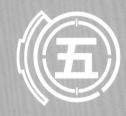

手脑感知案例篇

　　本篇主要通过介绍脑卒中、脑肿瘤、颈椎病、单侧忽略等案例来解释手脑感知理论在临床实际中的应用。作者首先通过对病例的基本情况进行介绍，再运用 ICF 理论框架对病例进行身体结构与功能、活动、参与方面的分析，从而推出患者存在的问题，进而制定近期和远期的康复目标，最后给出融入了手脑感知等理论的适宜的康复方案和详细计划。

第十六章

脑卒中

第一节　脑出血

一、案例介绍

（一）患者一般信息

姓名：刘某。

性别：男。

年龄：35 岁。

民族：汉族。

教育程度：大学。

职业：企业管理人员

利手侧：左侧。

（二）主诉

右侧肢体活动不利 8 月余。

（三）现病史

患者于 2018 年 10 月 22 日晚上无明显诱因突然出现恶心呕吐，呕吐物为胃内容物，逐渐出现右侧肢体活动欠利，逐渐出现意识不清，二便失禁，当即被他人送至当地医院，查头颅 CT 示脑出血，因出血量不大，采取保守治疗，以止血、改善循环、控制颅内压、控制血压为主。后意识恢复正常，右侧肢体活动欠利，语言稍含糊，长期予当地医院康复治疗，主要以高压氧、偏瘫肢体综合训练等为主，病情稳定后出院。今为寻求进一步康复治疗，在门诊以"脑出血"收入我科。入院症见：神清，精神尚可，右侧肢体活动不利，言语稍含糊，二便可，睡眠可。

（四）专科检查

神经系统：神清，言语不清，高级脑功能正常，时间地点、定向力、记忆力均正常，视野正常。右侧口角稍歪斜，悬雍垂歪向右侧。右侧肩前屈外展肌力 4 级，屈肘 4 级，伸肘 2 级，改良 Ashworth 1 级，屈腕伸腕 1 级，改良 Ashworth 2 级，屈髋伸髋、屈膝伸膝肌力 4 级，踝背伸、趾屈肌力 1 级，下肢改良 Ashworth 1 级，跟腱挛缩，Brunnstrom 分期（上肢 – 手 – 下肢）：V–III–III；霍夫曼征（ – ），巴宾斯基征（ + ）。

（五）辅助检查

2019 年 4 月 28 日河南省焦作市某医院 MRI 示左侧基底节区脑出血，左侧基底节区腔隙性脑梗死。左侧内囊前支，最外囊及胼胝体左侧部白质纤维束变细、中断（图 5-16-1）。

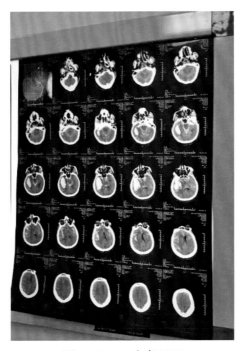

图 5-16-1　患者 MRI

（六）诊断

临床诊断：①脑出血后遗症；②高血压病 3 级（极高危）；③腔隙性脑梗死。

功能诊断：①右侧肢体运动功能障碍；②言语障碍。

二、案例理论框架分析

（一）身体结构与功能

肌张力（改良 Ashworth 分级）：①右上肢 2 级；②右下肢 1 级。

平衡功能：Berg 评分 48 分。

认知功能：MMSE 正常。

Brunnstrom 分期（上肢 – 手 – 下肢）：Ⅳ – Ⅲ – Ⅲ。

FMA 评分：①上肢 20 分；②下肢 29 分；③总分 49 分。

（二）活动

改良 Barthel 指数：95 分。

偏瘫手功能分级：3 级。

上肢动作研究量表（action research arm test，ARAT）得分：①抓 0 分；②握 0 分；③捏 0 分；④粗大运动 0 分。

（三）参与

家务能力评估：家务能力评定表 25 分。

生存质量评估：健康调查简表（the MOS item short from health survey，SF-36）83 分。

心理状态评估：①汉密尔顿抑郁量表 10 分；②汉密尔顿焦虑量表 8 分。

三、存在问题

右上肢运动障碍，右下肢运动障碍，言语障碍。

四、康复治疗目标

（一）近期目标

1~2 周恢复右上肢部分功能。

（二）远期目标

1 个月后回归工作岗位，回归生活。

五、康复方案

（一）上下肢一体化整体康复

进行皮肤定位觉、两点辨别觉、图形觉、实体辨别觉、重量觉、质地觉训练。

（二）中枢 – 外周 – 中枢闭环康复

通过经颅直流电刺激促进脑功能重塑和神经再支配，促进中枢和外周神经通路的联系，从而促进手功能恢复。

（三）脑卒中后左右制衡机制及其对上肢手功能康复

通过镜像疗法、脑功能干预调节技术改善双侧脑功能的平衡状态。

六、康复治疗计划

脑出血康复治疗方案是一个相对比较系统的过程，建议康复理疗科系统治疗，治疗方案主要包括：①关于意识障碍的康复，方法主要包括高压氧、中医针灸、理疗、神经电刺激、药物治疗等；②肺康复管理，治疗主要包括被动肺康复技术、主动肺康复训练；③对于失语症的康复管理，主要包括阻断去除法、旋律治疗等；④对于构音障碍康复管理，主要包括手法治疗、强化治疗、代偿治疗等；⑤对于认知康复的方法，主要有认知功能训练、高压氧治疗等。

第二节　脑梗死

一、案例介绍

（一）患者一般信息

姓名：龚某。

性别：男。

年龄：30 岁。

民族：汉族。

教育程度：大学。

利手侧：左侧。

（二）主诉

右侧肢体活动不利 9 个月。

（三）现病史

患者于 2018 年 9 月 16 日凌晨 2 点醒后发现右侧肢体活动不利，逐渐加重，就诊当地医院，查头颅 MRI 示左侧基底节区脑梗死。诊断为脑梗死，予抗血小板聚集、调脂、营养神经、胃管置入等对症治疗后，仍存在右侧肢体活动不利，后多次于福建某医院康复科康复治疗。目前仍有右侧肢体活动不利，行走时步态拖拽，右上肢及右手活动欠灵活。现为手脑功能评估及治疗故收入我科。

（四）专科检查

1. 神经系统

神清，语利，对答切题，记忆力及计算力粗测正常，双侧鼻唇沟对称，伸舌居中，鼓腮露齿可。双侧咽反射正常，饮水无呛咳。吞咽功能正常。左侧肢体肌力、肌张力正常，右侧肢体肌张力增高，改良 Ashworth 分级：①屈肘 2 级；②屈腕 3 级；③屈指 3 级。

2. 功能评估

洼田饮水：1 级。

右侧肢体 Brunnstrom 分期：Ⅲ – Ⅱ – Ⅳ。

简易 Fugle–Meyer 评分：55 分。

Berg 平衡量表评分：54 分。

改良 Barthel 指数：90 分。

（五）辅助检查

福建某医院：2018 年 9 月 28 日血管管壁高分辨磁共振成像：①左侧大脑中动脉 M1 段粥样硬化；②左侧基底节区 – 丘脑所见考虑脑梗死。TCD：未见异常脑血流频谱。动态心电图：①窦性心律；②偶发房性期前收缩；③偶发室性期前收缩；④间歇性不完全右束支传导阻滞。2019 年 2 月 25 日头颅磁共振平扫：①考虑左侧基底节区软化灶形成并胶质增生；②右侧颞极蛛网膜囊肿；③双侧上颌窦及蝶窦炎症。2019 年 3 月 21 日生化全套：尿酸 521.6 µmol/L。2019 年 4 月 1 日全腹彩超：脂肪肝，前列腺稍大伴结石。心脏彩超：左室增大，室壁稍增厚，左室舒张功能减退，EF 值正常下限；主动脉窦部增宽。双侧颈动脉椎动脉彩超：双侧颈动脉内中膜毛糙。2019 年 4 月 10 日：睡眠呼吸监测：①睡眠呼吸暂停低通气综合征（轻度）；②夜间睡眠低氧血症（重度）。

（六）诊断

临床诊断：①基底节脑梗死；②高血压 3 级；③高血压性心脏病；④颈内动脉粥样硬化左侧大脑中动脉；⑤睡眠呼吸暂停综合征；⑥不完全间歇性右束支传导阻滞；⑦高尿酸血症；⑧脂肪肝。

功能诊断：右侧肢体运动功能障碍。

二、案例理论框架分析

（一）身体结构与功能

肌张力（改良 Ashworth 分级）：①右上肢 3 级；②右下肢 3 级。

平衡功能：Berg 评分 54 分。

认知功能：MMSE 28 分。

肢体运动功能：Brunnstrom 分期（上肢 – 手 – 下肢）：Ⅲ – Ⅱ – Ⅳ。

FMA 评分：①上肢 22 分；②下肢 28 分；③总分 50 分。

（二）活动

改良 Barthel 指数：90 分。

偏瘫手功能分级：3 级。

ARAT 得分：①抓 0 分；②握 0 分；③捏 0 分；④粗大运动 0 分。

（三）参与

家务能力评估：家务能力评定表 22 分。

三、存在问题

右上肢运动障碍，右下肢运动障碍。

四、康复治疗目标

（一）近期目标

1~2 周恢复右上肢部分功能，尤其是右手的抓握运动功能。

（二）远期目标

1 个月后回归律师工作岗位，回归生活。

五、康复方案

（一）上下肢一体化整体康复

进行皮肤定位觉、两点辨别觉、图形觉、实体辨别觉、重量觉、质地觉训练。

（二）中枢 – 外周 – 中枢闭环康复

通过经颅直流电刺激促进脑功能重塑和神经再支配，促进中枢和外周神经通路的联系，从而促进手功能恢复。

（三）脑卒中后左右制衡机制及其对上肢手功能康复

通过镜像疗法、脑功能干预调节技术改善双侧脑功能的平衡状态。

六、康复治疗计划

康复治疗计划从以下几个方面展开。

（1）利用坐位时患侧上肢支撑体重的方法，达到同时训练运动功能和感觉功能的目的。在支撑手掌的下面，可以替换放置一些手感、质地不同的材料。

（2）木钉盘活动也可以充分运用在感觉训练方面。在制作的木块、木棒周围分别缠绕一层不同的材料，如丝绸、纱布、海绵等，指导患者拿放。患侧手指伸展平放在桌面上，向各方面滑动，会对手掌产生摩擦刺激。为了便于手掌的滑动，可以在桌面上撒一些滑石粉。

（3）在一个平阔的容器内放入细沙，指导患者用手指在细沙上写字、随意画一些图案，然后抹掉重来，如此反复多次。容器内还可以选择性地放入米粒、豆粒等，颗粒越大产生的刺激越粗糙，可根据患者的需要进行选择。

（4）辨别物体的练习：最初从练习辨别物体的一个特点开始入手。具体方法是：遮住患者的视线，给患者提供需要辨别的物体进行分辨。治疗者可以通过调整辨别物体的相似程度，来灵活掌握作业活动的难易程度。

第十七章

脑肿瘤

一、案例介绍

（一）患者一般信息

姓名：任某。

性别：男。

年龄：38 岁。

民族：汉族。

教育程度：本科。

职业：其他。

（二）主诉

右侧肢体活动不利 2 年余。

（三）现病史

患者于 2 年前发现颅内斜坡肿瘤，在外院行手术治疗。术后患者出现言语不清，右侧肢体肌力下降，并有右足内翻下垂，患者在上海市第三康复医院、华山医院康复科行肢体功能康复训练。此次患者为求进一步康复，再次来我科行肢体功能康复训练。此次入院前患者出现发热、咳嗽、咳痰，胸部 CT 提示考虑肺部感染。患者自患病以来，神志及精神状况尚可，二便正常，饮食睡眠可，体重无明显增减。

（四）既往史

平素健康状况良好；否认高血压、糖尿病、冠心病、慢性支气管炎、胆结石、胆囊炎病史。否认传染病史。预防接种史按规定进行。有手术外伤史。否认输血史。否认药物及食物过敏史。

（五）专科检查

Brunnstrom 分期（上肢 – 手 – 下肢）：Ⅲ – Ⅱ – Ⅲ。

改良 Barthel 指数：50 分。

Berg 评分：13 分。

坐位平衡：3 级。

洼田饮水试验：1 级（优）。

（六）辅助检查

患者在华山医院就诊行头颅 MRI 提示斜坡肿瘤。

（七）临床诊断

临床诊断：脑肿瘤术后。

功能诊断：①右侧肢体运动功能障碍；②言语功能障碍；③ ADL 受限。

二、案例理论框架分析

（一）身体结构与功能

肌张力（改良 Ashworth 分级）：①右上肢 2 级。②右下肢 2 级。

平衡功能：Berg 评分 13 分。

认知功能：MMSE 正常。

Brunnstrom 分期（上肢 – 手 – 下肢）：Ⅲ – Ⅱ – Ⅲ。

FMA 评分：①上肢 26 分；②下肢 21 分；③总分 47 分。

（二）活动

改良 Barthel 指数：50 分。

偏瘫手功能分级：2 级。

ARAT 得分：①抓 0 分；②握 0 分；③捏 0 分；④粗大运动 0 分。

（三）参与

家务能力评估：家务能力评定表 20 分。

三、存在问题

右上肢运动障碍，右下肢运动障碍，言语障碍，构音障碍。

四、康复治疗目标

（一）近期目标

改善思维和语言敏捷度，加强四肢力量。

（二）远期目标

回归家庭，回归社会。

五、康复方案

（一）上下肢一体化整体康复

进行皮肤定位觉、两点辨别觉、图形觉、实体辨别觉、重量觉、质地觉训练。

（二）中枢－外周－中枢闭环康复

通过经颅直流电刺激促进脑功能重塑和神经再支配，促进中枢和外周神经通路的联系，从而促进手功能恢复。

（三）脑卒中后左右制衡机制及其对上肢手功能康复

通过镜像疗法、脑功能干预调节技术改善双侧脑功能的平衡状态。

六、康复治疗计划

（一）语言训练

脑肿瘤会影响到大脑语言中枢，导致患者出现语言功能减退，甚至丧失语言表达能力或不能理解语言。这时，家人要多与患者交流，以尽快使其恢复语言功能。

（二）四肢功能训练

适度的体育锻炼可以促进患者的新陈代谢，增强体质，使患者的各种功能尽快恢复，因此，脑肿瘤治疗后要进行四肢的活动，开始时要轻、慢，以后就能逐渐适应更高强度的活动。这里需要提醒的是，脑肿瘤患者应根据自己的病情、体质和耐受情况选择合适的锻炼方式，如气功、太极拳、保健体操、散步等都是不错的选择。

（三）听从医生建议按时服药

按医嘱服药，巩固疗效，以及定期复查也是脑肿瘤保健必不可少的，这些都对脑肿瘤康复有大的意义。在日常生活中自我保健也是必不可少的，要积极和自信地面对疾病，才能尽快康复。

第十八章

颈椎病

一、案例介绍

（一）基本信息

姓名：赵某。

年龄：66 岁。

教育程度：高中。

身高：173 cm。

体重：80 kg。

利手侧：右手。

（二）主诉

双上肢轻度麻木、无力，大拇指、示指麻木明显。

（三）现病史

患者于一年半前开始出现无明显诱因双上肢麻木、无力、下肢踩棉花感，开始症状较轻，劳累后加重，休息后可缓解，后出现双手精细功能障碍，持筷子、写字等控制力差，影像学检查提示"颈椎退变，生理曲度变直，颈 5/6 椎间盘突出，骨赘形成，脊髓受压显著"，诊断为"脊髓型颈椎病"。

（四）既往史

否认传染病。否认高血压、糖尿病。

（五）诊断

疾病诊断：脊髓型颈椎病。

功能诊断：①双手运动功能障碍；②双手感觉功能障碍。

二、评估方式

（一）MEP

MEP 主要反映脊髓前索和侧索的运动功能状态，可用于治疗前后运动状态的对比。操作方法见手脑感知评估篇第八章第三节。

（二）SEP

体感诱发电位反映脊髓后索的传导情况，而脊髓型颈椎病重点关注 N13 的数值，看脊髓段的感觉传导通路是否异常，MEP 联合 SEP，能完整反映脊髓的功能状态，操作方法见手脑感知评估篇第八章第三节。

（三）血流仪评估

使用双波长激光散斑对比度手功能成像仪检查手部的血流灌注情况（图 5-18-1）。

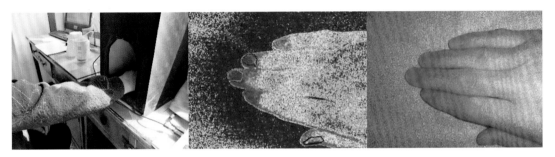

图 5-18-1　血流仪评估

（四）感觉评估

浅感觉评估：①针刺觉；②温度觉；③触压觉（单丝触觉检查）。评估方法见手脑感知评估篇第八章。

（五）运动评估

手部握力、捏力检查、ARAT。

三、治疗目标

目标包括：①解决根本原因，解除颈椎增生对脊髓的压迫；②改善双上肢麻木感，予以脱敏治疗；③改善手部精细运动功能。

四、训练方案

脊髓型颈椎病为颈椎病分型里最为危险的一种，建议患者与专科医生沟通，结合影像学检查看是否需要进行手术治疗。

（一）控制性训练

患者存在双手精细功能障碍，持筷子、写字等控制力差，可进行书写训练、普渡钉板灵巧度训练改善精细功能。

（二）手脑感知感觉训练

患者双手麻木，触觉减退，可予以感觉脱敏治疗，进行刺激性较强的刷擦觉训练，减轻麻木感，并进行触觉的手脑感知训练（图 5-18-2）。

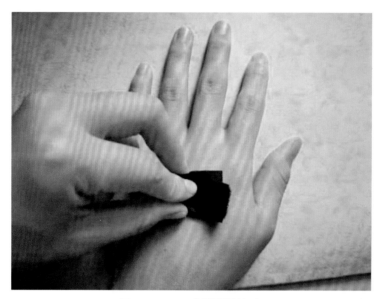

图 5-18-2　感觉脱敏治疗

（三）家庭宣教

患者手部力量、精细功能减退，嘱患者回家后持续进行手部内在肌训练及抗阻训练，如环形弹力带加压，手部进行内收外展训练改善手部力量，进行书写训练改善控制力量。

第十九章

单侧忽略

一、案例介绍

（一）患者一般信息

姓名：蒋某。

性别：女。

年龄：69 岁。

民族：汉族。

教育程度：初中。

职业：退休。

（二）主诉

左侧肢体活动障碍 6 个月。

（三）现病史

患者 2019 年 1 月 11 日因头晕在当地医院排队看病时突发头痛、呕吐，随即意识不清、呼之不应，无肢体抽搐，检查头部 CT 提示脑出血，经给予脱水降颅压、减轻脑细胞水肿、促醒、抗感染等治疗，患者病情好转，神志转清，但存在左侧肢体活动障碍、日常生活依赖他人，曾在当地医院行康复理疗等处理，现因仍存在左侧肢体运动障碍，日常生活依赖他人，今门诊以脑出血收住院。

（四）CT 检查（图 5-19-1）

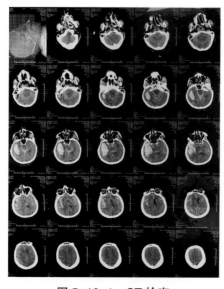

图 5-19-1 CT 检查

（五）诊断

临床诊断：①脑内出血；②高血压；③大脑动脉瘤栓塞术后。

功能诊断：①左侧肢体运动功能障碍；②左侧肢体感觉功能障碍；③认知功能障碍；④平衡功能障碍；⑤ADL 受限。

二、案例理论框架分析

（一）身体结构与功能

Brunnstrom 分期（上肢 – 手 – 下肢）：Ⅲ – Ⅲ – Ⅲ。

FMA 评分：①上肢 29 分；②下肢 20 分；③总分 49 分。

肌张力（改良 Ashworth 分级）：除屈肘肌为 1+ 级，屈指肌为 1+ 级，其余均为 0 级。

平衡功能：① Berg 评分 22 分；②坐位平衡 2 级；③站立位平衡 1 级。

感觉功能：①浅感觉：痛觉减退，温度觉正常，触觉减退；②深感觉：振动觉减退，运动觉及位置觉缺失；③复合感觉：图形觉和实体觉均减退，两点辨别觉减退。

（二）活动

改良 Barthel 指数：55 分。

功能独立性评定量表（function independent measure，FIM）：85 分。

偏瘫手功能分级：3 级。

（三）参与

社会交往方面：由于患者需要在医院接受治疗，影响了患者的人际交往。

休闲娱乐方面：能参与的休闲娱乐活动范围缩小，患者生活质量下降。

三、单侧忽略评定

（一）书面评价

Schenkenberg 二等分线段测验：所选中点位于线段的右侧且切分点偏移距离超出全长的 10%。

Albert 线段划消测验：漏划 22 条。

（二）日常生活能力评价

忽略患侧的餐具及餐具内的食物（图5-19-2），不能主动转向患侧或与站在患侧的人交谈。

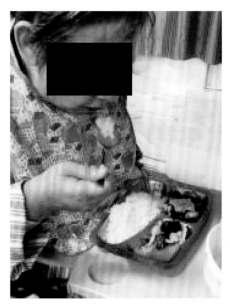

图 5-19-2　患者吃饭

四、康复治疗目标

（一）近期目标

2周后，患者能用患手拿水杯，坐位平衡达2级，能主动看向左边。

（二）远期目标

3个月后，患者在吃饭时也能主动夹起左边的饭菜，可用患手拿勺子。

五、康复治疗计划

（一）单侧忽略训练

1.套圈训练

将不同颜色的套圈套入对应颜色的杯子内，杯子放在患者患侧。杯子颜色鲜艳能吸引患者注意，使患者主动转向患侧。每20个圈为一组，每天1组（图5-19-3）。

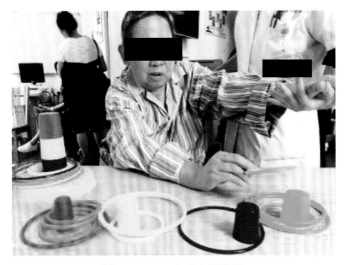

图 5-19-3　患者套圈训练

2. 肢体活动训练

被动活动肢体运动的各个方向，有一定活动能力的关节采用主动助力运动。各个关节方向活动 5~10 分钟，每天 20 分钟。

（二）手脑感知训练

1. 感觉评估

对患者进行浅感觉、深感觉和复合感觉的评估。

2. 感觉宣教

（1）在日常生活中，站在患者的患侧和患者进行交谈。

（2）将经常需要使用的物品放在患者患侧的桌子上，提醒患者主动看向忽略侧。

（3）因患者患有单侧忽略和感觉功能障碍，告知患者及家属在日常生活中应注意对患肢的保护，避免触碰过冷、过热或尖锐物品。

3. 感觉训练

（1）关节挤压。

（2）轻触觉训练。

（3）质地觉训练。

4. 任务导向功能训练

（1）Bobath 握手抬肩训练：双手以 Bobath 握手姿势保持肘伸直，去碰治疗师的手，治疗师可根据情况调整自己手摆放的高度让患者触碰。每 10 次为一组，每天 2 组。

（2）握木块训练：患者主动握木块后松开，每 10 次为一组，每天 2 组。

5. 感觉认知

再次对患者进行简单的感觉评估和训练，加强患者的感觉记忆，巩固治疗效果。

六、康复方案实施成果

患者对治疗有些抗拒，但家属十分支持并鼓励其进行治疗。经过规范的训练，患者能主动将头转向患侧与他人进行交谈。患手能握住木块但还不能抗阻力。患手的痛觉、触觉和质地觉有所改善。

七、要点与讨论

单侧忽略是脑卒中后常见的一种认知功能障碍，它表现为患者对大脑损伤对侧的刺激不能做出反应。尽管 20%～45% 的单侧忽略障碍在急性期过后会自发恢复，但对于不能自发恢复的患者来说，单侧忽略会长期存在，限制患者的日常生活活动，导致生活质量下降。

感觉输入是治疗单侧忽略的一种常用训练手段。手脑感知训练给予患者感觉刺激，患者注视着治疗师给予自己的患手刺激，令其注意到偏瘫侧的存在。对患者进行宣教应贯穿在所有训练当中，告诉患者他存在单侧忽略及他在日常生活中的表现，让他明白他存在忽略一侧的现象，自己要有意识去关注另一侧，在训练时不断施加口令"看向这边"等。同时，对患者家属进行宣教也是训练的一个重要内容，家属作为较常陪伴在患者身边的人，应在日常生活中有意识地让患者注意到忽略侧，如提醒他另一侧的饭菜也要吃、把常用的东西放在忽略侧和站在忽略侧同患者交谈等。在日常生活中不断提醒患者要注意到忽略侧，会使治疗效果显著提高。

八、案例思考

本案例中患者发病 6 个月，已经过了急性期并表现出一定的自发恢复。因此，对于处于脑卒中急性期的单侧忽略患者，如何更好地结合手脑感知训练，有待进一步探究。